本书由北京市妇女常见病防治专科建设经费资助出版

北京大学
妇科常见病诊治手册

主　编　王建六
主　审　魏丽惠　崔　恒
副主编　孙秀丽　梁旭东

北京大学医学出版社

BEIJING DAXUE FUKE CHANGJIANBING ZHENZHI SHOUCE

图书在版编目（CIP）数据

北京大学妇科常见病诊治手册 / 王建六主编．—北京：北京大学医学出版社，2021.6（2025. 9 重印）
ISBN 978-7-5659-2411-8

Ⅰ．①北… Ⅱ．①王… Ⅲ．①妇科病 - 常见病 - 诊疗 - 手册 Ⅳ．① R711-62

中国版本图书馆 CIP 数据核字（2021）第 083083 号

北京大学妇科常见病诊治手册

主　　编：王建六
出版发行：北京大学医学出版社
地　　址：（100191）北京市海淀区学院路 38 号　北京大学医学部院内
电　　话：发行部 010-82802230；图书邮购 010-82802495
网　　址：http：//www.pumpress.com.cn
E － mail：booksale@bjmu.edu.cn
印　　刷：中煤（北京）印务有限公司
经　　销：新华书店
责任编辑：陈　奋　　**责任校对**：靳新强　　**责任印制**：李　啸
开　　本：889 mm × 1194 mm　1/32　　**印张**：10.875　　**字数**：300 千字
版　　次：2021 年 6 月第 1 版　2025 年 9 月第 6 次印刷
书　　号：ISBN 978-7-5659-2411-8
定　　价：46.00 元

编委名单

主　　编　王建六

主　　审　魏丽惠　崔　恒

副 主 编　孙秀丽　梁旭东

参编人员　（按姓名汉语拼音排序）

安　方（北京大学人民医院）
崔　恒（北京大学人民医院）
邓　浩（北京大学人民医院）
耿　京（北京大学人民医院）
韩红敬（北京大学人民医院）
李慧玲（北京大学人民医院）
李静然（北京大学人民医院）
李明珠（北京大学人民医院）
李小平（北京大学人民医院）
李晓丹（北京大学人民医院）
李晓伟（北京大学人民医院）
李　艺（北京大学人民医院）
梁旭东（北京大学人民医院）
鹿　群（北京大学人民医院）
沈晓燕（北京大学人民医院）
孙秀丽（北京大学人民医院）
唐志坚（北京大学人民医院）
王　悦（北京大学人民医院）
王朝华（北京大学人民医院）
王建六（北京大学人民医院）
王世言（北京大学人民医院）
王艳槟（北京大学人民医院）
王志启（北京大学人民医院）
魏丽惠（北京大学人民医院）
谢　冰（北京大学人民医院）
杨　欣（北京大学人民医院）
于晓杰（北京大学人民医院）
张　果（北京大学人民医院）
赵　超（北京大学人民医院）
赵丽君（北京大学人民医院）
赵　旸（北京大学人民医院）
赵　昀（北京大学人民医院）
周　蓉（北京大学人民医院）
祝洪澜（北京大学人民医院）

编写秘书　赵丽君

前　言

北京大学人民医院是中国人自行筹资建设和管理的第一家综合性西医医院，经过一个多世纪的发展，现已成为集医疗、教学、科研为一体的现代化综合性三级甲等医院，是国家卫生健康委员会委管医院，北京大学附属医院，北京大学第二临床医学院。

北京大学人民医院妇产科由林巧稚发展创建，目前是教育部重点学科、国家卫生健康委员会临床重点专科，形成了以妇科肿瘤、盆底功能障碍性疾病、生殖内分泌疾病、生殖道感染、产前诊断、孕产妇危重症、不孕不育和生殖外科等为临床特色，专业齐全的妇产科学科群。

2018 年，北京大学人民医院获批北京市妇女常见病防治专科建设示范单位。在北京市卫健委指导下，北京大学人民医院妇产科将提高和规范妇女常见病视为自己的责任和使命。两年多来，人民医院成立了北京地区妇女常见病防治协作平台，举办了妇女常见病防治系列讲座，获得大家的一致好评。在此过程中，北京地区的妇产科同仁们希望能够有一本临床实用手册，作为广大基层妇科医务工作者的参考工具书，以推动妇产科学科建设和提高临床妇产科医师的诊治水平。

在魏丽惠和崔恒两位教授的指导下，北京大学人民医院妇产科高年资医师参与了本书的编写，我们力求实用、简明，希望在临床中遇到困惑时通过查阅此书可得到快速的指导。本书共分为两个部分，第一部分为妇科常见病临床诊疗常规，共 17 章；第二部分为常用的妇科诊疗技术，共 1 章，分为 10 节。本书既是人民医院妇产科几十年临床工作的积淀，又包含了每位医生在自己擅长领域中的临床经验和感悟，因此更加贴合临床实际。

医学在不停地发展进步，知识也在不断更新，本书的编写人员均为人民医院妇产科大夫，会有一定的局限性，如有不足或不当之处，敬请妇产科同仁在临床应用中批评指正。

王建六

2020 年 12 月

目　录

第一章　生殖系统炎症

第一节　外阴阴道假丝酵母菌病

一、概述

（一）定义

外阴阴道假丝酵母菌病（vulvovaginal candidiasis，VVC）曾称为真菌性阴道炎、外阴阴道念珠菌病等，其病原菌是以白假丝酵母菌为主的酵母菌，其他如光滑假丝酵母菌、热带假丝酵母菌、近平滑假丝酵母菌等占少数。

（二）分类

根据 VVC 评分、病原菌种类和复发情况，分为单纯性 VVC、复杂性 VVC、重度 VVC 及复发性 VVC。

（三）病因

口服大量抗生素、激素、生殖道瘘（尿瘘、粪瘘）、外阴及阴道局部卫生差。

二、诊断要点

（一）病史

口服大量抗生素、激素、生殖道瘘（尿瘘、粪瘘）、外阴阴道局部卫生差。

（二）临床表现

1．症状

（1）外阴瘙痒、灼痛，还可伴有尿痛。

（2）性交痛。

(3) 白带增多。

2. 妇科检查

(1) 外阴潮红、水肿，可见抓痕或皲裂。

(2) 小阴唇内侧及阴道黏膜附着白色膜状物。

(3) 阴道内可见较多的白色豆渣样分泌物，可呈凝乳状。

(三) 辅助检查

1. 悬滴法　10% 氢氧化钾镜检，菌丝阳性率 70 % ~ 80 %。生理盐水法阳性率低，不推荐。

2. 涂片法　革兰氏染色法镜检，菌丝阳性率 70 % ~ 80 %。

3. 培养法　复发性 VVC 或有症状但多次显微镜检查阴性者，应采用培养法诊断，同时进行药物敏感试验。

三、鉴别诊断

外阴部位皮炎：外阴瘙痒。查体：外阴局部皮肤增厚，阴道分泌物不多。病原微生物检查多为阴性。

四、治疗

(一) 治疗原则

积极去除 VVC 的诱因，规范化应用抗真菌药物，首次发作或首次就诊是规范化治疗的关键时期。

(二) 治疗方法

不常规进行阴道冲洗，急性期间避免性生活或性交时使用安全套。同时治疗其他性传播感染。强调治疗的个体化。长期口服抗真菌药物要注意监测肝、肾功能及其他的有关不良反应。

1. 抗真菌治疗　治疗方法包括阴道用药和口服用药两种。

2. 单纯性 VVC　下列方案任选一种，具体如下：

(1) 阴道用药：①咪康唑软胶囊 1200 mg，单次用药；②咪康唑栓或咪康唑软胶囊 400 mg，每晚 1 次，共 3 天；③咪康唑栓 200 mg，每晚 1 次，共 7 天；④克霉唑栓或克霉唑片 500 mg，单次用药；⑤克霉唑栓 100 mg，每晚 1 次，共 7 天；⑥制霉菌素泡腾片 10 万单位，每晚 1 次，共 14 天；⑦制霉菌素片 50 万单位，每晚 1 次，共 14 天。

（2）口服用药：氟康唑 150 mg，顿服，共 1 次。

3．重度 VVC　应在治疗单纯性 VVC 方案基础上，延长疗程。症状严重者，局部应用低浓度糖皮质激素软膏或唑类霜剂。

氟康唑：150 mg，顿服，第 1、4 天应用。其他可以选择的药物还有伊曲康唑等，但在治疗重度 VVC 时，建议 5 ～ 7 天的疗程。

4．妊娠期 VVC　早孕期权衡利弊慎用药物。选择对胎儿无害的唑类阴道用药，而不选用口服抗真菌药物治疗。具体方案同单纯性 VVC，但低剂量长疗程方案疗效会优于短疗程方案。

5．复发性 VVC（RVVC）　治疗原则包括强化治疗和巩固治疗。根据培养和药物敏感试验选择药物。在强化治疗达到真菌学治愈后，给予巩固治疗半年。下述方案仅供参考：

（1）强化治疗：根据真菌培养 + 药敏试验治疗至真菌学转阴。具体方案如下：

1）口服用药：氟康唑 150 mg，顿服，第 1、4、7 天应用。

2）阴道用药

- 咪康唑栓或软胶囊 400 mg，每晚 1 次，共 6 天。
- 咪康唑栓 1200 mg，第 1、4、7 天应用。
- 克霉唑栓或片 500 mg，第 1、4、7 天应用。
- 克霉唑栓 100 mg，每晚 1 次，7 ～ 14 天。

（2）巩固治疗：目前国内、外没有较为成熟的方案。建议对每月规律性发作 1 次者，可在每次发作前预防用药 1 次，连续 6 个月。对无规律发作者，可采用每周用药 1 次，预防发作，连续用药 6 个月。对于长期应用口服抗真菌药物者，应检查肝、肾功能。

五、注意事项

1．VVC 治疗中的特殊情况　关于 VVC 再发曾经有过 VVC，再次确诊发作，由于 1 年内发作次数达不到 4 次，不能诊断为复发性 VVC，称为 VVC 再发。对于这类 VVC，尚无明确分类，建议仍按照症状体征评分，分为单纯性 VVC 或重度 VVC。治疗上，建议根据此次发作的严重程度，按照单纯性 VVC 或重度 VVC 治疗，可以适当在月经后巩固 1 ~ 2 个疗程。要重视寻找及去除这类患者的好发因素。

2．混合感染 VVC　易合并其他病原体感染，常见的混合感染有 VVC 合并滴虫阴道炎、细菌性阴道病等，应选择针对各种病原体感染的治疗。

3．性伴侣处理　性伴侣无须常规治疗；应同时检查 RVVC 患者的性伴侣，必要时给予治疗。

4．随访　对症状持续存在或 2 个月内再发者应进行随访。对 RVVC 在治疗结束后 7 ~ 14 天、1 个月、3 个月和 6 个月各随访 1 次，3 个月及 6 个月时建议同时进行真菌培养。

第二节　滴虫性阴道炎

一、概述

（一）定义

滴虫性阴道炎（trichomonal vaginitis，TV）是由阴道毛滴虫感染引起的下生殖道炎症。主要经性接触直接传播，也可通过公共浴池、浴盆、浴巾、游泳池、坐便器、衣物、污染的器械等间接传播。

（二）病因

不洁性生活史。

二、诊断要点

（一）病史

多个性伴侣或不洁性生活史。

（二）临床表现

1．症状

（1）阴道分泌物增多、外阴瘙痒、灼热感。

（2）部分患者有尿频等症状。

2．妇科检查

（1）外阴阴道黏膜充血。

（2）阴道分泌物多呈泡沫状、黄绿色。

（三）辅助检查

1．悬滴法　显微镜下在阴道分泌物中找到阴道毛滴虫。但悬滴法的敏感度仅为 60 % ～ 70 %。且需要立即检查湿片以获得最准确的诊断结果。

2．培养法　准确率达 98 %。对于临床可疑而悬滴法结果阴性者，可进行滴虫培养。

三、治疗

（一）治疗原则

对滴虫性阴道炎主要是口服硝基咪唑类药物。滴虫性阴道炎经常合并其他部位的滴虫感染，故不推荐局部用药。

（二）治疗方法

1．推荐方案　甲硝唑 2 g，单次口服；或替硝唑 2 g，单次口服。

2．替代方案　甲硝唑 400 mg，口服，2 次 / 天，共 7 天。

3．妊娠期的治疗　对感染阴道毛滴虫的妊娠女性进行治疗，可缓解阴道分泌物增多的症状，防止新生儿呼吸道和生殖道感染，阻止阴道毛滴虫的进一步传播。在妊娠期应用需要权衡利弊，知情选择。可选择甲硝唑（美国食品与药物管理局认证的 B 级药物，需患者知情选择）400 mg，口服，每日 2 次，共 7 天。或甲硝唑 2 g，单次口服。

4．哺乳期的治疗　治疗方案同妊娠期，服用 2 g 单剂量甲硝唑者，服药后 12 ～ 24 小时内避免哺乳，以减少甲硝唑对婴儿的影响；服用 2 g 单剂量替硝唑者，服药后 3 天内避免哺乳。

5．持续性或复发性阴道毛滴虫病　如果不是再次感染，不推荐应用单剂量疗法治疗持续性或复发性阴道毛滴虫病。如果甲硝唑 2 g 治疗失败，除外再感染后，可选用甲硝唑或替硝唑 2 g 口服，

1次/日，共7日。如果上述治疗失败，除外再次感染或依从性差者，有条件者进行药敏实验，考虑应用大剂量或超大剂量替硝唑方案，应请相关专家处理。由于用药剂量超越说明书规定范围，需要患者知情同意签字和公立医院超说明书用药备案。

四、注意事项

1．患者在服用甲硝唑24小时内或替硝唑72小时内应禁酒。

2．性伴侣处理　性伴侣应进行治疗，并告知患者及性伴侣治愈前应避免无保护性行为。

3．对硝基咪唑类药物过敏或不耐受者的治疗　可以选择硝基咪唑类以外的药物治疗，但疗效较差。

4．随访　由于存在再次感染和治疗失败，建议初次治疗后1个月重复检测以评价疗效。

第三节　细菌性阴道病

一、概述

（一）定义

细菌性阴道病（bacterial vaginosis，BV）是以阴道乳杆菌减少或消失，相关微生物增多为特征的临床症候群。

（二）病因

阴道菌群失调。与BV发病相关的微生物包括阴道加德纳菌、普雷沃菌属、动弯杆菌、拟杆菌、消化链球菌、阴道阿托普菌和人型支原体等。已确定一些危险因素可增加BV的风险，如多个性伴侣、新的性伴侣及阴道冲洗等。

二、诊断要点

（一）病史

BV与盆腔炎、不孕、不育、流产、妇科和产科手术后感染、早产、胎膜早破、新生儿感染和产褥感染等的发生有关。

（二）临床表现

1．症状

（1）可以无临床症状。

（2）有症状者可表现为阴道分泌物增多，伴腥臭味。

2．妇科检查

（1）外阴阴道黏膜无明显充血等炎性反应。

（2）阴道分泌物均质、稀薄。

（三）诊断标准

1．临床诊断标准　下列 4 项临床特征中至少 3 项阳性即可诊断 BV：①线索细胞阳性；②氨试验阳性；③阴道 pH ＞ 4.5；④阴道均质、稀薄分泌物。其中①为必备项。

2．实验室诊断标准　采用阴道分泌物涂片 Nugent 评分法进行诊断。

3．BV 相关细菌代谢产物及酶活性的功能学检测可用于 BV 的辅助诊断，如检测唾液酸苷酶活性法（OSOM BV Blue 等）。但不作为确诊方法。

三、治疗

（一）治疗原则

有症状的患者、妇科和产科手术前的患者、有症状孕妇、合并人乳头状瘤病毒感染者。

（二）治疗方法

1．首选方案　甲硝唑 400 mg，口服，每日 2 次，共 7 天；或甲硝唑阴道栓（片）200 mg，每日 1 次，共 5 ～ 7 天。或 0.75 % 甲硝唑凝胶 5 g，阴道用药，1 次 / 天，共 5 天；或 2 % 克林霉素膏 5 g，阴道用药，每晚 1 次，共 7 天。

2．替换方案　克林霉素 300 mg，口服，每日 2 次，共 7 天。

3．可选用恢复阴道正常菌群的制剂，如乳酸杆菌阴道胶囊，每日 1 粒。

4．妊娠期和哺乳期 BV 的治疗 （替硝唑 2 g，口服，1 次 / 天，共 2 天；替硝唑 1 g，口服，1 次 / 天，共 5 天；克林霉素 300 mg，口服，2 次 / 天，共 7 天；克林霉素阴道栓 100 mg，睡前，共 3 天。克林霉素阴道栓 100 mg，睡前，共 3 天）。

需强调，使用甲硝唑或替硝唑时要考虑到其与乙醇同服可出现戒酒硫样反应（又称双硫仑样反应）。

（1）妊娠期：仅推荐对有症状的妊娠期 BV 患者进行治疗，妊娠期应用甲硝唑需执行知情选择原则，妊娠期症状性 BV 的治疗可选择与非妊娠相同的口服或阴道内给药方案。

①首选方案：甲硝唑 400 mg，口服，每日 2 次，共 7 天。

②替换方案：克林霉素 300 mg，口服，每日 2 次，共 7 天。

（2）哺乳期：选择局部用药，尽量避免全身用药。如选择口服，建议单次口服 2 g 甲硝唑后应推迟哺乳 12 ～ 24 小时。而对于采用更低剂量甲硝唑（如 400 mg，口服，2 次 / 天，共 7 天）方案治疗的哺乳期妇女，服药同时可继续哺乳。

5．妊娠期 BV 筛查 无须常规对无症状孕妇进行 BV 筛查。

6．反复发作 BV 的治疗 对反复发作的 BV 尚没有最佳管理方案，可考虑采用另外一种推荐方案或再次采用同种方案治疗，推荐甲硝唑长疗程治疗。寻找并去除 BV 发病高危因素后，可选抑制性方案用药剂量与疗程：0.75 % 甲硝唑凝胶，每周 2 次，阴道上药，连用 4 ～ 6 周；口服硝基咪唑类药物（甲硝唑或替硝唑 500 mg，每日 2 次）7 天后，再行阴道硼酸上药（600 mg/d）21 天，随后在患者病情缓解期应用 0.75 % 甲硝唑凝胶（每周 2 次）4 ～ 6 个月抑制性维持治疗；每月口服甲硝唑 2 g 抑制性治疗。

7．性伴侣的治疗 无须常规治疗性伴侣。

8．随访 治疗后若症状消失，无须随访。对妊娠合并 BV 需要随访治疗效果。

第四节　需氧菌性阴道炎

一、概述

（一）定义

需氧菌性阴道炎（aerobic vaginitis, AV）是由阴道乳杆菌减少，需氧菌过度增加导致的阴道感染性疾病。由 Donders 于 2002 年正式提出。阴道内能产 H_2O_2 的乳杆菌减少或缺失，常见的为 B 族链球菌、葡萄球菌、大肠埃希菌及肠球菌增多导致。

（二）病因

菌群失调导致。

二、诊断要点

（一）临床表现

1．症状

（1）无症状。

（2）可出现外阴阴道瘙痒，阴道分泌物增多，性交痛。

2．妇科检查

（1）阴道黏膜充血水肿。

（2）宫颈阴道黏膜散在出血点或溃疡。

（3）稀薄脓性淡黄色或黄绿色分泌物，有时伴泡沫、伴异味。

（二）诊断标准

见表 1.1。

三、治疗

1．抗生素治疗　卡那霉素、莫西沙星、克林霉素、阿莫西拉维（碳青霉烯类和克拉维酸内酯类组合），可按各种药物说明书服用。

2．乳杆菌制剂　恢复阴道正常菌群。

3．雌激素治疗。

4．随访　如症状消失，不需要随访。

表 1.1 湿片镜检诊断 AV 的标准

AV 评分	LBG（乳杆菌分级）	白细胞数	中毒性白细胞所占比例	背景菌落	基底细胞所占比例
0	Ⅰ和Ⅱa	≤ 10/ 高倍视野	无或散在	不明显或溶胞性	无或 < 1%
1	Ⅱb	> 10/ 高倍视野和≤ 10/ 上皮细胞	≤ 50% 的白细胞	大肠杆菌类的小杆菌	≤ 10%
2	Ⅲ	> 10/ 上皮细胞	> 50% 的白细胞	球菌样或呈链状	> 10%

第五节 混合性阴道炎

一、概述

（一）定义

两种或两种以上的致病微生物导致的阴道炎症。根据女性阴道内病原体的不同，阴道混合感染性疾病可分为 10 余种。其中，细菌性阴道病（BV）、滴虫性阴道炎（TV）、外阴阴道假丝酵母菌病（VVC）和需氧菌性阴道炎（AV）较为常见。

（二）分类

分为多种阴道炎组合，包括 VVC + BV，VVC + TV，VVC + AV + TV 等。

二、诊断要点

（一）临床表现

1．症状

（1）分泌物异常，瘙痒。

（2）外阴、阴道疼痛。

2．妇科检查　白带增多、黏膜充血、分泌物异常。根据病原体不同，分泌物的颜色、性状、气味也不同。

（二）辅助检查

1．采用形态学检测（阴道分泌物涂片革兰氏染色油镜镜检或病原体培养）。

2．功能学检测（阴道微生物的代谢产物及酶的活性）。

三、治疗

（一）治疗原则

1．比单纯感染的治疗时间长。

2．治疗需个体化。经验用药，如病原体检测结果欠缺或疗程不足，症状缓解后易反复发作。

3．尚未制订统一的规范。2015 年美国 CDC 指南指出，阴道炎的治疗需要同时管理用药、随访、性伴侣整体治疗的方案。

（二）治疗方法

1．针对不同病原体，选择规范抗菌药物　对于混合感染的治疗目前国内外均无规范的治疗及随访方案，原则上参照每种单纯性阴道炎的治疗及随访，根据不同病原体的组合选用不同抗菌药物的联合应用。

常见混合感染的治疗方案有：

（1）BV + VVC 或 TV + VVC：口服硝基咪唑类 + 局部抗真菌药物；局部联合用药（硝基咪唑类 + 抗真菌药如克霉唑等）；口服联合给药（硝基咪唑类 + 抗真菌药物如氟康唑等）。

（2）BV + TV：可选择硝基咪唑类口服，疗程 1 周，或者单次口服 + 阴道给药。国外局部联合治疗方案如下：① BV，甲硝唑（250 ～ 750 mg）、替硝唑、克林霉素；② TV，甲硝唑（500 ～ 750 mg）、替硝唑；③ VVC，克霉唑、咪康唑（100 ～ 200 mg）、制霉菌素或氟康唑。

（3）AV 混合感染：① AV + BV 或 AV + TV，口服硝基咪唑类

+ 抗需氧菌药物等；② AV + VVC，口服或局部抗真菌药物 + 口服抗需氧菌药物等。

（4）混合性感染容易复发，增加治疗难度：对于存在多次复发的 BV 妇女，加拿大妇产科协会临床实践指南建议延长 BV 治疗的疗程。对于 VVC 再发的治疗，中国 VVC 诊治规范修订稿推荐强化治疗和巩固治疗。推荐克霉唑阴道片 1、4、7 天强化后半年内定期巩固的治疗方案，能够显著降低 VVC 复发率。

2．混合感染往往意味着阴道内微生态环境更加复杂，在治疗原则中建议除了对各种阴道炎的病原菌进行治疗外，强调对于微生态失调的纠正。

采用乳杆菌等微生态制剂，与抗生素联合应用，及时补充阴道中乳杆菌，恢复阴道微生态平衡。这种联合治疗对巩固疗效及预防复发有着重要作用。

3．随访　症状、阳性体征和病原体均消失，阴道微生态的评估也是关键指标。

第六节　黏液脓性宫颈炎

一、概述

定义　黏液脓性宫颈炎（mucopurulent cervicitis，MPC）属女性下生殖道感染，因宫颈的特殊解剖位置，若诊治不及时或不正确，感染可上行至子宫、输卵管等器官，造成盆腔感染等不良后果，MPC 对妊娠、HIV 等方面有诸多不利影响。

二、诊断要点

（一）病史

有不洁性生活史或多个性伴侣。

（二）临床表现

1．症状

（1）大部分患者无症状。

（2）有症状者主要表现为阴道分泌物增多，呈黏液脓性。

（3）可出现经间期出血、性交后出血等症状。

2．妇科检查

（1）宫颈充血、水肿、黏膜外翻，有黏液脓性分泌物附着，甚至从宫颈管流出。

（2）接触性出血。

（三）辅助检查

1．宫颈管或宫颈管棉拭子标本上，肉眼可见脓性或黏液脓性分泌物。

2．用棉拭子擦拭宫颈管时，容易诱发宫颈管内出血。

出现两个特征性体征之一，同时显微镜检查阴道分泌物白细胞增多，可做出宫颈炎症的初步诊断。诊断后需进一步做衣原体及淋病奈瑟球菌的检测。

3．病原体检测 应作衣原体及淋病奈瑟菌的检测，以及有无细菌性阴道病及滴虫性阴道炎。

（1）检测淋病奈瑟菌常用的方法：①分泌物涂片革兰氏染色，查找中性粒细胞内有无革兰氏阴性双球菌。敏感性为70%，特异性高，故需同时作淋病奈瑟菌的培养；②淋病奈瑟菌培养是诊断淋病的金标准；③核酸检测，包括核酸杂交及核酸扩增，用核酸扩增的方法检测淋病奈瑟菌感染的敏感性及特异性非常高。

（2）检测沙眼衣原体常用的方法：①衣原体培养，因方法复杂，临床少用；②酶联免疫吸附试验检测沙眼衣原体抗原为临床常用的方法，但由于各试剂盒敏感性、特异性的不同，使检测的阳性率变化较大；③核酸检测，包括核酸杂交及核酸扩增，后者是检测衣原体感染敏感、特异的方法，但应做好质量控制，避免感染。

（3）目前检测支原体常用的方法：①培养法，需要液态培养基及固态培养基上均呈阳性才能确诊；②核酸检测，包括核酸杂交及核酸扩增，目前较少由于临床。

可以同时作宫颈管分泌物的细菌培养，包括需氧菌及厌氧菌。

三、治疗

（一）治疗原则

主要为抗生素药物治疗。对于获得性病原体患者，要针对病原体类型选择抗生素。

以下情况可选择经验性治疗：对于具有性传播疾病高危因素的患者，尤其是年龄< 25 岁、有新性伴或多性伴、未使用避孕套的妇女，应使用针对沙眼衣原体的经验性抗生素治疗。对于低龄和易患淋病的患者，应使用针对淋病奈瑟菌的经验性抗生素治疗。对病原体不清楚的患者可采取广谱经验性抗生素治疗，包括需氧菌、厌氧菌、衣原体和（或）淋病奈瑟菌、支原体等。

（二）治疗方法

1．用药方案

（1）单纯淋病奈瑟菌宫颈炎：主张大剂量、单次给药。常用药物有第三代头孢菌素，如头孢曲松钠 250 mg，单次肌内注射；或头孢克肟 400 mg，单次口服；或大观霉素 4 g，单次肌内注射。

（2）沙眼衣原体宫颈炎：治疗药物主要有四环素类，如多西环素 100 mg，每日 2 次，连服 7 日；红霉素类，主要有阿奇霉素 1 g，单次顿服，或红霉素 500 mg，每日 4 次，连服 7 日；喹诺酮类，主要有氧氟沙星 300 mg，每日 2 次，连服 7 日；左氧氟沙星 500 mg，每日 1 次，连服 7 日；莫西沙星 400 mg，每日 1 次，连服 7 日。

由于淋病奈瑟菌感染常伴有衣原体感染，因此，若为淋菌性宫颈炎，治疗时除选用抗淋病奈瑟菌药物外，同时应用抗衣原体感染药物。

2．合并细菌性阴道病者　同时治疗细菌性阴道病，否则将导致宫颈炎持续存在。

我国 2009 年一项多中心宫颈炎的研究中（刘朝晖，2009），总结了莫西沙星治疗宫颈炎（莫西沙星 400 mg，每日 1 次，连服 7 日）的总有效率达 96.6 %。另一种治疗方案，头孢菌素 + 阿奇霉素（二代以上头孢菌素 7 天 + 阿奇霉素 1.0，顿服）的总有效率达到

98.5 %，有望成为治疗宫颈炎的推荐治疗方案。妊娠期建议使用头孢菌素及阿奇霉素治疗。

3．随访　治疗后症状持续存在者，应告知患者随诊。对持续性宫颈炎症，需了解有无再次感染性传播疾病，性伙伴是否已进行治疗，阴道菌群失调是否持续存在。

第七节　盆腔感染性疾病

一、概述

定义　盆腔感染性疾病（pelvic inflammatory disease，PID）是女性上生殖道感染引起的一组疾病，包括子宫内膜炎、输卵管炎、输卵管卵巢脓肿和盆腔腹膜炎。引起 PID 的致病微生物多数是由阴道上行，且多为混合感染。延误对 PID 的诊断和有效治疗都可能导致 PID 永久性后遗症（如输卵管因素不育、异位妊娠等）。

二、诊断要点

（一）临床表现

1．症状

（1）腹痛为持续性，活动或性交后加重。

（2）发热、阴道分泌物增多。

（3）若病情严重，可有寒战、高热、头痛、食欲不振。

（4）若有腹膜炎，则出现消化系统症状如恶心、呕吐、腹胀、腹泻等。

（5）月经期发病可出现经量增多、经期延长。若有脓肿形成，可有下腹包块及局部压迫刺激症状。包块位于子宫前方可出现膀胱刺激症状，如排尿困难、尿频，若引起膀胱肌炎还可有尿痛等；包块位于子宫后方可有直肠刺激症状；若在腹膜外，可致腹泻、里急后重感和排便困难。

（6）盆腔脓肿的典型体征为呈急性病容，体温升高，心率加快，下腹部有压痛、反跳痛及肌紧张，若病情严重可出现腹胀、肠鸣音减弱或消失。

（7）危重症可出现多个器官衰竭症状。

2．妇科检查

（1）阴道可有充血，并有大量脓性臭味分泌物。

（2）宫颈充血、水肿，将宫颈表面分泌物拭净，若见脓性分泌物从宫颈口流出，说明宫颈管黏膜或宫腔有急性炎症。

（3）穹隆触痛明显，须注意是否饱满。

（4）宫颈举痛；宫体稍大，有压痛，活动受限。

（5）子宫两侧压痛明显，若为单纯输卵管炎，可触及增粗的输卵管，压痛明显；若为输卵管积脓或输卵管卵巢脓肿，则可触及包块且压痛明显，不活动；宫旁结缔组织炎时，可扪及宫旁一侧或两侧片状增厚，或两侧宫骶韧带高度水肿、增粗，压痛明显。

（6）若有盆腔脓肿形成且位置较低时，在后穹隆或侧穹隆可扪及肿块且有波动感，三合诊常能协助进一步了解盆腔情况。

（二）辅助检查

1．必要检查

（1）病原学：阴道微生态、宫颈分泌物沙眼衣原体淋病奈瑟菌检测（NAAT 法）、宫颈分泌物培养及药敏。

（2）检验：血常规、C 反应蛋白及红细胞沉降率等。

（3）盆腔脏器超声检查。

2．辅助检查　尿常规、尿 / 血人绒毛膜促性腺素（human chorionic gonadotropin，HCG）、降钙素原、盆腔 CT/MRI、子宫内膜活检、子宫内膜培养及性伴尿液沙眼衣原体、淋病奈瑟菌检测。

（三）诊断标准

PID 临床诊断准确度不高，延迟诊治又可能增加一系列后遗症的风险。因此，诊断 PID 仍然依靠临床最低诊断标准，需同时考虑以下因素。

1．PID 诊断的最低标准　对性活跃女性及其他有患性传播感染危险的患者，如排除其他病因且满足以下条件之一者，应诊断

PID 并给予 PID 经验治疗：①子宫压痛或②附件压痛或③宫颈举痛。

下腹疼痛同时伴有下生殖道感染征象，诊断 PID 的准确性增加。

2．PID 诊断的附加标准

（1）口腔温度≥ 38.3 ℃。

（2）宫颈或阴道黏液脓性分泌物。

（3）阴道分泌物显微镜检查有白细胞增多。

（4）红细胞沉降率升高。

（5）C 反应蛋白水平升高。

（6）实验室检查证实有宫颈淋病奈瑟菌或沙眼衣原体感染。

多数 PID 患者的宫颈黏液脓性分泌物或阴道分泌物镜检有白细胞增多。如果宫颈分泌物外观正常并且阴道分泌物镜检无白细胞，则诊断 PID 的可能性不大，需要考虑其他可能引起下腹痛的病因。如性传播感染高危人群（既往有性传播疾病的病史、现患性传播疾病（sexually transmitted diseases，STD）或性伴患 STD、静脉吸毒或药物成瘾、患者和（或）性伴卖淫或嫖娼、曾不规范使用血制品、近 3 个月内有新的性伴以及多性伴者、产褥期 / 流产后、近期宫腔操作及阴道出血等一些因素存在时增加 PID 的可能性。

如有条件应积极寻找致病微生物，尤其是性传播感染相关病原微生物。

3．PID 诊断的特异性标准

（1）子宫内膜活检显示有子宫内膜炎的病理组织学证据。

（2）经阴道超声检查或磁共振成像技术显示输卵管管壁增厚、管腔积液，可伴有盆腔游离液体或输卵管卵巢包块。

（3）腹腔镜检查见输卵管表面明显充血、输卵管水肿、输卵管伞端或浆膜层有脓性渗出物等。

三、鉴别诊断

PID 需和异位妊娠、卵巢囊肿扭转 / 破裂、急性阑尾炎、子宫内膜异位症及炎症性肠病等相鉴别。值得注意的是，这些疾病有可能合并盆腔炎性疾病。

四、治疗

（一）治疗原则

以抗菌药物治疗为主，正确、规范地使用抗菌药物可帮助90%以上的患者治愈。必要时行手术治疗。根据经验选择广谱抗菌药物，覆盖可能的病原体，包括淋病奈瑟菌、沙眼衣原体、支原体、厌氧菌和需氧菌等。

1．所有的治疗方案都必须对淋病奈瑟菌和沙眼衣原体有效，子宫内膜和宫颈的微生物检查无阳性发现并不能除外这两种病原体所致的上生殖道感染。

2．推荐的治疗方案，抗菌谱应覆盖厌氧菌。

3．诊断后立即开始治疗，及时合理地应用抗菌药物与远期预后直接相关。

4．选择治疗方案应综合考虑安全、有效、经济以及患者依从性等因素。

5．给药方法　根据疾病的严重程度决定静脉给药或非静脉给药以及是否需要住院治疗。以下情况可以考虑住院治疗：不除外需急诊手术者、输卵管卵巢脓肿者、妊娠者，以及眩晕、呕吐、高热者及依从性差、药物耐受性差者。

（二）治疗方法

1．静脉给药

（1）静脉给药A方案

①β内酰胺类抗菌药物：第二代头孢菌素或第三代头孢菌素类/头霉素类/氧头孢类抗菌药物，静脉滴注，根据具体药物半衰期决定给药间隔时间（如头孢替坦2 g，静脉滴注，1次/12小时；或头孢西丁2 g，静脉滴注，1次/6小时；或头孢曲松1 g，静脉滴注，1次/24小时）。

②如所选药物不覆盖厌氧菌，需加用硝基咪唑类药物，如甲硝唑0.5 g，静脉滴注，1次/12小时。

③为覆盖非典型病原微生物，可加用多西环素0.1 g，口服，

1 次 /12 小时，14 天；或米诺环素 0.1 g，口服，1 次 /12 小时，14 天；或阿奇霉素 0.5 g，静脉滴注或口服，1 次 / 天，1 ～ 2 天后改为口服 0.25 g，1 次 / 天，5 ～ 7 天。

（2）静脉给药 B 方案

①喹诺酮类抗菌药物：氧氟沙星 0.4 g，静脉滴注，1 次 /12 小时，或左氧氟沙星 0.5 g，静脉滴注，1 次 / 天。

②为覆盖厌氧菌感染，加用硝基咪唑类药物，如甲硝唑 0.5 g，静脉滴注，1 次 /12 小时。

（3）静脉给药 C 方案

① β 内酰胺类 + 酶抑制剂类联合抗菌药物：氨苄西林 / 舒巴坦 3 g，静脉滴注，1 次 /6 小时；或阿莫西林 / 克拉维酸 1.2 g，静脉滴注，1 次 /6 ～ 8 小时，哌拉西林 / 他唑巴坦 3.375 g，静脉滴注，1 次 /6 小时。

②为覆盖厌氧菌，加用硝基咪唑类药物，如甲硝唑 0.5 g，静脉滴注，1 次 /12 小时。

③为覆盖非典型病原微生物，可加用多西环素 0.1 g，口服，1 次 /12 小时，14 天；或米诺环素 0.1 g，口服，1 次 /12 小时，14 天；或阿奇霉素 0.5 g，静脉滴注或口服，1 次 / 天，1 ～ 2 天后改为口服 0.25 g，1 次 / 天，5 ～ 7 天。

（4）静脉给药 D 方案：克林霉素 0.9 g，静脉滴注，1 次 /8 小时。加用：庆大霉素，首次负荷剂量（2 mg/kg），静脉滴注或肌内注射，维持剂量（1.5 mg/kg），1 次 /8 小时；也可采用每日一次给药。

2．非静脉药物治疗

（1）非静脉给药 A 方案

① β 内酰胺类抗菌药物：头孢曲松 250 mg，肌内注射，单次给药；或头孢西丁 2 g，肌内注射，单次给药。后改为其他第二代或第三代头孢类药物，如头孢唑肟、头孢噻肟等，口服给药，共 14 天。

②如所选药物不覆盖厌氧菌，需加用硝基咪唑类药物，如甲硝唑 0.4 g，口服，1 次 /12 小时。

③为治疗非典型病原微生物，可加用多西环素 0.1 g，口服，

1 次 /12 小时（或米诺环素 0.1 g，口服，1 次 /12 小时）；或阿奇霉素 0.5 g，口服，1 次 / 天，1 ～ 2 天后改为 0.25 g，1 次 / 天，5 ～ 7 天。

（2）非静脉给药治疗 B 方案

①氧氟沙星 0.4 g，口服，2 次 / 天，或左氧氟沙星 0.5 g，口服，1 次 / 天；加用甲硝唑 0.4 g，口服，2 次 / 天，共 14 天。

②莫西沙星 0.4 g，口服，1 次 / 天，共 14 天。

3．给药注意事项

（1）静脉治疗者应在临床症状改善后继续静脉给药至少 24 小时，然后转为口服药物治疗，总治疗时间至少持续 14 天。

（2）如确诊为淋病奈瑟菌感染，首选静脉或口服 A 方案，对于选择非三代头孢菌素类药物者应加用针对淋病奈瑟菌的药物。

（3）选择静脉给药 D 方案者应密切注意药物的耳、肾不良反应。此外，有报告克林霉素和庆大霉素联用偶尔出现严重神经系统不良事件。

（4）药物治疗持续 72 小时无明显改善者应重新确认诊断并调整治疗方案。

4．手术治疗　手术指征：

（1）紧急手术：①药物治疗无效：输卵管卵巢脓肿或盆腔脓肿经药物治疗 48 ～ 72 小时，体温持续不降、感染中毒症状未改善或包块增大者，应及时手术。

②脓肿破裂：腹痛突然加剧，寒战、高热、恶心、呕吐、腹胀，检查腹部拒按或有感染中毒性休克表现，应怀疑脓肿破裂。若脓肿破裂未及时诊治，死亡率高。因此，一旦怀疑脓肿破裂，需立即在抗菌药物治疗的同时行手术探查。

（2）择期手术：经药物治疗 2 周以上，肿块持续存在或增大，可择期手术治疗。

手术可根据情况选择经腹手术或腹腔镜手术。若盆腔脓肿位置低、突向阴道后穹隆时，可经阴道切开引流。超声引导下脓肿穿刺引流术也在临床开展应用。

手术范围应根据病变范围、患者年龄、一般状态等全面考虑。

原则上以切除病灶为主。

5．中医中药及物理治疗 一些研究显示，在抗菌药物治疗的基础上，中医中药和物理治疗在 PID 的治疗中具有一定作用，特别是在减少慢性盆腔痛后遗症的发生等方面。

6．特殊 PID 的诊治建议

（1）输卵管卵巢脓肿：对合并输卵管卵巢脓肿的 PID 不应仅局限于抗生素治疗，需考虑脓肿引流或腹腔镜探查。可疑脓肿破裂、腹膜炎及感染中毒性休克时，首选腹腔镜探查。穿刺引流可以作为病情复杂、手术难度高等不宜手术的 PID 脓肿患者的首选治疗方法。

（2）含宫内节育器（intrauterine device，IUD）的 PID：IUD 相关的 PID 风险主要发生在放置后 3 周内。轻中度 PID 患者治疗结局与是否取出 IUD 关系不大。反复 PID 者要考虑在 PID 治疗平稳期取出 IUD。

（3）妊娠期 / 哺乳期 PID：妊娠期 PID 可能增加孕产妇死亡及早产等风险，建议住院静脉给予抗生素治疗，禁用喹诺酮及四环素类药物。产褥期 PID 多为子宫内膜炎，常表现为高热、腹痛及异常恶露，易诊断。如无需哺乳，首选克林霉素及庆大霉素静脉给药方案；如需要哺乳，可考虑三代头孢菌素联合甲硝唑。如发热超过 5 天，需行盆腔增强 CT/MRI 除外血栓性静脉炎及深部脓肿。

（4）Fitz-Hugh-Curtis 综合征（FHCS）：又叫肝周围炎，指与 PID 相关的肝包膜的炎症，常表现为肝与前腹壁或横膈竖琴样黏连带，不侵犯肝实质。可将 FHCS 理解为特殊类型的 PID，常以急 / 慢性右上腹疼痛 / 不适就诊，疼痛随运动及呼吸加剧，伴随症状多样，如下腹、盆腔及背部疼痛，高热寒战及恶心呕吐，性交困难及排尿困难，甚至腹水。明确诊断较困难，增强 CT 可能提示肝边缘强化，确诊需依靠腹腔镜探查。治疗原则为缓解症状，根除感染，尽量减少远期并发症。

（5）女性生殖系统结核（female genital tuberculosis，FGTB）：是由结核杆菌引起的女性生殖器官炎症，首先且最常侵犯输卵管，常继发于身体其他部位的结核感染，血行播散而来。

约 10 % 的肺结核患者伴有生殖器结核。FGTB 常发生于育龄女性，对女性生殖健康危害极大，患者初诊可能因结核的系统症状或下腹不适的 PID 症状，甚至可能以不孕就诊。

如可疑生殖器结核，需辅助胸部 X 线片、结核菌检查［分泌物 / 体液涂片、培养、多重聚合酶链反应（PCR）等］，必要时行腹腔镜探查。FGTB 患者常合并严重的盆腔黏连，一些患者可能出现盆腹腔脏器及网膜表面白色小结节。

FGTB 往往需与卵巢肿瘤及子宫内膜异位症相鉴别，因为结核肉芽肿表面的间皮细胞可大量分泌 CA125，FGTB 患者常出现血 CA125 升高，且可随系统抗结核治疗而下降。

治疗上，一旦诊断生殖器结核需启动系统抗结核治疗，但应向患者及家属交代生殖系统炎性黏连难以消除，生育力损害无法恢复。

（6）盆腔放线菌病（pelvic actinomycosis）：指由革兰氏阳性厌氧菌 - 放线菌属感染引发的慢性脓性肉芽肿性 PID，可发生于任何年龄的女性，发病率较低。

放线菌为机会致病菌，常存在于口咽部、胃肠道及泌尿生殖道，仅在黏膜损伤时发生机会性感染。

研究认为细菌性阴道病、口交、肿瘤及 IUD 可能增加放线菌感染的风险，尤其是 IUD。其症状可能与盆腔恶性肿瘤、结核、诺卡菌病等相似，缺乏特异性，有时表现为不伴发热的盆腔包块，CA125 可能轻微升高。

确诊盆腔放线菌病较困难，一旦诊断，需进行大剂量长疗程抗生素治疗，目前推荐的治疗包括青霉素 G 2000 万单位 / 天或阿莫西林 4 ～ 6 周，随后青霉素 V 4 g/d 口服 6 ～ 12 个月。克林霉素、四环素及红霉素可作为备选。此外，放线菌还可能对三代头孢、环丙沙星、磺胺类及利福平敏感。必要时辅助手术治疗，术后辅助抗生素治疗可缩短至 3 个月。

7．性伴侣治疗　PID 患者出现症状前 60 日内接触过的性伴侣很可能感染淋病及沙眼衣原体，应进行检查及相应治疗。如 PID 患者检测出 STI 相关微生物，性伴侣需要同时接受治疗。

在女性 PID 患者治疗期间须避免无保护性生活。

8．随访 对于药物治疗的患者，应在 72 小时内随诊，明确有无临床情况的改善，如热退、腹部压痛或反跳痛减轻、子宫及附件压痛减轻、宫颈举痛减轻等。如果未见好转则建议进一步检查并调整治疗方案。

对于沙眼衣原体和淋病奈瑟菌感染的 PID 患者，还应在治疗结束后 4 ~ 6 周重新检查上述病原体。

9．预防 对高危女性的宫颈分泌物进行沙眼衣原体的感染筛查和治疗能有效降低 PID 的发病率。

第八节 性传播性疾病

淋病奈瑟菌生殖道感染

一、概述

定义：淋病奈瑟菌生殖道感染主要表现为泌尿生殖系统黏膜的化脓性炎症。女性则为宫颈炎及盆腔炎。在女性主要有子宫内膜炎和盆腔炎。淋球菌经血行播散可导致播散性淋球菌感染(dissemination gonococcal infection)。

二、诊断要点

（一）病史

有不洁性生活史或多个性伴侣。

（二）临床表现

1．症状

（1）约 10 % 感染者无症状。

（2）常有尿痛、尿急、尿频。尿道分泌物开始为黏液性、量较少，数日后出现大量脓性或脓血性分泌物。

(3) 阴道脓性分泌物，性生活出血，下腹痛。

(4) 成人播散性淋病患者常有发热、寒战、全身不适。

(5) 最常见的是关节炎 - 皮炎综合征，肢端部位有出血性或脓疱性皮疹，手指、腕和踝部小关节常受累，出现关节痛、腱鞘炎或化脓性关节炎。

(6) 少数患者可发生淋菌性脑膜炎、心内膜炎、心包炎、心肌炎等。

2．妇科检查

(1) 阴道分泌物增多，呈脓性。

(2) 子宫颈充血、红肿，子宫颈口有黏液脓性分泌物。

(3) 子宫及双侧附件增厚，压痛。

(三) 辅助检查

1．显微镜检查　取宫颈分泌物涂片作革兰氏染色，镜检多形核细胞内见革兰氏阴性双球菌为阳性。

2．淋球菌培养　为淋病的确诊试验。适用于女性及所有临床标本的淋球菌检查。

3．核酸检测　用 PCR 等技术检测各类临床标本中，淋球菌核酸阳性。核酸检测应在通过相关机构认定的实验室开展。

三、治疗

(一) 治疗原则

及早发现，及早治疗。

(二) 治疗方法

1．无并发症淋病　淋菌性尿道炎、子宫颈炎：

- 推荐方案：头孢曲松 250 mg，单次肌内注射；或大观霉素 2 g（宫颈炎 4 g），单次肌内注射。如果不能排除衣原体感染，加用抗沙眼衣原体感染的药物。
- 替代方案：头孢噻肟 1 g，单次肌内注射；或其他第 3 代头孢菌素类，如已证明其疗效较好，亦可选作替代药物。如果不能排除衣原体感染，加用抗沙眼衣原体感染的药物。

2．播散性淋病

（1）新生儿播散性淋病推荐方案：头孢曲松 25 ~ 50 mg/（kg · d）每日 1 次静脉滴注或肌内注射，共 7 ~ 10 天；如有脑膜炎疗程为 14 天。

（2）成人播散性淋病：推荐住院治疗。需检查有无心内膜炎或脑膜炎。如果不能排除衣原体感染，应加用抗沙眼衣原体感染的药物。推荐方案：头孢曲松 1 g，每日 1 次肌内注射或静脉滴注，疗程≥ 10 天。替代方案：大观霉素 2 g，肌内注射，每日 2 次，疗程≥ 10 天。淋菌性关节炎者，除髋关节外，不宜行开放性引流，但可以反复抽吸，禁止关节腔内注射抗生素。淋菌性脑膜炎经上述治疗的疗程约 2 周，心内膜炎疗程＞ 4 周。

3．妊娠期感染推荐方案　头孢曲松 250 mg，单次肌内注射；或大观霉素 4 g，单次肌内注射。如果不能排除衣原体感染，加用抗沙眼衣原体感染的药物，禁用四环素类和喹诺酮类药物。

4．随访　治疗期间避免无保护性生活。治疗结束后可对分泌物进行革兰氏染色涂片检查。治疗结束后 4 周进行核酸检测。

女性生殖器疱疹

一、概述

定义：女性生殖器疱疹是单纯疱疹病毒（herpes simplex virus，HSV）感染外阴、肛门生殖器皮肤黏膜引起的性传播疾病。导致生殖器疱疹的单纯疱疹病毒有 HSV-1 型和 HSV-2 型。多数生殖器疱疹由 HSV-2 引起。HSV 进入人体后可终生潜伏，潜伏的病毒在一定条件下可再度活跃而复发，因此，生殖器疱疹常呈慢性反复发作的过程。HSV 除可引起生殖器疱疹外，还可在分娩时经产道传给新生儿，引起新生儿 HSV 感染。

二、诊断要点

（一）临床表现

1．症状

（1）无症状。

（2）局部瘙痒、烧灼感、刺痛、隐痛、麻木感和会阴坠胀感。

2．妇科检查

（1）好发于大小阴唇、阴道口、会阴、肛周等。

（2）最初表现为红斑、丘疹或丘疱疹，很快发展为集簇或散在的小水疱，2 ～ 4 天后破溃形成糜烂和溃疡。

（3）局部可出现瘙痒、疼痛或烧灼感。病程持续 15 ～ 20 天。

（4）常伴发热、头痛、肌痛、全身不适或乏力等症状。

（5）可有尿道炎、膀胱炎或宫颈炎等表现。腹股沟淋巴结可肿大，有压痛。

（二）辅助检查

1．培养法　细胞培养 HSV 阳性。

2．抗原检测　酶联免疫吸附试验或免疫荧光试验检测 HSV 抗原阳性。

3．核酸检测　PCR 等检测 HSV 核酸阳性。核酸检测应在通过相关机构认证的实验室开展。

4．抗体检测　HSV-2 型特异性血清抗体检测阳性。在血清中检出不同型别的 IgM 抗体，表明有该型 HSV 的首次感染，且只出现在近期感染时。而 IgG 抗体持续存在的时间更长，其阳性则更能提示 HSV 感染，尤其是对于无明显皮损患者的辅助诊断。

三、治疗

（一）治疗原则

无症状或亚临床型生殖器 HSV 感染者通常无需药物治疗。有症状者的治疗包括全身治疗和局部处理两方面。全身治疗主要是抗病毒治疗和对合并感染的治疗，局部处理包括清洁创面和防止继发感染。

（二）治疗方法

1．系统性抗病毒治疗

（1）初发生殖器疱疹治疗的推荐方案：①口服阿昔洛韦 200 mg，每日 5 次，共 7 ～ 10 天；②阿昔洛韦 400 mg，每日 3 次，共 7 ～ 10 天；③伐昔洛韦 500 mg，每日 2 次，共 7 ～ 10 天；④泛昔洛韦 250 mg，每日 3 次，共 7 ～ 10 天。

（2）疱疹性直肠炎、口炎或咽炎：适当增大剂量或延长疗程至 10 ～ 14 天。

（3）播散性 HSV 感染：阿昔洛韦 5 ～ 10 mg/kg，静脉滴注，每 8 小时 1 次，疗程为 5 ～ 7 天或直至临床症状消失。肾功能受损的患者，阿昔洛韦的用量应根据肾损害程度调整。

（4）复发性生殖器疱疹的间歇疗法：用于病情复发时，可减轻病情的严重程度，缩短复发时间，减少病毒排出。间歇疗法最好在患者出现前驱症状时或症状出现 24 小时内使用。推荐方案：①口服阿昔洛韦 200 mg，每日 5 次，共 5 天；②阿昔洛韦 400 mg，每日 3 次，共 5 天；③伐昔洛韦 500 mg，每日 2 次，共 5 天；④泛昔洛韦 250 mg，每日 3 次，共 5 天。

（5）生殖器疱疹频繁复发（每年复发超过 6 次）：可采用长期抑制疗法。推荐方案：①口服阿昔洛韦 400 mg，每日 2 次；②伐昔洛韦 500 mg，每日 1 次；③泛昔洛韦 250 mg，每日 2 次。需长期持续给药，疗程一般为 4 ～ 12 个月。

（6）妊娠期生殖器疱疹：在妊娠期中使用阿昔洛韦等药物的安全性尚未明确，如需使用，应权衡利弊并征得患者的知情同意。

①对于频繁复发或新近感染的生殖器疱疹，在妊娠最后 4 周时，可通过持续的阿昔洛韦治疗以减少活动性损害的出现，从而降低剖宫产率。

②对于既往有复发性生殖器疱疹病史，近足月时无复发迹象的孕妇，可不进行阿昔洛韦治疗。

③对于有活动性皮损或有发作前驱症状的孕妇，在无禁忌证的

前提下，可于破膜之前进行剖宫产术，但剖宫产术并不能完全防止新生儿疱疹。

④对无活动性皮损的孕妇患者，可从阴道分娩，但分娩后应对新生儿是否出现发热、昏睡、吃奶时吸吮力、抽搐或发生皮损进行密切监测，以便及时处理。

2．局部处理　皮损局部可采用生理氯化钠溶液或 3% 硼酸液清洗，要保持患处清洁、干燥。可外用 3% 阿昔洛韦乳膏或 1% 喷昔洛韦乳膏等，但单独局部治疗的疗效远逊于系统用药。

3．随访　初发生殖器疱疹患者经治疗后，全身症状消失，皮损消退，局部疼痛、感觉异常及淋巴结肿大消失，即为临床痊愈。但本病易复发，尤其在初发感染后 1 年内复发较频繁。生殖器 HSV-2 感染较 HSV-1 感染者易复发。随着病程的推延，复发有减少的趋势。有临床发作的患者均存在亚临床或无症状排毒，生殖器疱疹的性传播和垂直传播大多发生在亚临床或无症状排毒期间。

泌尿生殖道支原体感染

一、概述

定义：支原体（mycoplasma）是一类缺乏细胞壁、呈高度多形性、能通过滤菌器、可在无生命培养基中生长繁殖的最小原核细胞型微生物。常见的与泌尿生殖道感染有关的支原体有解脲支原体（U. urealyticum，UU）、人型支原体（M. hominis，Mh）、生殖支原体（M. genitalium，Mg）。支原体在泌尿生殖道存在定植现象，这意味着在人群中存在着相当数量的支原体携带者，因此没有症状和体征，不能认为没有支原体。以 UU 最为突出。阴道内检出 UU 的概率较高，但常无明确的临床意义，如果男女双方均无泌尿生殖道感染的相关症状，仅 UU 阳性，考虑为携带者，不必治疗。存在疾病的症状和体征是判断感染存在的前提，否则不宜使用抗生素过度干预。

二、诊断要点

（一）临床表现

1．症状

（1）尿道炎的临床症状为尿频、排尿灼痛和血尿。

（2）阴道分泌物增多，有异味。

（3）接触性出血。

（4）下腹痛、发热、不孕等。

2．妇科检查

（1）阴道分泌物增多，有异味。

（2）宫颈分泌物增多。

（3）子宫及双侧附件增厚，压痛（+）。

（二）辅助检查

1．培养法　支原体的培养是目前国内医疗机构进行解脲支原体检测的主要手段，而且主要是使用液体培养基直接检测并同时进行支原体药物敏感试验。这种方法的敏感性和特异性较高，获得结果需 48 ~ 72 小时。

2．核酸检测　可以区分不同种类支原体及亚群，但不能确定其是否存活。敏感性及特异性均达到 95% 以上。

3．不同标本的临床评价　可以采用尿液检测替代尿道拭子。尿道内可能存在支原体定植，男性前列腺液可能被污染，如果患者没有尿道炎的症状，需要谨慎对待精液及前列腺液标本的阳性检出。

对女性宫颈拭子是最常用的检测手段。女性下生殖道内有很高的比例出现支原体定植，因此需要审慎地评估感染风险，确定是否需要治疗。

三、治疗

（一）治疗原则

支原体属于条件致病微生物，在对感染进行判断时需要明确以下两点：

1．患者有明确的感染征象　具备临床症状、体征，按照临床标准可以诊断为感染性疾病。

2．患者的 UU 实验室检查结果为阳性。

同时具备上述两条时再考虑患者是否为支原体感染。

如果男女双方均无泌尿生殖道感染的相关症状，仅 UU 阳性，考虑为携带者，不必治疗。UU 感染治疗后症状体征消失，仅 UU 实验室的检查结果为阳性时，应考虑是否转为 UU 携带，不必继续使用药物治疗。

男性为 UU 性尿道炎，女性应该同时治疗一个疗程。

如果能够进行生殖支原体检测，应该在怀疑尿道炎和宫颈炎时积极进行 Mg 检测。

不能明确患者是否为支原体感染时，应该评估患者感染的可能风险。如果评估患者的感染风险大，可酌情给予一个疗程的抗生素治疗。

（二）治疗方法

1．治疗泌尿生殖道支原体感染的常见方案　①阿奇霉素 0.25 g，每日 1 次，口服，首剂加倍，共 5 ~ 7 天；②多西环素 100 mg，每日 2 次，口服，共 7 天；③左氧氟沙星 500 mg，每日 1 次，口服，共 7 天。

2．随访　男女双方不需要常规随访。

女性生殖道沙眼衣原体感染

一、概述

定义：女性生殖道沙眼衣原体感染（female genital chlamydia trachomatis infection）是由沙眼衣原体（chlamydia trachomatis，CT）在女性生殖器官引起的性传播疾病（sexually transmitted diseases，STD）。主要通过性传播，也可是母婴传播。生殖道 CT 感染是世界范围内最常见的 STD 之一，在发达国家占 STD 首位；根据我国

2008 年的疾病预防与控制中心报告，在我国占常见 STD 的第二位。女性生殖道 CT 感染如未及时诊治，可导致盆腔炎性疾病、异位妊娠、不孕和慢性盆腔痛等，发生在性活跃人群，潜伏期 1 ～ 3 周，严重影响女性的生殖健康。

二、诊断要点

（一）临床表现

1．症状

（1）常无感染症状。

（2）有症状者可有尿频、尿急、尿痛。

（3）阴道分泌物异常。

（4）接触性出血。

（5）下腹痛、腰痛、性交痛。

2．妇科检查

（1）尿道口充血潮红、微肿胀或正常，可有少量黏液脓性分泌物溢出。

（2）阴道壁黏膜正常。

（3）宫颈充血、水肿、接触性出血、宫颈管黏液脓性分泌物。

（4）子宫或附件压痛、宫颈举痛，可扪及增粗的输卵管或炎性肿块。

（二）辅助检查

1．培养法　为 CT 诊断的金标准。该法优点为特异性几乎为 100%，但因方法复杂，难以在临床工作中应用。

2．抗原检测　包括直接免疫荧光法和酶联免疫吸附试验，是目前国内临床最常用的方法，但敏感性及特异性较低。

3．核酸检测　主要包括核酸扩增技术（nucleic acid amplification testing，NAAT）和直接检测核酸的试验（即基因探针技术）。NAAT 主要包括聚合酶链反应（polymerase chain reaction，PCR）、连接酶链反应（ligase chain reaction，LCR）。核酸检测法是目前诊断 CT 感染敏感性和特异性最高的方法。PCR 检测应在通过相关机构认证的实验室开展。

4．抗体检测　对诊断无并发症的生殖道感染价值不大，但在输卵管炎或盆腔炎性疾病时血清抗体可明显升高。新生儿衣原体肺炎中 CT IgM 抗体的滴度升高，有诊断意义。

5．细胞学显微镜检查　涂片姬姆萨染色、碘染色或帕氏染色直接镜检可发现 CT 包涵体，敏感性及特异性低，世界卫生组织不推荐作为宫颈 CT 感染的诊断手段，只适用于新生儿眼结膜刮片。

三、治疗

（一）治疗原则

CT 感染的治疗原则：及时、足量、规范应用抗菌药物，有效杀灭 CT，防止产生并发症，阻断性传播途径。不同的感染部位，治疗的疗程不同。

建议同时检测其他可能存在的 STD 病原体感染并给予相应治疗。

由于 CT 的独特繁殖周期，选用的抗菌药物应具有良好的细胞穿透性；CT 本身没有细胞壁，不能应用针对微生物细胞壁合成的抗菌药物。

（二）治疗方法

1．CT 宫颈黏膜炎的治疗

（1）推荐方案：①阿奇霉素 1 g，单次顿服；②多西环素 100 mg，每日 2 次，共 7 ～ 10 日。

（2）替代方案：米诺环素 100 mg，每日 2 次，共 10 日；四环素 500 mg，每日 4 次，共 2 ～ 3 周；红霉素碱 500 mg，每日 4 次，共 7 日；罗红霉素 150 mg，每日 2 次，共 10 日；克拉霉素 250 mg，每日 2 次，共 10 日；氧氟沙星 300 mg，每日 2 次，共 7 日；左氧氟沙星 500 mg，每日 1 次，共 7 日。

2．CT 盆腔炎症性疾病的治疗

（1）阿奇霉素 500 mg，每日 1 次，静脉滴注或口服 1 ～ 2 日后，改为 250 mg，每日 1 次，口服 5 ～ 7 日。

（2）多西环素 100 mg，每 12 小时 1 次，口服 14 日。

（3）米诺环素 100 mg，每 12 小时 1 次，口服 14 日。

3．性伴的治疗　性伴应进行治疗，治疗期间患者与性伴均应避免无保护性行为。

4．妊娠合并 CT 感染的诊治　孕妇感染 CT 后可引起流产、早产、胎膜早破以及新生儿感染。在未经治疗的 CT 感染孕妇所分娩的新生儿中，20% ～ 50% 的新生儿出现眼结膜炎，10% ～ 20% 出现 CT 肺炎。

建议对年龄＜ 25 岁和（或）年龄≥ 25 岁的 STD 高危孕妇在妊娠期筛查 CT。妊娠期 CT 感染的诊断同非妊娠期。

妊娠期治疗禁用喹诺酮类及四环素类抗生素。

（1）推荐方案：阿奇霉素 1 g，1 天顿服；

（2）替代方案：红霉素 500 mg，每日 4 次，共 7 日；或红霉素 250 mg，每日 4 次，共 14 日。

（3）如孕妇不能应用大环内酯类药物，有文献显示阿莫西林可能有效。

四、注意事项

1．取材　主要选取宫颈分泌物，除 NAAT 方法外，取材时必须取到宫颈柱状上皮细胞，而非阴道分泌物。

2．随访

（1）判愈试验应根据所选用的检测手段决定：抗原检测为疗程结束后第 2 周；NAAT 为疗程结束后第 4 周。

（2）女性衣原体再感染较多见，对于高风险者务必随访。应于治疗后 3 ～ 4 个月行 CT 检测，以发现可能的再感染，防止盆腔炎症性疾病和其他并发症的发生。若患者不能在治疗后 3 个月进行 CT 复查，应嘱其在初始治疗 12 个月内进行 CT 检测。

（3）有下列情况时应严密微生物学随访：①症状持续存在；②可疑再感染；③可疑未依从治疗；④无症状感染；⑤红霉素治疗后。

对 CT 感染的妊娠早期孕妇，在治疗结束后 3 周应进行衣原体检测，还应在治疗后 3 个月复查。

梅毒螺旋体感染

一、概述

梅毒（syphilis）是由苍白螺旋体引起的一种慢性、系统性的性传播疾病。可分为后天获得性梅毒和胎传梅毒（先天梅毒）。获得性梅毒又分为早期梅毒和晚期梅毒。早期梅毒指在 2 年内感染梅毒螺旋体，包括一期、二期和早期隐性梅毒，其中一、二期梅毒也可重叠出现。晚期梅毒的病程在 2 年以上，包括三期梅毒、心血管梅毒、晚期隐性梅毒等。神经梅毒在梅毒早、晚期均可发生。胎传梅毒又分为早期（出生后 2 年内发病）和晚期（出生 2 年后发病）。

二、诊断要点

（一）病史

有不安全性行为、多性伴或性伴感染史，或有输血史。

（二）临床表现

1．症状　外阴及皮肤皮疹、结节、心脏疾病症状及神经系统症状。

2．查体　皮肤及外阴可见皮疹，溃疡，心脏杂音，心功能异常，偏瘫，失语。

3．一期梅毒

（1）硬下疳：潜伏期一般 2 ～ 4 周。可为结节，浅在性溃疡。触诊浸润明显，呈软骨样硬度；无明显疼痛或有轻度触痛。多见于外生殖器部位。

（2）腹股沟或患部近位淋巴结肿大：可为单侧或双侧，无痛，相互孤立而不黏连，质中，不化脓破溃，其表面皮肤无红、肿、热。

4．二期梅毒　病期在 2 年以内。

（1）皮肤黏膜损害：类型多样化，包括斑疹、斑丘疹、丘疹、鳞屑性皮损、毛囊疹及脓疱疹等，分布于躯体和四肢等部位，常泛发、对称。掌跖部暗红斑及脱屑性斑丘疹，外阴及肛周的湿丘疹或扁平湿疣为其特征性损害。皮疹一般无瘙痒感。可出现口腔黏膜斑、虫蚀样脱发。二期复发梅毒皮损数目较少，皮肤黏膜损害形态奇特，常呈环状或弓形或弧形。

（2）全身浅表淋巴结可肿大。

（3）可出现梅毒性骨关节、眼、内脏及神经系统损害等。

5．三期梅毒　病程 2 年以上。

（1）晚期梅毒：①皮肤黏膜损害：头面部及四肢伸侧的结节性梅毒疹，大关节附近的近关节结节，皮肤、口腔、舌咽的树胶肿，上腭及鼻中隔黏膜树胶肿可导致上腭及鼻中隔穿孔和马鞍鼻。②骨梅毒，眼梅毒，其他内脏梅毒，累及呼吸道、消化道、肝、脾、泌尿生殖系统、内分泌腺及骨骼肌等。

（2）心血管梅毒：可发生单纯性主动脉炎、主动脉瓣闭锁不全、主动脉瘤等。

6．神经梅毒

（1）无症状神经梅毒：无明显的神经系统症状和体征。

（2）脑膜神经梅毒：表现为发热、头痛、恶心、呕吐、颈项强直、视盘水肿等。

（3）脑膜血管梅毒：为闭塞性脑血管综合征的表现，如偏瘫、截瘫、失语、癫痫样发作等。

（4）脑实质梅毒：可出现精神症状，表现为麻痹性痴呆，可出现注意力不集中、情绪变化、妄想，以及智力减退、判断力与记忆力、人格改变等；可出现神经系统症状，表现为震颤、言语与书写障碍、共济失调、肌无力、癫痫发作、四肢瘫痪及大小便失禁等。若梅毒螺旋体引起脊髓损伤，即为脊髓痨。

（三）辅助检查

1．采用暗视野显微镜或镀银染色显微镜检查法，取硬下疳损害或渗出液、扁平湿疣、湿丘疹或淋巴结穿刺液，可查到梅毒螺旋体。

2．非梅毒螺旋体血清学试验阳性。如感染不足 2 ～ 3 周，该试验可为阴性，应于感染 4 周后复查。

3．梅毒螺旋体血清学试验阳性。

4．脑脊液检查 白细胞计数≥ 5×10^6/L，蛋白量＞ 500 mg/L，且无引起异常的其他原因。脑脊液荧光螺旋体抗体吸收试验（FrA-ABS）和（或）性病研究实验室（venereal disease research laboratory，VDRL）试验阳性。在没有条件做 FFA-ABS 和 VDRL 的情况下，可以用梅毒螺旋体明胶凝集试验（TPPA）和快速血浆反应素环状卡片试验（RPR）/ 甲苯胺红不加热血清学试验（TRUST）替代。

三、治疗

（一）治疗原则

1．及早发现，及时正规治疗，越早治疗效果越好。

2．药物剂量足够，疗程规则。不规则治疗可增多复发及促使晚期损害提前发生。

3．治疗后要经过足够时间的追踪观察。

4．对所有性伴同时进行检查和治疗。

（二）治疗方法

1．早期梅毒（包括一期、二期及病程＜ 2 年的隐性梅毒）推荐方案 普鲁卡因青霉素 G 80 万单位 / 天，肌内注射，连续 15 天；或苄星青霉素 240 万单位，双侧臀部肌内注射，每周 1 次，共 2 次。

替代方案：头孢曲松 0.5 ～ 1 g，每日 1 次，肌内注射或静脉给药，连续 10 天。对青霉素过敏者用以下药物：多西环素 100 mg，每日 2 次，连服 15 天；或盐酸四环素 500 mg，每日 4 次，连服 15 天（肝、肾功能不全者禁用）。

2．晚期梅毒（三期皮肤、黏膜、骨梅毒，晚期隐性梅毒或不能确定病期的隐性梅毒）及二期复发梅毒推荐方案 普鲁卡因青霉素 G，80 万单位 / 天，肌内注射，连续 20 天为 1 个疗程，也可考虑给第 2 个疗程，疗程间停药 2 周；或苄星青霉素 240 万单位，双侧臀部肌内注射，每周 1 次，共 3 次。对青霉素过敏者用以下药物：多西环素 100 mg，每日 2 次，连服 30 天；或盐酸四环素 500 mg，每日 4 次，连服 30 天（肝、肾功能不全者禁用）。

3．心血管梅毒推荐方案 如有心力衰竭，首先治疗心力衰竭，待心功能可代偿时，注射青霉素，需从小剂量开始，以避免发生吉海反应，造成病情加剧或死亡。水剂青霉素 G，第 1 天 10 万单位，每日 1 次肌内注射；第 2 天 10 万单位，每日 2 次肌内注射；第 3 天 20 万单位，每日 2 次肌内注射；自第 4 天起按下列方案治疗：普鲁卡因青霉素 G，80 万单位 / 天，肌内注射，连续 20 天为 1 个疗程，共 2 个疗程（或更多），疗程间停药 2 周；或苄星青霉素 240 万单位，双侧臀部肌内注射，每周 1 次，共 3 次。

对青霉素过敏者用以下药物：多西环素 100 mg，每日 2 次，连服 30 天；或盐酸四环素 500 mg，每日 4 次，连服 30 天（肝、肾功能不全者禁用）。

4．神经梅毒、眼梅毒推荐方案　水剂青霉素 G 每天 2400 万单位静脉滴注（每次 300 万 ~ 400 万单位，每 4 小时 1 次），连续 10 ~ 14 天。必要时，苄星青霉素 G 240 万单位，每周 1 次肌内注射，共 3 次。或普鲁卡因青霉素 G，240 万单位 / 天，每日 1 次肌内注射，同时服丙磺舒，每次 0.5 g，每日 4 次，共 10 ~ 14 天。必要时，苄星青霉素 G 240 万单位，每周 1 次肌内注射，共 3 次。

替代方案：头孢曲松 2 g，每日 1 次静脉给药，连续 10 ~ 14 天。对青霉素过敏者用以下药物：多西环素 100 mg，每日 2 次，连服 30 天；或盐酸四环素 500 mg，每日 4 次，连服 30 天（肝、肾功能不全者禁用）。

5．妊娠期梅毒　在妊娠期新确诊的患梅毒的孕妇应按相应梅毒分期治疗。治疗原则与非妊娠患者相同，但禁用四环素、多西环素，治疗后每月做一次定量非梅毒螺旋体血清学试验，观察有无复发及再感染。对妊娠期梅毒患者推荐在妊娠头 3 个月和妊娠末 3 个月各进行 1 个疗程的抗梅毒治疗。对青霉素和头孢类药物过敏者，由于妊娠期和哺乳期不能应用四环素类药物，可试用大环内酯类药物替代：红霉素 500 mg，每日 4 次，早期梅毒连服 15 天，晚期梅毒和不明病期梅毒连服 30 天。红霉素治疗梅毒的疗效差，在治疗后应加强临床和血清学随访。在停止哺乳后，需用多西环素复治。

四、注意事项

1．治疗期间避免无保护性生活，性伴侣应进行检查及治疗。

2．随访　对患者进行密切监测及定期随访。

（梁旭东）

第二章 月经失调

第一节 排卵障碍性不规律出血

一、概述

（一）定义

任何偏离正常的月经频率、周期、月经量以及月经期的子宫出血称为异常子宫出血（abnormal uterine bleeding，AUB）。排卵障碍性不规律出血（abnormal uterine bleeding-ovulation，AUB-O）是由于生殖内分泌轴功能紊乱造成的排卵异常子宫出血。

（二）分类

分为无排卵型 AUB-O 和有排卵型 AUB-O。两种类型在各年龄段妇女中均可发生。但无排卵型多见于青春期及围绝经期妇女；而有排卵型多发生于生育年龄妇女，患者虽有排卵，但黄体功能有异常或雌、孕激素波动异常。

（三）病因

各种影响下丘脑 - 垂体 - 卵巢轴正常功能的因素都可以导致 AUB-O。包括紧张、压力、生活规律紊乱、营养状态较大改变、卵巢储备减少、甲状腺功能亢进或减退等疾病、外源性药物影响以及多囊卵巢综合征（polycystic ovary syndrome，PCOS）等遗传体质。

二、诊断要点

问诊和体征检查是正确诊断的首要条件。

（一）临床表现

1．症状

（1）月经周期紊乱，经期短于 2 天或长于 7 天，经量时多时少，或过多（大于 80 ml）或过少（少于 5 ml）。

（2）无排卵型 AUB-O 最典型的症状是停经一段时间后发生大量出血不止，严重者可伴有乏力、心悸等贫血症状。少部分表现为伴或不伴停经的淋漓出血。

（3）有排卵型 AUB-O 可有月经周期，但往往经期延长，常在点滴出血数日后方有正式月经（经前淋漓），以后又常淋漓数日方净（经后淋漓）。

（4）如仅为黄体功能不全，黄体期缩短，临床表现为月经周期缩短，经量可稍增多。

（5）黄体功能异常者可能有不孕或者流产史。

（6）围排卵期出血者月经中期少量出血 1 ~ 7 天。

（7）排卵性月经过多的患者月经周期正常，但出血量大于 80 ml，严重者合并贫血。

2．体征　可有程度不等的贫血貌。妇科检查通常没有明显的器质病变，可见宫口活动出血，子宫正常或稍大。无排卵型 AUB-O 基础体温为单相，有排卵型 AUB-O 基础体温呈双相，但高温持续时间短，或上升缓慢，或下降缓慢。

（二）辅助检查

根据问诊和检查有初步怀疑者，进一步选做以下检查。

1．血常规　出血严重者血红蛋白和血清铁可能下降，血小板通常有不同程度的反应性升高。

2．检测尿或血人绒毛膜促性腺激素（human chorionic gonadotrapin，HCG）以除外妊娠相关疾病。

3．腹部及盆腔 B 超　以除外生殖器其他病变，并评估子宫内膜厚度及形态；观察卵巢有无卵泡、黄体及功能性囊肿，宫腔有无积血，宫颈内口是否开大。

4．宫腔镜检查或诊断性刮宫　子宫内膜病理学检查多用于已婚者，目的是评估子宫内膜和止血。子宫内膜可表现出不同程度的增生性变化，少数呈萎缩性变化。如无恶性可疑，应争取刮净以达到止血。

5．激素测定　血 FSH（卵泡雌激素）、LH（黄体生成素）、PRL（泌乳素）、E2（雌二醇）、P（孕酮）、T（睾酮）检查。如果需要应随时取血，不必空腹或限定在月经周期的特定时间取血。

6．宫颈黏液检查　拉丝可见羊齿状结晶。

7．其他可以参考的辅助检查　基础体温（basal body temperature，BBT）、凝血、肝肾功能及甲状腺功能［三碘甲状腺原氨酸（T_3）、甲状腺素（T_4）、促甲状腺素（thyroid stimulating hormone，TSH）］，肾上腺皮质功能（血、尿皮质醇等）及宫颈液基薄层细胞学检查 thin-prep cytology test，TCT）、人乳头状瘤病毒（human papilloma virus，HPV）检查。

三、鉴别诊断

1．生殖道器质性病变　阴道、宫颈恶性肿瘤，子宫肌瘤，子宫内膜癌，滋养细胞肿瘤均可有阴道不规则出血。由病史、检查可以诊断，最终确诊依靠病理检查。

2．全身性疾病　血液病、肝损害、甲状腺功能亢进或减退，肾上腺、垂体疾病等均可以引起阴道不规则出血。通过病史、体格检查及血液化验可以诊断。

3．异常妊娠或妊娠并发症　流产、宫外孕、葡萄胎、子宫复旧不良、胎盘残留、滋养细胞疾患等。

4．性激素使用不当　患者近期有使用性激素史（如紧急避孕药），使用不当可以引起阴道不规则出血。通过病史、体格检查及血液化验可以诊断。

四、治疗

（一）治疗原则

首先考虑止血，同时兼顾整体健康恢复。其后给予 3 ~ 6 个月的调整月经治疗，有生育要求者可以与促孕同时进行。

（二）治疗方法

1．止血

（1）孕激素内膜萎缩法：高效孕激素可使内膜萎缩，达到止血目的。用于止血的剂量较大（炔诺酮 10 ～ 15 mg/d、左炔诺孕酮 3 mg/d、醋酸甲羟孕酮 20 ～ 30 mg/d），血止后逐渐减量至维持剂量（炔诺酮 5 mg/d、左炔诺孕酮 0.75 mg/d、醋酸甲羟孕酮 8 mg/d），患者的贫血纠正或一般情况好转后停药，产生撤退性出血。此法一般不用于青春期患者。

（2）现代短效口服避孕药：其成分中的高效孕激素可使内膜萎缩，达到止血目的。炔雌醇维持子宫内膜稳定。适用于长期而严重的无排卵 AUB-O。40 岁以上妇女慎重选用。同样首先给予止血剂量（1 ～ 3 片 / 日），以后逐渐减至 1 片 / 日。患者的贫血纠正或一般情况好转后停药，产生撤退性出血。

（3）孕激素治疗：也称“子宫内膜脱落法”或“药物刮宫”，停药后短期即有撤退性出血，适用于各个年龄段，血红蛋白＞ 80 g/L、生命体征稳定的患者。

（4）大剂量雌激素：促进内膜修复。因国内长期缺药，不推荐常规使用。

（5）刮宫术：对于绝经过渡期、出血时间长、肥胖、合并高血压、糖尿病的患者，酌情考虑宫腔镜或分段刮宫术。对未婚、无性生活史的青少年仅适用于大量出血且药物治疗无效、需立即止血或检查子宫内膜组织学者。

（6）手术治疗：药物治疗疗效不佳或不宜用药、无生育要求的患者，尤其是不易随访的年龄较大者及病理为癌前期病变或癌变者，应考虑全子宫切除术。

2．调整月经周期　达到止血目的后，因病因并未去除，停药后多数复发，故需随后采取措施控制月经周期，防止再次发生。

（1）周期性孕激素：无排卵型 AUB-O 止血、撤退性出血后，可于月经第 5 天开始服用 20 ～ 22 天，或月经第 16 天开始服用 10 ～ 14 天。

有排卵型 AUB-O 经前淋漓者，黄体期（D 16 ～ 25）补充孕激素或小量 HCG，或诱导排卵以改善卵泡发育及黄体功能；月经期长者于周期第 5 ～ 7 天使用小剂量雌激素以助修复，或诱导卵泡正常发育，或黄体期用孕激素促内膜脱落。

（2）短效口服避孕药 3 ～ 6 个月。两种类型的 AUB-O 生育期妇女均可以选用。排除器质性疾病后，可采用口服避孕药消除症状，尤其适用于有避孕需求的患者。

（3）曼月乐环：于月经第 5 天放置。注意排除禁忌证。

（4）人工周期：适用于部分青春期 AUB-O 患者及绝经过渡期晚期（生殖衰老分期 -1 期）雌激素低下的患者。

（5）促排卵：适用于两种类型的 AUB-O 处于生育期有生育愿望的妇女。

（6）围排卵期少量出血者不需治疗。如出血多，在预计出血前补充小剂量雌激素（d 10 ～ 20）。无生育要求者可用避孕药。

（7）排卵性月经过多：月经期止血药，贫血者给予补铁治疗；如仍不能纠正贫血，建议长期短效口服避孕药，已婚者考虑使用曼月乐环。特殊患者可以考虑内膜去除术或子宫切除。

3．恢复健康治疗　给予补血药治疗贫血，严重贫血者可酌情输血；长期出血者可加用抗生素。注意休息，加强营养。对贫血及合并感染者可建议休假。

五、注意事项

1．AUB-O 是以出血为核心主诉的疾病，接诊时要时刻围绕这个中心，无论沟通、查体或做辅助检查，都要避免盲目性，正确的诊断是治疗的基础。

2．激素类用药分止血量和维持量。采用药物止血前需充分评估子宫内膜非典型增生的风险。一旦决定给予药物治疗，在止血阶段的使用剂量上不犹豫，力求短期见效。

3．使用激素类药物容易出现服用错误或自行停药，影响治疗效果。注意用心教授患者服药方法，如遇止血效果不理想，注意再次询问用药情况。

（王朝华）

第二节　闭　经

一、概述

（一）定义

年龄大于 14 岁，第二性征未发育；或者年龄大于 16 岁，第二性征已发育，月经还未来潮者称为原发性闭经。正常月经周期建立后，月经停止 6 个月以上，或按自身原有月经周期停止 3 个周期以上，称为继发性闭经。

（二）分类

按生殖轴病变和功能失调的部位分为下丘脑性闭经、垂体性闭经（统称为中枢性闭经）、卵巢性闭经、子宫性闭经以及下生殖道发育异常性闭经。世界卫生组织（World Health Organization，WHO）将闭经归纳为 3 种类型。Ⅰ型：无内源性雌激素产生，促卵泡素（follicle stimulating hormone，FSH）水平正常或低下，催乳素（prolactin，PRL）水平正常，无下丘脑 - 垂体器质性病变的证据；Ⅱ型：有内源性雌激素产生，FSH 及 PRL 水平正常；Ⅲ型：FSH 升高，提示卵巢功能衰竭。

（三）病因

各种影响中枢神经系统、下丘脑 - 垂体 - 卵巢轴和子宫异常的因素都可以导致闭经。包括巨大压力、情感冲击、过度运动、营养限制、下丘脑 - 垂体 - 卵巢 - 子宫器质性病变、卵巢储备减少、甲状腺功能亢进或减退等疾病、外源性药物影响。

二、诊断要点

（一）病史

对闭经的首诊要采集较细致的病史，包括以往月经史、婚育史、服药史、子宫手术史、家族史以及发病的可能起因和伴随症状，如环境变化、精神心理创伤、情感应激、运动性职业或过强运动、营养状况及有无头痛、溢乳等；对原发性闭经患者应了解青春期生长和发育进程及幼年有无重大创伤。

（二）体征

对原发性闭经或过早卵巢性闭经者需要详细检查，包括智力、面容、身高、体质量、第二性征发育情况、有无发育畸形，有无甲状腺肿大，有无乳房溢乳，皮肤色泽及毛发分布，嗅觉有无缺失。内、外生殖器发育情况及有无畸形。

继发闭经需排除妊娠。

（三）辅助检查

1．盆腔超声　对所有闭经患者均应行超声检查，了解有无占位性病变、子宫大小、子宫内膜厚度、卵巢大小、卵泡数目及有无卵巢肿瘤。

2．宫颈黏液镜检　已婚妇女可通过检查阴道及宫颈黏液，了解体内雌激素的水平。

3．血清甲状腺功能相关激素和性激素水平　已服用甾体类药物的患者，需停用雌、孕激素类药物至少两周后，行 FSH、黄体生成素（luteinizing hormone，LH）、PRL、TSH 等激素水平测定，以协助诊断。肥胖或临床上存在多毛、痤疮等高雄激素血症体征时，还需测定胰岛素、雄激素（睾酮、硫酸脱氢表雄酮）、孕酮和 17 羟孕酮，以确定是否存在胰岛素抵抗、高雄激素血症或先天性 21 羟化酶缺陷等疾病。

4．染色体核型分析　过早高促性腺激素（gonadotropins，Gn）性闭经及性分化异常者应进行染色体检查。

5．酌情选做检查　基础体温、阴道脱落细胞成熟指数、动态性激素测定、宫腔镜内膜活检及宫腔液结核杆菌培养、输卵管造影、垂体及蝶鞍区磁共振检查。有明显男性化体征者，还应行卵巢和肾上腺超声或磁共振检查，以排除肿瘤。

（四）试验性处理

1．孕激素试验　评估雌激素水平以确定闭经程度。黄体酮 20 mg 肌内注射，每天 1 次，共 5 天；或黄体酮 200 mg/d、地屈孕酮 20 mg/d 口服 7 ～ 10 天。停药后 2 ～ 7 天有撤药性出血者为阳性，表明体内雌激素达一定水平；停药后无撤退性出血者，可能为内源性雌激素水平低下或子宫病变所致闭经。

2．雌、孕激素试验　服用雌激素如戊酸雌二醇或17β-雌二醇2～4 mg/d，或结合雌激素0.625～1.25 mg/d，20～30天后再加用孕激素；停药后如有撤退性出血，可排除子宫性闭经；停药后无撤退性出血，可确定子宫性闭经。

三、鉴别诊断

需排除其他系统疾病，如甲状腺功能异常、肾上腺皮质功能异常、产性激素肿瘤、肝肾功能不全、精神类等疾病的服药影响等因素。还需尽量鉴别下丘脑-垂体-卵巢-子宫-下生殖道病变部位，尽量定位精准。

四、治疗

（一）治疗原则

下丘脑、垂体、卵巢性闭经予激素治疗。子宫及下生殖道梗阻性闭经，根据症状和生育要求行手术治疗或不治疗。

（二）治疗方法

1．雌激素和（或）孕激素治疗　适用于低雌激素性闭经，低雌激素状态已持续2个月以上，经评估短期内不能自行缓解。包括下丘脑闭经、垂体性闭经、卵巢性闭经，以及部分多囊卵巢综合征、高泌乳素、药物性闭经患者。

（1）青春期性幼稚患者，在身高尚未达到预期高度时，治疗应从小剂量开始，如17β雌二醇或戊酸雌二醇0.5 mg/d，或结合雌激素0.3 mg/d；在身高达到预期高度后，可增加剂量，如17β雌二醇或戊酸雌二醇1～2 mg/d，或结合雌激素0.625～1.25 mg/d，促进性征进一步发育，子宫发育后，可根据子宫内膜增殖程度定期加用孕激素或采用雌、孕激素序贯周期疗法。

（2）成人低雌激素血症闭经者，如果患者年龄小于40岁，雌激素缺乏持续2个月以上，短期内没有恢复的可能，则无禁忌证者都应该补充雌激素，有子宫者配合给予孕激素。周期性撤退性出血一般给予戊酸雌二醇 2 mg/d 21 天，后 10 天加用黄体酮 200 mg/d 或地屈孕酮 20 mg/d，停药后撤退性出血第 5 天再开始下一周期，直至评估闭经原因已去除，内源性雌激素不缺乏时停药。对早发性卵巢功能不全的患者,建议补充至正常妇女的平均绝经年龄(50岁)。

(3) 对有雄激素过多体征的患者，可采用含抗雄激素作用的孕激素配方制剂。

(4) 对有一定水平的内源性雌激素的闭经患者，应定期采用孕激素治疗，使子宫内膜定期脱落。

2．生活调理及行为纠正　对神经、精神应激起因的患者应进行有效的心理疏导；低体质量或因过度节食、消瘦所致闭经者，应调整饮食、加强营养；运动性闭经者应适当减少运动量及训练强度。

3．下丘脑（颅咽管肿瘤)、垂体肿瘤（不包括分泌 PRL 的肿瘤）及卵巢肿瘤引起的闭经，应手术切除肿瘤。含 Y 染色体的高 Gn 性闭经，其性腺具有恶性潜能，应尽快行性腺切除术。

4．因生殖道畸形，经血引流障碍而引起的闭经，应手术矫正，使经血流出通畅。

5．针对疾病病理、生理紊乱的内分泌治疗　先天性肾上腺皮质增生症（congenital adrenal hyperplasia，CAH）患者应采用糖皮质激素长期治疗；对有明显高雄激素血症体征的多囊卵巢综合征（polycystic ovarian syndrome，PCOS）患者，可采用雌、孕激素联合的口服避孕药治疗；对合并胰岛素抵抗的 PCOS 患者，可选用胰岛素增敏剂治疗。上述治疗可使患者恢复月经，部分患者可恢复排卵。

6．诱发排卵　对于低 Gn 性闭经者，在采用雌激素治疗促进生殖器官发育，子宫内膜已获得对雌、孕激素的反应后，可采用尿促性素（hMG）联合 HCG 治疗，促进卵泡发育及诱发排卵。由于可能导致卵巢过度刺激综合征（ovarian hyperstimulation syndrome，OHSS)，故使用 Gn 诱发排卵时，必须由有经验的医师在有 B 超和激素水平监测的条件下用药。对于FSH 和PRL 水平正常的闭经患者，由于患者体内有一定水平的内源性雌激素，可首选枸橼酸氯米芬作为促排卵药物；对于FSH水平升高的闭经患者，由于其卵巢功能衰竭，不建议采用促排卵药物治疗。

7．辅助生育治疗　对有生育要求，诱发排卵后未成功妊娠，或合并输卵管问题的闭经患者，或因男方因素不孕者，可采用辅助生殖技术治疗。

五、注意事项

1．卵巢性闭经理论上治愈可能极小，女性激素补充虽然可以周期性出血，但只是药物性撤退性出血，不是卵巢贮备恢复。此外，出血也不是治疗的主要目的，应充分和患者沟通，使其理解。

2．下丘脑闭经往往继发于严重的神经症，如进食紊乱。此时补充女性激素只是为了避免长期缺乏雌激素带来的身体损失，对原发病不起主要作用。如果原发病没有得到纠正，停用女性激素后仍会发生闭经，此时没有必要停药或加大药物剂量，应建议患者在继续服药的同时寻求心理医生的帮助。

（王朝华）

第三节　多囊卵巢综合征

一、概述

多囊卵巢综合征（polycystic ovary syndrome，PCOS）是育龄妇女最常见的内分泌代谢性疾病。此疾病临床表现呈现高度异质性，典型的临床表现包括月经异常、肥胖、多毛、不孕。患者远期还会出现胰岛素抵抗、高胰岛素血症，糖代谢、脂代谢异常，罹患心血管疾病的危险增高，子宫内膜癌及乳腺癌发病率增加，心理疾患增加，严重影响患者的健康和生活质量。PCOS的发病机制复杂，诊断标准多样，且需要长期管理，综合治疗，因此一线妇产科医师在临床诊治中，对此疾病有很多困惑。

二、诊断要点

诊断的核心原则和宗旨为高雄激素血症及临床表现、排卵障碍和卵巢形态学上的多囊状改变，这三个要素均强调 PCOS 的诊断是排除性诊断。

目前对于 PCOS 的诊断标准国际上比较公认的是鹿特丹标准。2018 年中华医学会妇产科分会根据 2011 年中国 PCOS 诊断标准，制订了目前中国通行的诊断标准。分述如下：

（一）2003 年 ESHRE/ASRM* 在荷兰鹿特丹制订的 PCOS 诊断标准

1．稀发排卵或无排卵。

2．高雄激素的临床表现和（或）高雄激素血症。

3．超声表现为多囊卵巢［一侧或双侧卵巢有 12 个以上直径为 2 ~ 9 mm 的卵泡，和（或）卵巢体积大于 10 ml］。

上述 3 条中符合 2 条，并排除其他疾病如先天性肾上腺皮质增生、库欣综合征、分泌雄激素的肿瘤，可以诊断为 PCOS。

（二）2018 年中华医学会《多囊卵巢综合征中国诊疗指南》

1．育龄期及围绝经期 PCOS 的诊断

（1）疑似 PCOS：月经稀发或闭经或不规则子宫出血是诊断的必需条件。另外再符合下列 2 项中的 1 项：①高雄激素的临床表现或高雄激素血症；②超声下表现为卵巢多囊状态（PCO）。

（2）确诊 PCOS：具备上述疑似 PCOS 诊断条件后，还须逐一排除其他可能引起高雄激素的疾病和引起排卵异常的疾病。

2．青春期 PCOS 诊断　对于青春期 PCOS 的诊断，必须同时符合以下 3 个指标，包括：①初潮后月经稀发持续至少 2 年或闭经；②高雄激素的临床表现或高雄激素血症；③超声下 PCO。同时应排

---

* ESHRE：欧洲人类生殖与胚胎学学会

ASRM：美国生殖医学会

除其他疾病。

3．排除诊断　排除其他的类似疾病是确诊 PCOS 的条件。

（1）需要排除引起高雄激素血症或高雄激素症状的其他疾病：①库欣综合征：是由多种病因引起的以高皮质醇血症为特征的临床综合征；②非经典型先天性肾上腺皮质增生症（NCCAH）；③卵巢或肾上腺分泌雄激素的肿瘤；④其他：药物性高雄激素血症须有服药史、特发性多毛等。

（2）需排除其他引起排卵障碍的疾病：①功能性下丘脑性闭经；②甲状腺疾病：建议疑似 PCOS 的患者常规检测血清 TSH 水平及抗甲状腺抗体；③高泌乳素血症；④早发性卵巢功能不全（premature ovarian insufficiency，POI）。

三、治疗

PCOS 治疗的目标是控制症状，防止远期疾病，解决患者问题，维持患者长期健康。

（一）生活方式调整

1．饮食控制　选用低糖、高纤维饮食，以不饱和脂肪酸代替饱和脂肪酸。改变不良的饮食习惯，减少精神应激，戒烟，限酒，少喝咖啡。长期坚持。

2．运动　运动可有效减轻体质量和预防体质量增加。适量、规律的耗能体格锻炼（30 min/d，每周至少 5 次），减少久坐，是减轻体重最有效的方法。

3．行为干预　包括对肥胖的认知和行为这两方面的调整，在临床医师、心理医师、护士、营养学家等团队的指导和监督下，使患者逐步改变易于引起疾病的生活习惯和心理状态。

（二）调整月经周期

大多数 PCOS 患者因排卵障碍造成月经紊乱，子宫内膜在无孕激素的保护下，单一雌激素刺激，使 PCOS 患者罹患内膜癌的风险增高，因此恢复规律月经、保护子宫内膜，对 PCOS 患者极为重要。

1．周期性使用孕激素　适用于无明显高雄激素的临床表现及无实验室高雄激素表现、无明显胰岛素抵抗的无排卵患者。推荐使用天然孕激素或地屈孕酮。具体用药方案为：在月经周期的后半周期应用,口服药物一般应用 10 ～ 14 天,如地屈孕酮(10 ～ 20 mg/d)、微粒化黄体酮（100 ～ 200 mg/d)、醋酸甲羟孕酮（10 mg/d)、黄体酮（肌内注射 20 mg/d，3 ～ 5 天 / 月）。推荐首选口服制剂。

2．短效口服避孕药（combined oral contraceptive，COC） 适用于暂时无生育要求或有避孕要求的 PCOS 患者。COC 不仅可调整月经周期、预防子宫内膜增生，还可降低雄激素水平，减轻高雄激素症状。COC 为育龄期无生育要求的 PCOS 患者的首选；对青春期患者可酌情使用；可用于无血栓高危因素的围绝经期患者，但应慎用，要充分评估血栓的高危因素，不作为首选。

具体用药方法：对于绝大部分市场上出售的 21 + 7 天给药方案的 COC,用药方案为:在孕激素撤药性出血的第 5 天之内开始服用,每天 1 片，连续服用 21 天，停药 7 天后重复开始下一周期的治疗，周而复始。常用 COC 包括炔雌醇 / 环丙孕酮片（炔雌醇 35 μg + 环丙孕酮 2 mg，商品名为达因 35)；炔雌醇 / 去氧孕烯片（炔雌醇 30 μg + 去氧孕烯 150 μg，商品名妈富隆)；炔雌醇 / 屈螺酮片（炔雌醇 30 μg + 屈螺酮 3 mg，商品名优思明)。用药期间应监测血糖、血脂的变化。一些患者在用药期间可能出现肝功能异常，应注意监测。

3．雌 / 孕激素周期序贯治疗 极少数 PCOS 患者血清总睾酮水平高，胰岛素抵抗严重，雌激素水平较低，子宫内膜薄，单一孕激素治疗后子宫内膜无撤药出血反应。对此类患者可诱导人工月经，选择雌孕激素序贯治疗。可口服雌二醇 1 ～ 2 mg/d（每月共用 21 ～ 28 天)，周期的后 10 ～ 14 天 加用孕激素，孕激素的选择和用法同“周期性使用孕激素”。

（三）控制高雄激素

PCOS 最常见的与雄激素相关的特征是多毛症、痤疮和与雄激素相关的脱发。在体内，发挥雄激素活性作用的是游离睾酮，但很难准确测定，目前实验室主要检测总睾酮。有时高雄激素症状的严重程度可能与检测到的总睾酮的数值不相符，因此，对于 PCOS 患者的抗雄激素治疗，主要是改善高雄激素的症状。含有降雄激素作用的孕激素成分的 COC 可作为首选方案。

1. 短效口服避孕药　建议 COC 作为青春期和育龄期 PCOS 患者高雄激素血症及多毛、痤疮的首选治疗。对于有高雄激素临床表现的初潮前女孩，若青春期发育已进入晚期（如乳房发育≥ Tanner Ⅳ级），如有需求也可选用 COC 治疗。治疗痤疮，一般用药 3 ~ 6 个月可见效；治疗性毛过多，至少需要服药 6 个月甚至更长时间才能显效；高雄激素症状在停药后可能复发。

2. 螺内酯（spironolactone）　适用于 COC 治疗效果不佳、有 COC 禁忌证或不能耐受 COC 的高雄激素患者。每日剂量 50 ~ 200 mg，推荐剂量为 100 mg/d，至少使用 6 个月才见效。但在大剂量使用时，需注意高钾血症，建议定期复查血钾。育龄期患者在服药期间建议采取避孕措施。

（四）调整代谢，改善胰岛素抵抗

胰岛素抵抗（insulin resistance，IR）是指各种原因引起的胰岛素促进葡萄糖摄取和利用的效率下降，进而导致机体代偿性地分泌过多的胰岛素（高胰岛素血症）以维持血糖稳定的生理过程。IR 是联系 PCOS 和代谢综合征的纽带，因此对于 PCOS 的患者要注意改善胰岛素抵抗，避免 IR 对健康的长期损害。

1. 调整生活方式　生活方式的调整以及合理减重。

2. 胰岛素增敏剂　典型的胰岛素增敏剂是二甲双胍，在 PCOS 患者中应用二甲双胍的适应证为：①伴胰岛素抵抗的患者；②伴不孕、枸橼酸氯米酚（clomiphene citrate，CC）抵抗的患者，在促性腺激素促排卵前进行预治疗。其禁忌证为心脏、肝、肾功能不全、酗酒等。主张从低剂量每天 500 mg 开始，根据患者耐受情况可以 1 ~ 2 周递增 500 mg，建议使用剂量可达到每次 500 mg，每日 3 次。每 3 个月复诊一次，了解月经和排卵恢复情况、有无药物不良反应等。

（五）促进生育

1．孕前管理 评估患者疾病及代谢情况，对于过度肥胖且有代谢障碍的患者，要通过调整生活方式、改变代谢状态、合理减轻体重，纠正可能引起生育失败或孕期隐患的高危因素，之后若不能自行受孕，可予药物促排卵治疗。

2．诱导排卵 适用于有生育要求但持续性无排卵或稀发排卵的PCOS患者。用药前应排除其他导致不孕的因素和不宜妊娠的疾病。

（1）枸橼酸氯米芬（克罗米芬）：从自然月经或撤退性出血的第2～5天开始口服，50 mg/d，共5天；如无排卵，则每周期增加50 mg，直至150 mg/d。如卵泡期长或黄体期短，提示剂量可能过低，可适当增加剂量。单独CC用药建议不超过6个周期。常规CC方案排卵率可高达75%～80%，每周期妊娠率约22%，6个周期累计妊娠率为30%～40%，累计活产率达50%～60%。

（2）来曲唑（letrozole）：来曲唑可作为PCOS诱导排卵的一线用药，并可用于CC抵抗或治疗失败的患者。具体用法为从自然月经或撤退性出血的第2～5天开始，2.5 mg/d，共5天；如无排卵，则每周期增加2.5 mg，直至5.0～7.5 mg/d。

（3）促性腺激素：常用的促性腺激素包括人绝经促性腺激素（human menopausal gonadotropin，HMG）、高纯度FSH（HP-FSH）和基因重组FSH（r-FSH）。可作为CC或来曲唑的配合用药，也可作为二线治疗。适用于CC抵抗和（或）治疗失败的无排卵不孕患者。

3．腹腔镜卵巢打孔术（laparoscopic ovarian drilling，LOD）不常规推荐，主要适用于CC抵抗、来曲唑治疗无效、顽固性LH分泌过多，或因其他疾病需通过腹腔镜检查盆腔、随诊条件差不能进行促性腺激素治疗监测者。建议选择体重指数（body mass index，BMI）≤ 34 kg/m^2、基础LH＞10 U/L、游离睾酮水平高的患者作为LOD的治疗对象。LOD可能出现的问题包括治疗无效、盆腔粘连、卵巢功能不全等。

4．体外受精-胚胎移植术（in vitro fertilization and emberyo transfer，IVF-ET）是PCOS不孕患者的三线治疗方案。PCOS患者经上述治

疗均无效时，或者合并其他不孕因素（如高龄、输卵管因素或男性因素等）时，需采用 IVF 治疗。

5．胰岛素增敏剂在辅助生殖治疗中的应用　推荐在 PCOS 患者辅助生殖治疗过程中使用二甲双胍。二甲双胍目前在治疗 PCOS 中的方案有①单独应用：适用于非肥胖的 PCOS 患者（BMI < 30 kg/m^2）；②与 CC 联合应用：适用于肥胖的 PCOS 患者；③与促性腺激素（HMG 或 r-FSH）联合应用；④与 CC 或促性腺激素联合应用：适用于 CC 抵抗的患者。

四、注意事项

PCOS 尚无根治性治疗方法，强调的是控制和长期管理。这种“控制”PCOS 而不是“治疗”PCOS 的理念，除了临床医生需要充分认知外，也要把这种管理观念传达给 PCOS 的患者人群，才能取得长期的配合。因此 PCOS 的干预方案并不是一个或者一类药物的应用，而是一项综合健康管理的体系和工程。

（赵　旸）

第四节　女性高催乳素血症

一、概述

（一）定义

各种原因引起的外周血 PRL 水平持续增高的状态称为高 PRL 血症。正常育龄期妇女血清 PRL 水平一般低于 30 ng/ml（即 1.36 nmol/L）。

（二）病因

1．生理性。

2．药理性。

3．病理性　下丘脑或邻近部位疾病，垂体疾病，原发性甲状腺功能低减，慢性肾功能不全，肝硬化、肝性脑病。

4．特发性。

二、诊断要点

根据临床表现、血液学检查、影像学检查、眼底检查诊断。

（一）临床表现

1．症状

（1）月经紊乱及不孕：高 PRL 血症患者 90% 有月经紊乱，以继发性闭经多见。卵巢功能改变以无排卵最多见，也可为黄体功能不足引起不孕或流产。

（2）异常泌乳：指非妊娠或产后停止哺乳＞ 6 个月仍有乳汁分泌。发生率约 90%。

（3）肿瘤压迫症状：部分患者可有因垂体微腺瘤引起的压迫症状，包括其他垂体激素分泌减低，神经压迫症状如头痛、双颞侧视野缺损、肥胖、嗜睡、食欲异常和脑神经压迫症状。

（4）其他：低雌激素状态引起生殖器官萎缩、性欲减低、性生活困难。

2．体征　妇科无特殊表现，部分患者挤压乳头可见溢乳。

（二）辅助检查

1．性六项检查　育龄期妇女出现月经紊乱时应常规测定血性六项生殖激素水平。测定血 PRL 水平时，对采血有严格的要求：空腹或进食纯碳水化合物早餐，于上午 9 ～ 11 时到达医院，先清醒静坐 1 小时，然后取血，力求“一针见血”，尽量减少应激。若 PRL 水平高于正常值，则诊断为高泌乳素血症。

2．影像学检查　若血 PRL 水平持续高于 100 ng/ml，有临床症状者，应行鞍区磁共振成像（magnetic resonance maging，MRI）平扫加增强检查，明确有无占位性病变。

3．其他　疑为大腺瘤或有压迫症状的患者应常规筛查视野，对确定垂体瘤扩展部位有意义。

三、鉴别诊断

1．PCOS　主要病理生理特征是高雄激素血症、高胰岛素血症。症状以月经稀发最多见。血 PRL 水平轻度升高。超声检查显示卵巢体积＞ 10 ml，鞍区影像学检查未见异常。应按 PCOS 处理，一般不需使用溴隐亭。

2．其他垂体肿瘤　生长激素（growth hormone，GH）瘤可有高 PRL 血症及溢乳，但体型或面貌具有特征性，通过血 GH 功能试验可以鉴别。垂体无功能瘤压迫垂体柄引起血 PRL 水平中度升高，多巴胺激动剂治疗后血 PRL 水平降低但瘤体不缩小，MRI 检查也有助于鉴别。

四、治疗

1．治疗原则　目标是抑制异常泌乳、恢复正常月经和排卵；缩小瘤体，解除压迫；预防复发及远期并发症。

2．治疗指征

（1）垂体 PRL 大腺瘤伴压迫症状。

（2）PRL 微腺瘤、特发性高 PRL 血症伴有症状。

（3）垂体微腺瘤手术后残留或放疗后 PRL 水平高及症状持续存在。

3．常用药物和治疗方案

（1）药物治疗

①多巴胺受体激动剂：常用的有溴隐亭、α 二氢麦角隐亭、卡麦角林。

溴隐亭是第一个用于临床的多巴胺 D1、D2 受体激动剂，不良反应主要是胃肠道反应和体位性低血压，多数在短期内消失。为减轻不良反应，一般从小剂量开始，初始剂量为 1.25 mg/d，餐中服用；根据患者反应，每 3 ～ 7 天增加 1.25 mg/d，直至常用的有效剂量 5.0 ～ 7.5 mg/d，如加量出现不耐受，可减量维持。持续服药 1 个月后复查血 PRL 水平，以指导用药剂量的调整。

α 二氢麦角隐亭是高选择性多巴胺 D2 受体激动剂及 α 肾上腺素能拮抗剂。初始治疗从每次 5 mg（1/4 片）、每天 2 次开始，1 ～ 2 周后增加剂量，并根据患者的血 PRL 水平，逐步调整至最佳维持剂量，一般为 20 ～ 40 mg/d。

卡麦角林只需每周给药 1 ～ 2 次，常用剂量为 0.5 ～ 2.0 mg(1 ～ 4 片)。

②药物治疗时的随诊：治疗 1 个月后开始定期测定血 PRL 及雌二醇水平；每 1 ～ 2 年重复鞍区 MRI 检查，大腺瘤患者每 3 个月检查 1 次；有视野缺损、大腺瘤的患者，在初始治疗时可每周复查 2 次视野。

③药物减量及维持：在药物治疗过程中若血 PRL 水平已正常、症状好转或消失，可考虑减少药物剂量。通常每 1 ～ 2 个月减少溴隐亭 1.25 mg/d，同时复查血 PRL 水平，以确保 PRL 水平仍然在正常范围，直至药物为最小有效剂量，并作为维持量，可为每日或隔日 1.25 mg，长期使用。

（2）手术治疗：垂体肿瘤药物治疗不耐受、无效或效果欠佳者；巨大垂体腺瘤伴视交叉压迫急需减压者；侵袭性垂体腺瘤伴脑脊液鼻漏者；拒绝长期服用药物者；复发性垂体腺瘤者，应考虑手术切除肿瘤。

（3）放射治疗：主要适用于侵袭性大腺瘤、术后肿瘤残留或复发、药物治疗无效或不耐受、有手术禁忌证或拒绝手术、不愿长期服药的患者。主要并发症为全垂体功能低减、恶变、视神经损伤、放射性颞叶坏死等。

五、高 PRL 血症与妊娠

1．妊娠、哺乳对 PRL 瘤的影响　PRL 大腺瘤的患者应先治疗，待肿瘤缩小到鞍内后再妊娠。目前，尚无证据提示哺乳刺激肿瘤生长，故分娩后可以哺乳。

2．溴隐亭对胎儿的影响　溴隐亭可通过胎盘，因此原则上在妊娠期应尽量缩短胎儿暴露于药物的时间。因资料尚少，不推荐在整个妊娠期服用溴隐亭，除非是未经治疗的大腺瘤伴视交叉压迫症状的患者，服用溴隐亭后妊娠，才考虑在整个妊娠期使用溴隐亭。但若发现孕妇有孕期服用溴隐亭的历史，也不推荐终止妊娠。

3．妊娠期的管理　妊娠期除常规进行产前检查外，如患者出现头痛、视力障碍等表现，应检查视野、行 MRI 检查（不用增强）以确定病变范围。可再用溴隐亭治疗以使增大的瘤体缩小，若控制不满意或视野缺损严重，可行急症手术减压，但不必终止妊娠。

六、注意事项

对高 PRL 血症患者应进行长期随访。无论带瘤妊娠分娩后及垂体瘤手术、放疗后，都需严密随访血 PRL 水平，以决定药物治疗的选择。在多巴胺受体激动剂治疗期间，也应定期监测血 PRL 水平，以调整剂量。

（杨　欣）

第五节　早发性卵巢功能不全

一、概述

（一）定义

女性年龄＜ 40 岁；月经稀发或停经 4 ～ 6 个月；FSH ＞ 25 U/L（连续两次，间隔 4 周以上）；可伴有不同程度雌激素缺乏的相关症状及生殖道萎缩。

（二）分类

早发性卵巢功能不全（primary ovarian insufficiency，POI）依病因分为年龄依赖性、病理性及医源性卵巢功能不全。病理性依据疾病阶段分为卵巢功能早衰（premature ovarian failure，POF）和卵巢功能不全。

（三）病因

特发性 POI 占 50% ～ 90%。少部分患者可以追溯到病因，包括 X 染色体疾病、常染色体疾病，医源性、自身免疫性、感染性、环境因素导致卵泡数量减少或质量下降。

二、诊断要点

（一）临床表现

1．症状

（1）闭经 4 个月或以上（年龄小于 40 岁者需除外妊娠）。绝大多数患者在进入持续闭经前的一段时间出现月经紊乱，表现为月经稀发、月经过少；少数突然闭经。

（2）可伴有潮热、出汗、烦躁、激动、失眠等更年期表现，以及不孕、性欲减退等低雌激素症状。

2．体征　妇科检查可见阴道上皮以底层细胞为主，病程久则阴道、子宫颈呈萎缩状，子宫亦可萎缩、变小。

（二）辅助检查

1．卵泡期（月经第 2 ～ 4 天）　静脉取血至少 2 次（两次间隔至少 1 个月），血清促性激素 FSH ＞ 40 U/L，雌二醇＜ 30 ng/L 考虑 POF。FSH ＞ 25 U/L（连续两次间隔 4 周以上）考虑 POI。

2．超声检查　多数卵巢早衰患者盆腔超声显示卵巢和子宫缩小，卵巢中无卵泡。

3．酌情选做　骨密度测定，卵巢早衰患者可有骨量减少和骨质疏松的表现，或骨密度逐年下降。部分伴随相关症状的患者可考虑行自身免疫指标和内分泌指标的测定（自身抗体、红细胞沉降率、免疫球蛋白、类风湿因子、血甲状腺激素、促甲状腺素、血及尿皮质醇、血电解质、甲状旁腺素、血糖等）。

4．染色体核型分析　对原发性 POI 或极早发生 POI 的患者建议做核型分析以排除染色体异常。虽然有部分 POI 相关基因，但不主张作为散发个体的常规检查。对家族聚集发生、本人或亲属中有智力障碍者，可考虑选做 *FMR 1* 基因和 *FOXL 2* 基因检测。

三、鉴别诊断

下丘脑闭经、PCOS、药物性闭经以及其他系统疾病的影响。

四、治疗

1．激素补充治疗　多用雌、孕激素序贯疗法：口服雌激素 21 ～ 28 天，在服药的后 10 ～ 14 天加用孕激素制剂。

2．健康饮食，调整作息，补充钙剂，增加锻炼和户外活动。

3．对尚未生育、有强烈生育愿望的患者，在激素补充治疗的前提下，适时给予诱发排卵。少数有条件患者可尝试卵巢体外激活（IVA）技术或干细胞治疗。对于 POI 患者，赠卵生育是目前最推荐的辅助生育选择。

五、注意事项

1．POI 是女性激素补充治疗（menopausal hormone supplementation，MHT）的适应证，只要没有禁忌证就应该建议患者使用。建议使用至妇女平均绝经年龄后，再根据个体利弊探讨是否继续。POI 患者的 MHT 治疗没有期限限制。

2．MHT　治疗需根据患者的卵巢功能采用个体化方案。如果已经处于 POF 阶段，至少要使用标准全量，并酌情考虑加大剂量。

3．高促性腺性闭经总体上不是促排卵治疗的适应证，应引导患者采用其他合适的方法实现生育的。

（王朝华）

第六节　原发性痛经

一、概述

（一）定义

原发性痛经指月经前、后或行经期间的下腹部疼痛、坠胀、腰酸或其他不适，程度较重以致影响工作和生活，而生殖器官和盆腔无器质性病变。

（二）分类

轻度痛经不影响日常生活、工作和学习。重度痛经可使患者不能正常生活，需卧床，或需服用止痛药或注射止痛针。

（三）病因

本病的发生主要与月经时子宫内膜合成、释放前列腺素增加有关。子宫发育不全、宫颈口过紧、子宫曲度不正常是加重因素，也受精神、神经因素影响。焦虑、恐惧、缺乏锻炼以及生化代谢物质均可通过中枢神经系统影响盆腔痛觉神经。

二、诊断要点

（一）临床表现

1．症状

（1）常见于青少年期，原发性痛经常发生于有排卵月经，因此一般在初潮后的头 1 ～ 2 年尚无症状或仅有轻度不适。严重的痉挛性疼痛多发生于初潮 1 ～ 2 年后的少女。如一开始出现规律性痛经或迟至 25 岁后发生痉挛性痛经，均应考虑有其他异常情况存在。

（2）下腹疼痛往往为痉挛性或绞窄性，但亦可能为持续的钝性疼痛并放射至腰背部或腿部。疼痛可开始于月经前或月经来潮时，12 ～ 24 小时后达高峰，往往 2 天后疼痛平息。

（3）有时有内膜管型（膜性痛经）或血凝块排出。

（4）常见头痛、恶心、呕吐、便秘或腹泻及尿频。有时可伴有面色苍白、四肢厥冷、乏力、畏寒等症状。偶有晕厥及虚脱。

（5）经常在流产或分娩后自行减弱或消失，或在婚后随年龄增长逐渐消失。

2．体征　腹部及妇科检查一般无异常发现，有时子宫可有轻度压痛。

（二）辅助检查

1．超声检查　了解盆腔、子宫、卵巢，除外器质性病变。

2．酌情选做　检查分泌物的激素水平；探针探查，如伴经血流出不畅，需除外宫颈口狭窄、黏连；子宫输卵管造影/通液，除外宫腔畸形；必要时行宫腔镜检查以除外子宫内膜及宫腔异常情况。

三、鉴别诊断

子宫腺肌病，子宫内膜异位症，盆腔炎，慢性盆腔痛。

四、治疗

1．心理疏导　必要的解释，打消顾虑，树立信心。

2．生活调理　月经前1周避免受凉。痛经时可卧床休息或热敷下腹部。注意经期卫生。充足的休息与睡眠有助于缓解痛经，日常运动可能有帮助。

3．经前1周使用活血化瘀的中药至月经通畅。或钙离子通道抑滞剂于经前预防性口服，每次5～10 mg，1日3次，服用3～7天，或疼痛时10 mg舌下含服。

4．痛经发作初期使用前列腺素合成酶抑制剂，如布洛芬、吲哚美辛片剂、甲芬那酸等，每片25 mg，每日2～4次口服。痛经较重，合并恶心、呕吐时，可用吲哚美辛栓剂，每枚25 mg，每次1/3～1/2枚，置肛门内；或阿尼利定25～50 mg肌内注射。

5．如果疼痛严重，一般治疗效果不好，无近期妊娠要求者，可用低剂量雌激素-孕激素的口服避孕药来抑制排卵。

6．催产素拮抗剂　竞争性抑制催产素和血管加压素受体，可以有效缓解痛经。

7．维生素B_6　维生素B_6可调整中枢神经系统功能，当其含量增高时可引起肌肉松弛，降低子宫平滑肌张力，从而减轻痛经。

8．解痉镇静剂　常选用阿司匹林类、阿托品、山莨菪碱(654-2)、氯丙嗪等，于痛经出现时开始使用，可取得较好的止痛效果。若出现疼痛性休克，可选用吗啡或哌替啶肌内注射，但应尽量避免重复使用，以免导致成瘾。

五、注意事项

1．痛经已经发生时，使用前列腺素合成酶抑制剂需及时果断，此类药物不仅缓解症状的效果理想，而且对打断前列腺素局部聚集这一恶性循环链条有一定作用。每月仅使用一次，不必顾虑其不良反应作用。

2．前列腺素有热不稳定性，因此传统的保暖避凉有预防作用。

3．长期痛经的女孩对疼痛的心理预期敏感，在接诊时还应做适当的心理疏导。

（王朝华）

第七节　围绝经综合征

一、概述

（一）定义

绝经是指月经永久性停止，属回顾性临床诊断。40 岁以上的女性，末次月经后 12 个月仍未出现月经，在排除妊娠后则可临床诊断为绝经。绝经综合征指妇女在绝经前后因性激素波动或减少所致的一系列躯体及精神心理症状。

（二）分类

分为自然绝经和人工绝经。自然绝经指卵巢内卵泡生理性耗竭所致的绝经；人工绝经指两侧卵巢因手术或放射线照射等所致的绝经。人工绝经者更易发生绝经综合征。

（三）病因

绝经后卵巢功能衰退，随后表现为下丘脑 - 垂体功能退化，女性会出现多种绝经相关症状、组织萎缩退化和代谢功能紊乱，导致一系列的身心健康问题。

二、诊断要点

（一）临床表现

1．近期症状

（1）月经紊乱：月经紊乱是绝经过渡期的常见症状，由于稀发排卵或无排卵，表现为月经周期不规则、经期持续时间长及经量增多或减少。

（2）血管舒缩症状：主要表现为潮热，为血管舒缩功能不稳定所致，是雌激素降低的特征性症状。其特点是反复出现短暂的面部、颈部及胸部皮肤阵阵发红，伴有发热，继之出汗，一般持续 1 ～ 3 分钟。

（3）自主神经失调症状：常出现如心悸、眩晕、头痛、失眠、耳鸣等自主神经失调的症状。

（4）精神神经症状：围绝经期妇女常表现为注意力不易集中，并且情绪波动大，如激动易怒、焦虑不安或情绪低落、抑郁、不能自我控制等情绪症状。记忆力减退也较常见。

2．远期症状

（1）泌尿生殖器绝经后综合征：50% 以上的绝经期女性会出现该综合征，主要表现为泌尿生殖道萎缩症状，出现阴道干燥、性交困难及反复阴道感染，排尿困难、尿痛、尿急等反复发生的尿路感染。

（2）骨质疏松：绝经后的女性雌激素缺乏，使骨质吸收增加，导致骨量快速丢失而出现骨质疏松。

（3）阿尔茨海默病：绝经后期的女性比老年男性患该病的风险高，可能与绝经后内源性雌激素水平降低有关。

（4）心血管病变：绝经后的女性糖脂代谢异常增加，动脉硬化、冠心病的发病风险较绝经前明显增加，可能与雌激素水平低下有关。

（二）辅助检查

根据病史及临床表现不难诊断。但需注意除外相关症状的器质性病变及精神疾病，卵巢功能评价等实验室检查有助于诊断。

1．血清 FSH 值及 E2 值测定　绝经过渡期血清 FSH ＞ 10 U/L，提示卵巢储备功能下降。闭经、FSH > 40 U/L 且 E2 < 10 ～ 20 pg/ml，提示卵巢功能衰竭。

2．抗苗勒管激素（anti-müllerian hormone，AMH）测定　AMH 低至 1.1 ng/ml 提示卵巢储备下降；若低于 0.2 ng/ml 提示即将绝经。绝经后一般测不出 AMH。

三、鉴别诊断

1．生殖道器质性病变　阴道、宫颈恶性肿瘤，子宫肌瘤，子宫内膜癌，滋养细胞肿瘤均可有阴道不规则出血，由病史、检查可以诊断，最终确诊依靠病理检查。

2．全身性疾病　如血液病、肝损害、甲状腺功能亢进或减退，肾上腺、垂体疾病等均可引起阴道不规则出血。通过病史、体格检查及血液检查可以诊断。

四、治疗

（一）治疗原则

目标是缓解近期症状，并能早期发现、有效预防骨质疏松症、动脉硬化等老年性疾病。

（二）治疗方法

1．绝经激素治疗的适应证和禁忌证

（1）适应证：①绝经相关症状；②生殖泌尿道萎缩相关问题；③低骨量及骨质疏松症。

（2）禁忌证：①已知或怀疑妊娠；②原因不明的阴道出血；③已知或可疑患乳腺癌；④已知或可疑患性激素依赖性恶性肿瘤；⑤最近 6 个月内患活动性静脉或动脉血栓栓塞性疾病；⑥严重肝肾功能不全；⑦血卟啉症、耳硬化症；⑧现患脑膜瘤（禁用孕激素）。

（3）慎用情况：子宫肌瘤、子宫内膜异位症、子宫内膜增生症、血栓形成倾向、胆囊疾病、系统性红斑狼疮、乳腺良性疾病及乳腺癌家族史、癫痫、偏头痛、哮喘。

2．绝经激素治疗的常用药物和方案

（1）常用口服药物

1）雌激素：天然雌激素 17 β - 雌二醇、戊酸雌二醇和结合雌激素。

2）孕激素：①天然孕激素：微粒化黄体酮；②合成孕激素：地屈孕酮、醋酸甲羟孕酮、醋酸炔诺酮、左炔诺孕酮。

3）雌孕激素复方制剂：①雌、孕激素序贯制剂。雌二醇 / 雌二醇地屈孕酮片：每盒 28 片，前 14 片仅含雌二醇，后 14 片每片含雌二醇及 10 mg 地屈孕酮，因雌二醇含量不同，分为两种剂型 1/10 和 2/10，1/10 中每片含 1 mg 雌二醇，2/10 中每片含 2 mg 雌二醇。戊酸雌二醇 / 戊酸雌二醇醋酸环丙孕酮片：每盒 21 片，前 11 片每片含 2 mg 戊酸雌二醇，后 10 片每片含 2 mg 戊酸雌二醇及 1 mg 醋酸环丙孕酮。②雌、孕激素连续联合制剂。雌二醇 / 屈螺酮片：每盒 28 片，每片含雌二醇 1 mg 和屈螺酮 1 mg。

4）替勃龙：替勃龙有效成分为 7- 甲基 - 异炔诺酮，属于组织选择性雌激素活性调节剂，每片 2.5 mg。

（2）常用非口服药物

1）经皮雌激素。雌二醇凝胶，每 2.5 g 含雌二醇 1.5 mg，每日经皮涂抹；半水合雌二醇皮贴，每贴每日释放 17 β - 雌二醇 50 μg，每周更换 1 次。

2）经阴道雌激素。雌三醇乳膏：每克乳膏含雌三醇 1 mg；普罗雌烯阴道胶丸：每粒含普罗雌烯 10 mg；氯喹那多 - 普罗雌烯阴道片：每片含普罗雌烯 10 mg 和氯喹那多 200 mg；结合雌激素软膏：每克软膏含结合雌激素 0.625 mg。

3）左炔诺孕酮宫内系统（levonorgestrel releasing intrauterine system，LNG-IUS）：含 LNG 52 mg，每日向宫腔释放 LNG 20 μg，维持 5 年。

（3）具体方案

1）单孕激素补充方案：适用于绝经过渡期早期，调整卵巢功能衰退过程中的月经问题。①口服：地屈孕酮 10 ～ 20 mg/d，或微粒化黄体酮 200 ～ 300 mg/d，或醋酸甲羟孕酮 4 ～ 6 mg/d，于月经或撤退性出血的第 14 天起使用 10 ～ 14 天。②宫腔内放置：LNG-IUS 适于有子宫内膜增生的患者。

2）单雌激素补充方案：适用于子宫已切除的女性，通常连续应用。结合雌激素 0.3 ～ 0.625 mg/d 或戊酸雌二醇片 0.5 ～ 2 mg/d 或半水合雌二醇贴（1/2 ～ 1）贴 /7 天，或雌二醇凝胶半计量尺涂于手臂等皮肤处。

3）雌、孕激素序贯用药：适用于有完整子宫、围绝经期或绝经后期仍希望有月经样出血的女性。①连续序贯：在治疗过程中每天均用药。可采用连续序贯复方制剂：雌二醇 / 雌二醇地屈孕酮片（1/10 或 2/10），1 片 / 天，共 28 天；也可连续用口服或经皮雌激素 28 天，后 10 ～ 14 天加用孕激素。②周期序贯：在每周期治疗过程中有 3 ～ 7 天不用任何药物。可采用周期序贯复方制剂：戊酸雌二醇片 / 雌二醇环丙孕酮片，1 片 / 天，共 21 天；也可采用连续用口服或经皮雌激素 21 ～ 25 天，后 10 ～ 14 天加用孕激素，然后停药 3 ～ 7 天再开始下一周期。

4）雌、孕激素连续联合用药：适用于有完整子宫、围绝经期或绝经后期不希望有月经样出血的女性。每日均联合应用雌激素（口服或经皮）、孕激素，连续性给药。也可采用复方制剂如雌二醇屈螺酮片。

5）替勃龙：1.25 ～ 2.5 mg 连续应用。

6）阴道局部雌激素的应用：可使用雌三醇乳膏、普罗雌烯阴道胶囊或霜、结合雌激素软膏 1 次 / 天，连续使用 2 周，症状缓解后改为 2 次 / 周，长期使用者应监测子宫内膜。

五、注意事项

1．首先评估拟采用 MHT 患者的适应证、禁忌证和慎用情况。有适应证、无禁忌证、慎用情况控制良好者可给予 MHT；对存在禁忌证或慎用情况尚未控制但急需治疗绝经相关症状者，给予非激素治疗。原则上不推荐 60 岁以上或绝经 10 年以上的女性开始启用 MHT。

2．对所有接受 MHT 的女性应同时给予健康指导，并评估风险和利弊，个体化调整方案。

3．在 MHT 应用中应定期随访，了解治疗效果，解释可能发生的乳房胀痛和非预期出血等不良反应，关注 MHT 的获益和风险，个体化调整方案，鼓励适宜对象坚持治疗。

（杨　欣）

第八节　性激素化验的临床解读

女性性激素由卵巢或肾上腺皮质分泌，可维持和调节机体正常生命、生理活动和生殖功能，影响卵泡发育、排卵、胚胎着床、妊娠维持等生殖过程。女性生殖内分泌激素系统激素，包括下丘脑-垂体-卵巢分泌的各类激素，各器官分泌的激素互相调节，互相影响，发挥正常生理功能。如下丘脑分泌的促性腺激素释放激素，通过调节垂体促性腺激素的分泌，调控卵巢周期性排卵和分泌激素，卵巢分泌的性激素又对下丘脑-垂体具有反馈调节作用。因此，临床上常通过测定下丘脑-垂体-卵巢轴的各激素水平，诊断疾病，观察疗效，评估预后。最常用的生殖内分泌激素检查即“性激素六项”检测，包括垂体分泌的促卵泡素（FSH）、黄体生成素（LH）、催乳素（PRL），由卵巢分泌的雌二醇（E2）、孕酮（P）、睾酮（T），共六项激素的检测。

对于性激素化验单的精准解读有助于了解女性内分泌状态，判定下丘脑-垂体-卵巢轴的各器官功能，协助诊断多种妇科疾病。能够精准解读需要以下条件：①熟练掌握下丘脑-垂体-卵巢轴各激素变化及相互间的调节机制；②透彻了解各项激素的合成代谢特点及相互基础知识；③清楚女性生殖激素的生理功能、病理情况、影响因素；④掌握妇科内分泌疾病中性激素的分泌、变化特点。

在本节中，我们将对六项激素的基本生理功能、临床意义、结果判读和对应疾病进行逐一的简要介绍。

一、促卵泡素

FSH 是由垂体前叶嗜碱性细胞分泌的促性腺激素，受下丘脑分泌的促性腺释放激素（GnRH）控制，并受卵巢激素的正、负反馈调节。

（一）FSH 的主要生理功能

1．刺激颗粒细胞增殖，黄体晚期参与卵泡的募集，卵泡早中期参与优势卵泡的选择与发育。

2．激活芳香化酶，使雄激素在颗粒细胞内转换成雌激素，合成与分泌雌二醇。

3．促进抑制素、胰岛素样生长因子等的合成，调节优势卵泡选择及其他卵泡的闭锁。

4．卵泡晚期，诱导颗粒细胞生成 LH 受体，为排卵和黄素化做准备。

（二）FSH 测定的临床解读

1．FSH 在月经周期中的正常值　生育期女性，在月经周期中 FSH 一般在 5 ～ 40 U/L。在卵泡期，FSH 一般在 5 ～ 10 U/L；在围排卵期，可达基础数值的 2 倍，一般较少超过 30 U/L，排卵后迅速下降至卵泡期水平。

2．FSH 检测的临床意义与疾病

（1）在基础状态下，卵泡早期（月经第 2 ～ 4 天取血）检测 FSH，可以了解卵巢储备功能与基础状态，判断性腺轴的功能。基础 FSH 与促排卵过程中卵子的质量和数量有关。相同的促排卵方案，基础 FSH 越高，得到的卵子数目越少，体外受精 - 胚胎移植（IVF-ET）的妊娠率越低。

（2）FSH 的结果需要结合患者的病史、临床症状和其他激素结果综合判读。由于激素水平的波动以及每个周期卵子质量的差异，对一次 FSH 轻度异常的结果不能妄下结论；对于可疑异常的患者，需要在连续 2 个月经周期进行抽血检测。

（3）FSH 升高：基础 FSH 水平若连续两个周期的结果均＞

12 ~ 15 U/L，提示卵巢储备功能降低，促排卵效果可能不佳，可结合氯米芬（克罗米芬）兴奋试验、促性腺激素释放激素激动剂（GnRH）兴奋试验更准确地判断卵巢储备功能，预测 IVF-ET 的效果和妊娠率；若＞ 25 U/L，并有月经稀发 / 闭经至少 4 个月，可诊断为早发性卵巢功能不全（POI）；基础 FSH 值连续两个周期＞ 40 U/L、合并闭经，且 LH 升高，为高促性腺性闭经，即卵巢功能衰竭，如发生于 40 岁以前，为卵巢早衰或卵巢不敏感综合征。

（4）FSH 降低：基础 FSH 和 LH 均＜ 5 U/L，合并闭经者，可诊断为低促性腺激素闭经，提示下丘脑或垂体功能减退，此二者鉴别需借助 GnRH 兴奋试验。GnRH 兴奋试验阳性，考虑为下丘脑性闭经，阴性考虑为垂体性闭经。

（5）其他情况：高泌乳素血症时，FSH、LH 可正常或偏低；口服避孕药、GnRH 治疗后，FSH 和 LH 均降低。

二、黄体生成素

LH 是由垂体前叶嗜碱性细胞所分泌的促性腺激素，并受下丘脑分泌的 GnRH 控制，同时受卵巢的正反馈调控。

（一）LH 的主要生理功能

1．在卵泡期刺激卵泡膜细胞合成雄激素，主要是雄烯二酮，为雌二醇的合成提供底物。

2．在卵泡晚期，排卵前取代 FSH，促使卵母细胞最终成熟及排卵。

3．在黄体期维持黄体功能，促进孕激素、雌二醇的合成与分泌。

（二）LH 测定的临床解读

1．LH 在月经周期中的正常值　在月经周期中，LH 的基础值在 5 ~ 10 U/L，早卵泡期 LH 略低于 FSH，保持平稳低值；在围排卵期，随雌二醇水平升高，正反馈启动后，LH 迅速升高，可达 30 ~ 100 U/L，这时 LH 数值高于 FSH，持续 16 ~ 24 小时后迅速下降至早卵泡期水平。在黄体期，持续处于较低水平。

2．LH 检测的临床意义与疾病

(1) LH 升高：①预测排卵：排卵前 LH ≥ 40 U/L 时，提示 LH 峰出现。LH 峰发生在 E2 峰之后，突然迅速升高，可达基础值的 3 ～ 10 倍，持续 16 ～ 24 小时后迅速下降至早卵泡期水平。排卵前 LH 峰大约出现在卵泡破裂之前 36 小时，由于 LH 峰上升及下降均极快，有时检测的所谓峰值并非 LH 的最高值，需 4 ～ 6 小时检测 1 次。尿 LH 峰一般较血 LH 峰晚 3 ～ 6 小时。LH 结合 B 超、宫颈黏液评分等预测排卵更准确。②协助诊断多囊卵巢综合征(PCOS)：PCOS 的诊断标准为以下三项中满足两项：稀发排卵或无排卵；高雄激素的临床表现和（或）高雄激素血症；卵巢多囊性改变 [一侧或双侧卵巢直径 2 ～ 9 mm 的卵泡≥ 12 个，和（或）卵巢体积≥ 10 ml]，并排除其他引起高雄激素及排卵障碍的疾病后，方可诊断。PCOS 患者基础 LH 水平升高（> 10 U/L 即为升高）或维持正常水平，而基础 FSH 相对低水平，造成 LH 与 FSH 比值升高，LH/FSH > 2 ～ 3。

(2) LH 降低：①寻找闭经原因，LH 基础值< 5 U/L，合并闭经的临床表现，结合其他激素改变，提示下丘脑或垂体功能减退。②判断青春期发育情况：如 LH < 0.1 U/L 提示未有中枢性青春发动，LH > 3.0 ～ 5.0 U/L，可肯定已有中枢性青春发动。

三、泌乳素

PRL 由腺垂体的催乳激素细胞合成和分泌，是由 198 个氨基酸残基组成的单链多肽，受下丘脑催乳素抑制激素（主要是多巴胺）和催乳素释放激素的双重调节。

（一）PRL 主要生理功能及生理分泌特点

1．促进乳腺增生与乳汁分泌促进排乳。

2．维持黄体细胞膜的完整性及膜内 LH 受体的数量。

3．PRL 呈脉冲式分泌，分泌具有昼夜节律，入睡后升高，醒前达峰值，醒后 1 小时下降，上午 10 ～ 11 点最低。

4．月经周期中泌乳素的变化曲线与雌二醇相似；PRL 在青春期达到成人水平，育龄期保持相对稳定；绝经后 PRL 水平逐渐下降约 50%，但在补充雌激素治疗的女性中下降明显减少；孕期 PRL 水平升高，足月时可达 200 ng/ml，产后 3 个月降至正常值上限。

（二）PRL 测定的临床解读

1．PRL 测定值的影响因素　泌乳素呈脉冲式分泌，且具有昼夜节律，容易受到很多生理因素的影响，导致检测结果出现较大波动。如妊娠、产后、哺乳、应激、性交可引起 PRL 升高，一般状态下饮食、睡眠、运动、紧张、应激、低血糖也可能导致 PRL 升高，甲状腺功能减退、服用特殊药物、刺激乳头、肝肾功能异常也可以导致 PRL 水平升高。在解读 PRL 结果时，应该注意询问相关的影响因素，在进行 PRL 检测时要规避某些生理因素引起的 PRL 升高。

2．PRL 检测静脉采血前的要求　晨起可进食碳水化合物，避免摄入蛋白质和脂肪类食物，避免过度兴奋、紧张、应激等，在采血前静坐 1 小时，10 ~ 11 点抽血，尽量避免应激状态引起的一过性假性升高。

3．PRL 检测的临床意义与疾病

（1）PRL 升高：①高泌乳素血症与垂体瘤：PRL ≥ 25 ng/ml，考虑为高泌乳素血症；PRL > 70 ng/ml，可引起闭经；PRL > 50 ng/ml 的患者中，约 20% 有泌乳素瘤；PRL > 100 ng/ml，约 50% 有泌乳素瘤，可选择性做垂体计算机断层扫描（computed tomography，CT）或磁共振成像（magnetic resonance imaging，MRI）；PRL > 200 ng/ml，常存在垂体泌乳素瘤，必须做垂体 CT 或 MRI。多数患者 PRL 水平与有无泌乳素瘤及肿瘤大小成正比。某些患者 PRL 水平升高 > 150 ~ 200 ng/ml，而无相关的临床症状，或者其症状不能解释升高程度，需要考虑是否存在大分子 PRL；PRL > 200 ng/ml，CT、MRI 未能发现垂体肿瘤，存在抗 PRL 的自身抗体的可能性。② PCOS：10% ~ 30% 的 PCOS 患者伴有 PRL 升高，PRL 多轻度增高。③甲状腺功能异常：原发性甲状腺功能低下的患者中，有部分因 TSH 升高，导致泌乳素升高。④药物影响：某些药物如多巴胺受体拮抗剂，抗组胺药，多巴胺耗竭剂甲基多巴、利血平，激素类药物如雌激素、口服避孕药、抗雄激素类药物，促甲状腺激素释放激素等，有可能引起 PRL 水平升高，但多< 100 ng/ml。⑤肝肾功能异常：慢性肾衰竭时 PRL 在肾降解异常；肝硬化、肝性脑病时，假神经递质形成，拮抗 PRL 抑制因子（PIF），引起 PRL 升高。

（2）PRL 降低：希恩综合征、使用抗 PRL 药物如溴隐亭、左旋多巴、维生素 B_6 等，PRL 均可能会有不同程度的降低。

四、雌激素

雌激素是由卵巢和胎盘分泌产生的，包括雌酮（E1）、雌二醇（E2）、雌三醇（E3），其中 E2 是发挥雌激素活性的主要雌激素；以正、负反馈双重调节下丘脑和垂体

（一）雌激素主要生理功能及分泌特点

1．雌激素参与子宫内膜增殖与女性第二性征的发育。

2．卵泡早期，雌激素负反馈作用于下丘脑，抑制促性腺激素释放激素（GnRH）释放，并降低垂体对 GnRH 的反应性，实现对垂体促性腺激素脉冲式分泌的抑制。

3．卵泡晚期，雌激素分泌达到阈值（≥ 200 pg/ml）并维持 50 小时以上，雌激素发挥正反馈作用，刺激 LH 升高至峰值。

4．雌激素促进组织和器官的生长和分化，对生殖系统、神经系统和骨骼系统的发育都有重要作用。

5．雌激素分泌特点具有周期性、规律性，并参与正、负反馈调节。

（二）雌二醇测定的临床解读

1．E2 在月经周期中的正常值　在早卵泡期，E2 的基础值处于低水平，约 25 ～ 45 pg/ml，平均 40 pg/ml；在排卵前，E2 出现排卵周期中的第一个峰值，可达 250 ～ 500 pg/ml，排卵后下降；在黄体期，E2 呈现第二峰值，达 125 ～ 250 pg/ml，在排卵后的 6 ～ 9 天出现，约为第一高峰（排卵峰）的半数。

2．E2 检测的临床意义与疾病

（1）E2 检测的临床意义：E2 检测可用于卵巢功能的评估；协助诊断闭经、性早熟等疾病；协助诊断分泌雌激素的肿瘤；在辅助

生殖中用于监测卵泡发育情况，判定扳机时间，指导助孕方案，评估降调效果，监测卵巢过度刺激综合征（ovarian hyperstimulation syndrome，OHSS）的风险等。

需要说明的，E2 的结果判读，与其他各项激素一样，均需要紧密结合临床症状及其他激素的结果进行综合分析，不可凭单项结果武断做出结论。

（2）E2 升高：在基础状态下 E2 升高有以下可能：①提示卵巢储备下降：早卵泡期 E2 ＞ 60 ~ 80 pg/ml，除外其他疾病或残留卵泡等影响，这时基础 E2 升高、FSH 正常，提示有可能卵巢储备功能下降，即卵巢早衰隐匿期。随着年龄增长及卵巢功能衰竭加重，就会出现高 FSH、LH，低 E2 状态，需要结合其他卵巢功能评估手段加以判断。② PCOS：PCOS 的一个内分泌特征为雌激素维持在卵泡期或在较高水平，但无周期性变化，睾酮（T）及 LH 分泌增多，FSH 分泌减少，LH/FSH ＞ 2 ~ 3，结合患者月经情况、排卵情况及超声表现，综合判断 PCOS 的诊断。③ E2 水平升高还需要考虑有无残留卵泡、分泌雌激素的卵巢肿瘤、肝硬化、系统性红斑狼疮、肥胖、吸烟、正常妊娠、服用有关药物等。

（3）E2 降低：①早发性卵巢功能不全（POI）：患者年龄＜ 40 岁，有月经改变，激素化验表现为基础 E2 降低，FSH、LH 升高，尤其是 FSH ≥ 25 U/L，可诊断为 POI。②卵巢功能衰竭：基础 E2 降低而 FSH、LH 升高，尤其 FSH ≥ 40 U/L 时，提示卵巢功能衰竭。如果患者年龄＜ 40 岁，考虑卵巢早衰。③中枢性闭经：患者表现为闭经，基础 E2、FSH、LH 均呈低水平，为低促性腺激素性闭经，提示病变在下丘脑或垂体，如希恩综合征等。

五、孕激素

孕酮（P）由卵巢的黄体细胞分泌，孕激素在雌激素的基础上发挥生理作用。

（一）孕激素主要生理功能及分泌特点

1．促进增殖期子宫内膜转化分泌期，调节和维持黄体功能。

2．促进乳腺腺泡的生长，为泌乳做准备。

3．提高体温，松弛血管和消化道的平滑肌。

4．抑制子宫收缩，以利于受精卵着床，降低子宫肌的兴奋性，保证妊娠的安全进行。

5．排卵前低水平孕激素可增强雌激素对促性腺激素的正反馈作用，黄体期高水平孕激素对促性腺激素脉冲式分泌产生负反馈作用。

（二）孕酮测定的临床解读

1．P在月经周期中的正常值　在卵泡期，P < 1 ng/ml；排卵前，出现LH峰时，成熟卵泡的颗粒细胞在LH排卵高峰的作用下黄素化，分泌少量P，血中P浓度可轻微上升，P的初始上升为即将排卵的重要提示；排卵后P在LH作用下大量分泌，排卵后1周达峰值（15 ～ 32.2 ng/ml）或更高，维持5 ～ 9天，为囊胚植入提供3 ～ 4天分泌期内膜窗口；在黄体期，P > 5 ng/ml提示有排卵（卵泡黄素化未破裂综合征患者除外）。

2．P检测的临床意义与疾病

（1）判断排卵：对于有月经周期的患者，黄体中期，P > 16 nmol/L（5 ng/ml）提示本周期有排卵（卵泡黄素化未破裂综合征除外）；P < 16 nmol/L（5 ng/ml）提示本周期无排卵。月经不规律或闭经的患者，随机检测P > 16 nmol/L（5 ng/ml），提示患者已排卵，进入黄体期，加以等待有可能自然月经来潮。

（2）判断黄体功能不全：黄体中期P < 32 nmol/L（10 ng/ml）或排卵后第6、8、10天3次测P总和 < 95.4 nmol/L（30 ng/ml）为黄体功能不全；反之，黄体功能正常。但在临床中，多结合病史和临床症状来诊断黄体功能不全。

（3）判断黄体萎缩不全：月经周期第4 ～ 5天P仍高于生理水平，如早卵泡期P > 3 ng/ml提示黄体萎缩不全，并且应考虑是否合并CAH的21羟化酶、11羟化酶和17α羟化酶缺乏症。

六、雄激素

在女性的血液循环中，主要有4种雄激素：睾酮（T）、雄烯二酮（A）、脱氢表雄酮（DHEA）、硫酸脱氢表雄酮（DHEAS）。就生物学活性来说，睾酮的雄激素活性为雄烯二酮的 5 ~ 10 倍，为 DHEA 的 20 倍。卵巢主要的雄激素产物是雄烯二酮和睾酮，雄烯二酮主要由卵泡膜细胞合成和分泌；睾酮主要由卵巢间质细胞和门细胞合成与分泌。睾酮 25% 来自卵巢分泌，25% 由肾上腺皮质分泌，50% 由雄烯二酮转化而来，而雄烯二酮 50% 来自卵巢，50% 来自肾上腺。女性的 DHEA 主要由肾上腺皮质产生。

血清睾酮是卵巢源性雄激素的代表，临床应用也最为广泛。不过由于实验室间差异显著，且外周循环中约 99% 的睾酮会与性激素结合球蛋白（sex hormone binding globulin，SHBG）结合，仅 1% 以游离形式存在，即游离睾酮（free testosterone，FT），而具有生理作用的是游离睾酮。但目前对于游离睾酮尚缺乏适合的直接检测方法，可采用游离雄激素指数（free androgen index，FAI）作为评价高雄激素血症的指标。FAI = 总睾酮（TT）/ 性激素结合球蛋白（SHBG）的浓度 ×100，对于该指标的界值和应用还需进一步研究探索。目前通行的性激素六项检查中，广泛检测的仍是血清总睾酮，以下临床判读均以此作为依据。

（一）睾酮的主要生理功能及分泌特点

1．参与卵泡生长和卵子成熟的调节，T 增高将抑制下丘脑 - 垂体功能或直接对抗雌激素而抑制卵泡发育成熟及排卵，导致其闭锁。

2．促进阴毛、腋毛生长；促进阴蒂、阴唇的发育。

3．促进蛋白合成及骨髓造血。

4．睾酮可能与性欲有关。

5．对雌激素有拮抗作用，对全身代谢有一定的影响。

（二）睾酮测定的临床解读

1．T 在月经周期中的正常值　血清睾酮在月经周期仍有周期性变化，也表现为围排卵期轻微的升高，但呈波动性，且周期性上升幅度较小，因此通常可在周期的任何时候进行检测，但如果需要结合其他激素共同判断疾病，建议选择在基础状态（早卵泡期）同时进行检测。

血清睾酮正常值根据各实验室具体设置标准而定，可以根据本实验室划定的正常值范围进行判断。

2．T 检测的临床意义与疾病

（1）T 升高：① PCOS：PCOS 多以高 LH、高 T 血症为典型表现，但其激素检测可谓千变万化，睾酮可能正常，也可能呈轻到中度升高，但一般< 5.2 nmol/L（1.5 ng/ml）。部分患者雄烯二酮和 DHEAS 升高。需要结合各项激素值、患者临床症状、超声表现综合判断。②分泌雄激素的肿瘤：表现为短期内进行性加重的雄激素过多症状，常表现为雄激素的显著升高，当 T 水平> 5.2 nmol/L（1.5 ng/ml），DHEAS > 18.9 μmol/L（726.92 μg/dl），A > 21 nmol/L（600 ng/dl）时，提示卵巢或肾上腺可能有分泌雄激素的肿瘤。有时在肿瘤体积很小、影像学尚未能检测出时，就出现分泌雄激素的临床表现。也有患者无症状，仅通过经实验室检查发现。需要影像学的密切观察，判明肿瘤来源。③肾上腺皮质增生和肾上腺合成雄激素增加：最常见为 21- 羟化酶缺陷，T 升高同时 DHEAS 升高，同时观察到血 17- 羟孕酮（17-OHP）升高，及促肾上腺皮质激素激惹试验的 DHEAS 反应。④多毛症：40% ~ 50% 有总睾酮升高，游离睾酮几乎均升高。T 水平正常的女性多毛症患者，多考虑由毛囊对雄激素敏感所致。

典型高雄激素患者的临床表现有多毛、痤疮、长胡须、脂溢性皮炎、高雄性脱发、腹型肥胖。当 T 水平较高时，可引起男性化、肌肉粗壮、声音嘶哑、喉结增大、阴蒂增大等。

临床上通过实验室检查发现高雄激素血症，应该从以下角度展开临床思维，寻找疾病原因：①卵巢因素：PCOS、卵泡膜细胞增殖症、分泌雄激素的肿瘤。②肾上腺因素：先天性肾上腺皮质增生（congenital adreral hyperplasia，CAH）、库欣综合征。③其他因素：特发性多毛症、药物因素、高 PRL、甲状腺疾病、应激、绝经、妊娠期。

（2）T 降低：T < 0.02 ng/ml，预示卵巢功能低下。

（赵　旸）

第三章　子宫内膜异位症与子宫腺肌病

子宫内膜异位性疾病包括子宫内膜异位症和子宫腺肌病。均由具有生长活性的子宫内膜异位生长所致，临床上二者可并存。

第一节　子宫内膜异位症

一、概述

（一）定义

子宫内膜异位症简称内异症，是指子宫内膜组织（腺体和间质）出现在子宫体以外的部位。

（二）特点

好发于育龄期女性，是雌激素依赖性疾病，在形态学上呈良性表现，但在临床行为学上具有种植、侵袭、远处转移等恶性肿瘤的特点。

（三）分类

腹膜型、卵巢型、深部浸润型、其他部位内异症。

（四）病因

确切病因不明，目前认可的发病机制有经血逆流与种植学说、体腔上皮化生学说、淋巴及血行转移学说、免疫学说、遗传学说等。

二、诊断要点

（一）临床表现

1．症状

（1）疼痛：可表现为下腹痛、痛经、性交痛。

（2）不孕：病程越久，不孕发生率越高。

（3）月经异常：部分患者可表现为经期延长、淋漓。可合并不同程度的痛经。

（4）盆腔结节及包块。

（5）其他：当异位病灶侵犯其他器官时，可出现相应症状。肠道内异症可出现腹痛、腹泻、便秘或周期性少量便血，严重时可出现肠梗阻症状；膀胱内异症可出现经期尿痛和尿频；输尿管内异症可引起输尿管狭窄、阻塞，出现腰痛、血尿，甚至形成肾盂积水和继发性肾萎缩，累及肾和输尿管时可有高血压的症状。剖宫产切口或会阴侧切口处也可能发生内异症，引起周期性手术切口处疼痛和包块。

（6）除上述症状外，卵巢子宫内膜异位囊肿破裂时，可发生急性腹痛。

2．体征　卵巢子宫内膜异位囊肿较大时，妇科检查可于附件区触及与子宫黏连的肿块，若囊肿破裂可出现腹膜刺激征。典型盆腔内异症双合诊检查时，可发现子宫后倾固定，直肠子宫陷凹、宫骶韧带或子宫后壁下方触及痛性结节，一侧或双侧附件区触及囊实性包块，活动度差。病变累及直肠阴道隔时，可发现蓝紫色斑点和结节，触痛明显。

（二）辅助检查

1．影像学检查　经阴道彩超检查有助于诊断卵巢子宫异位囊肿，典型的卵巢子宫内膜异位囊肿的超声影像为无回声区内有密集光电，呈非纯囊表现；经阴道或直肠超声、盆腔计算机断层扫描（computed tomography，CT）及磁共振成像（magnetic resonance imaging，MRI）检查有助于诊断和评估浸润直肠或直肠阴道隔的深部病变。

2．血清生物标记物检测　血清 CA125 水平对早期内异症诊断意义不大，CA125 水平升高更多见于重度内异症、盆腔有明显炎症反应、合并子宫内膜异位囊肿破裂或子宫腺肌病。

3．腹腔镜检查　目前，腹腔镜检查是确诊盆腔内异症的标准方法。腹腔镜下见到典型病灶或在可疑病变进行活组织检查即可确诊。确诊需要病理检查，诊断标准是病灶中可见子宫内膜腺体和间质，伴有炎症反应及纤维化。但临床上有些病例未能找到组织病理学证据。

4．特殊部位内异症　可疑膀胱内异症或肠道内异症，术前应行膀胱镜或肠镜检查并行活检，以除外器官本身的病变，特别是恶性肿瘤。

三、鉴别诊断

1．卵巢恶性肿瘤。

2．盆腔炎性包块。

3．子宫腺肌病。

四、治疗

（一）治疗目的

减灭和消除病灶，减轻和消除疼痛，改善和促进生育，减少和避免复发。

（二）治疗原则

治疗方案要基于以下因素：①年龄；②生育要求；③症状的严重性；④既往治疗史；⑤病变范围；⑥患者的意愿。治疗措施应个体化。对盆腔疼痛、不孕及盆腔包块的治疗要分别对待。

（三）治疗方法

可分为手术治疗、药物治疗、介入治疗、中药治疗及辅助治疗（如辅助生殖技术治疗）等。

1．手术治疗　目的是切除病灶、恢复解剖。手术种类及选择原则简述如下。

(1) 保守性手术:即病灶切除术,手术尽量切除肉眼可见的病灶、剔除卵巢子宫内膜异位囊肿以及分离黏连。适合于年龄较轻或需要保留生育功能者。保守性手术以腹腔镜作为首选。

(2) 根治性手术：即子宫及双侧附件切除术，切除全子宫、双侧附件以及所有肉眼可见的病灶。适合年龄较大、无生育要求、症状重或者复发后经保守性手术或药物治疗无效者。

(3) 半根治性手术：切除全子宫，保留一侧或部分卵巢。主要适合无生育要求、症状重或者复发后经保守性手术或药物治疗无效，但年龄较轻、希望保留卵巢内分泌功能者。

术中需对子宫内膜异位症进行临床分期 (r-AFS 分期) (表 3.1)，对合并不孕的患者进行内异症生育指数评分（表 3.2）。

1）r-AFS 分期：目前，国内多采用美国生育学会（American Fertility Society，AFS）分期，即 1996 年第 3 次修订的美国生育学会修订的内异症分期（r-AFS）。主要根据腹膜：卵巢病变的大小及深浅，卵巢、输卵管黏连的范围及程度，以及直肠子宫陷凹封闭的程度进行评分。共分为 4 期：Ⅰ期（微小病变）:1 ～ 5 分；Ⅱ期（轻度）:6 ～ 15 分；Ⅲ期（中度）:16 ～ 40 分；Ⅳ期（重度）：＞ 40 分。ASRM 分期是目前国际上最普遍使用的内异症临床分期，其主要缺陷是对患者的妊娠结局、疼痛症状、复发无很好的预测性。

2）内异症生育指数：内异症生育指数（endometriosis fertility index，EFI）主要用于预测内异症合并不孕患者腹腔镜手术分期后的自然妊娠情况，评分越高，妊娠概率越高。预测妊娠结局的前提是男方精液正常，女方卵巢储备功能良好且不合并子宫腺肌病。

2．药物治疗　目的是抑制卵巢功能，阻止内异症的发展，减少内异症病灶的活性，减少黏连的形成。仍无标准化方案。

(1) 非甾体类抗炎药：可在痛经或其他疼痛时服用，间隔不少于 6 小时。不良反应主要为胃肠道反应，偶有肝肾功能异常。长期应用要警惕胃溃疡的可能。

表 3.1 r-AFS 分期评分表

异位病灶			< 1 cm	1 ~ 3 cm	> 3 cm
腹膜	表浅		1	2	3
	深层		2	4	6
卵巢	右	表浅	1	2	4
		深层	4	16	20
	左	表浅	1	2	4
		深层	4	16	20
直肠子宫陷凹封闭			部分 4		完全 40
粘连			＜ 1/3 包裹	1/3 ～ 2/3 包裹	＞ 2/3 包裹
卵巢	右	轻	1	2	4
		重	4	8	16
	左	轻	1	2	4
		重	4	8	16
输卵管	右	轻	1	2	4
		重	4	8	16
	左	轻	1	2	4
		重	4	8	16

注：Ⅰ期（微小病变）：1 ～ 5 分；Ⅱ期（轻度）：6 ～ 15 分；Ⅲ期（中度）：16 ～ 40 分；Ⅳ期（重度）：＞ 40 分

（2）口服避孕药：可抑制排卵。连续或周期用药，持续 6 个月及以上，可较长时间用药。不良反应较少，偶有消化道症状或肝功能异常。40 岁以上或有高危因素（如肥胖、糖尿病、高血压、血栓史及吸烟）的患者，要警惕血栓的风险。

（3）高效孕激素：可引起子宫内膜蜕膜样改变，最终导致子宫内膜萎缩。醋酸甲羟孕酮可连续服用 6 个月，地诺孕素可连续服用 2 年或更长时间。不良反应主要是突破性出血、乳房胀痛、体重增加、消化道症状及肝功能异常。

表 3.2 内异症生育指数评分（EFI）

病史因素							
	≤ 35 岁	> 36 ~ 39 岁	≥ 40 岁	不孕年限 ≤ 3 年	不孕年限 > 3 年	原发性不孕	继发性不孕
评分	2	1	0	2	0	0	1
手术因素							
	LF 7 ~ 8	LF 4 ~ 6	LF 0 ~ 3	ASRM 评分< 16	ASRM 评分≥ 16	ASRM 总分< 71	ASRM 总分≥ 71
评分	3	2	0	1	0	1	0

注：LF：最低功能评级（least fuction）指两侧输卵管、卵管伞端、卵巢的功能评分，并以最低的一项评分纳入最后的统计。根据各个部位的情况，将评分分成 0 ~ 4 分。4：功能正常；3：轻度功能障碍；2：中度功能障碍；1：重度功能障碍；0：缺失或者无功能

（4）雄激素衍生物：如孕三烯酮，是合成的 19- 去甲睾酮衍生物，抗孕激素，减少雌、孕激素受体水平，降低血中雌激素水平，降低性激素结合球蛋白水平。每次 2.5 mg，2 ~ 3 次 / 周，共 6 个月。不良反应主要是雄激素样作用，如毛发增多、情绪改变、声音变粗；此外，还可能影响脂蛋白代谢，引起肝功能损害及体质量增加等。

（5）促性腺激素释放激素激动剂（gonadotropin releasing hormone-agonist，GnRH-a）：每 28 天 1 次，共用 3 ~ 6 个月或更长时间。不良反应主要是低雌激素血症引起的围绝经期症状，如潮热、阴道干燥、性欲下降、失眠及抑郁等。长期应用则有骨质丢失的可能。超过 3 针建议采取反向添加方案，将体内雌激素的水平维持在不刺激异位内膜生长而又不引起围绝经期症状及骨质丢失的范围［雌二醇水平在 146 ~ 183 pmol/L（40 ~ 50 pg/ml）］，反向添加（add-back）方案：①雌孕激素方案：戊酸雌二醇 0.5 ~ 1.5 mg/d，或结合雌激

素 0.3 ~ 0.45 mg/d，或每日释放 25 ~ 50 μg 的雌二醇贴片，或雌二醇凝胶 1.25 g/d 经皮涂抹；孕激素多采用地屈孕酮 5 mg/d，或醋酸甲羟孕酮 2 ~ 4 mg/d，或复方制剂雌二醇屈螺酮片，每日 1 片。②连续应用替勃龙，推荐 1.25 ~ 2.5 mg/d。③联合调节：3 个月内的 GnRH-a 短期应用，只为缓解症状的需要，也可以采用植物药，如黑升麻异丙醇萃取物、升麻乙醇萃取物，每日 2 次，每次 1 片。

3．痛经的治疗　痛经的治疗原则包括：①合并不孕或附件包块者，首选手术治疗；②未合并不孕及无附件包块者，首选药物治疗；③药物治疗无效可考虑手术治疗。内异症相关疼痛的诊治流程见图 3.1。

4．不孕的治疗　不孕的治疗原则包括：① 按照不孕的诊疗路

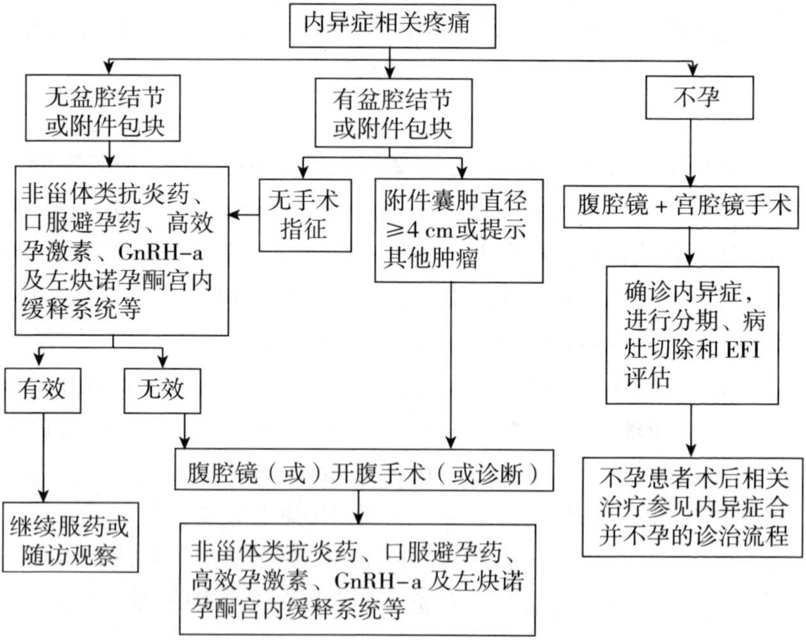

图 3.1　内异症相关疼痛的诊治流程（摘自“2015 中国子宫内膜异位症诊治指南”）

径进行全面检查，排除其他不孕因素；②单纯药物治疗对自然妊娠无效；③腹腔镜是首选的手术治疗方式，术中评估内异症的类型、分期及 EFI 评分，根据 EFI 评分给予患者生育指导；④年轻、轻中度内异症、EFI 评分高者，术后可期待自然妊娠 6 个月；EFI 评分低、有高危因素者（年龄在 35 岁以上、不孕年限超过 3 年，尤其是原发性不孕者；重度内异症、盆腔黏连、病灶切除不彻底者；输卵管不通者），应积极行辅助生殖技术助孕；⑤复发型内异症或卵巢储备功能下降者，建议首选辅助生殖技术治疗。内异症合并不孕的诊治流程见图 3.2。

5．内异症恶变　内异症恶变率约为 1%，主要恶变部位在卵巢，称为内异症相关的卵巢恶性肿瘤（endometriosis associated ovarian cancer，EAOC）。临床有以下情况应警惕内异症恶变：①绝经后内异症患者的疼痛节律改变；②卵巢囊肿过大，直径＞ 10 cm；③影

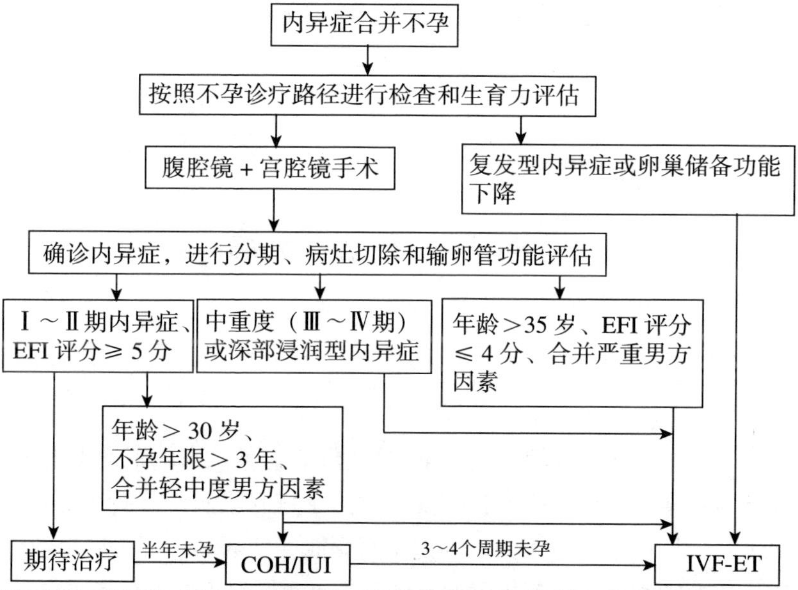

图 3.2　内异症合并不孕的诊治流程（摘自“2015 中国子宫内膜异位症诊治指南”）

IUI：宫腔内人工授精；IVF-ET：体外受精胚胎移植术；COH：控制性超促排卵

像学检查发现卵巢囊肿内部实性或乳头状结构，彩超检查病灶血流丰富，阻力低；④血清 CA125 水平过高，＞ 200 kU/L（除外感染或子宫腺肌病）。EAOC 的治疗应循卵巢癌的治疗原则。由于 EAOC 发病年龄较轻，期别较早，预后较非 EAOC 要好。

五、注意事项

目前认为应将内异症视为“慢性病”，其治疗理念已从根治性手术治疗更新为“缓解疼痛，改善生育，综合治疗，长期管理”。内异症长期管理的原则是坚持以临床问题为导向，以患者为中心，分年龄阶段处理，综合治疗。长期管理的目标重在减轻和消除疼痛，促进和保护生育能力，降低和减少复发，警惕和早期发现恶变，提高患者的生命质量。需要规范手术时机、术式选择，重视术后综合治疗、长期管理，使患者的手术获益最大化、手术损伤最小化。需要分年龄阶段管理，解决不同年龄阶段最主要的临床问题。对内异症患者进行个体化、长期管理计划，使用药物控制病情，避免重复手术操作。

（祝洪澜　吕晓红）

第二节　子宫腺肌病

一、概述

（一）定义

子宫内膜腺体和间质侵入子宫肌层，在激素的影响下发生出血、纤维组织增生，形成弥漫性病变，称为子宫腺肌病；若病变呈局限性生长，形成结节或团块，称为子宫腺肌瘤。病灶内部可以出现含咖啡色液体的囊腔，如果囊腔直径＞ 5 mm 称为囊性子宫腺肌病。

（二）特点

子宫腺肌病多发生于 30 ~ 50 岁经产妇，约 15% 合并子宫内膜异位症。

（三）病因

尚不明确，可能与遗传因素、子宫损伤、高雌激素血症、生殖道梗阻有关。

二、诊断要点

（一）临床表现

1．症状

（1）痛经：半数以上患者有继发性痛经，渐进性加重。

（2）月经异常：月经过多、经期延长或不规则出血。

（3）不孕。

2．体征　妇科检查子宫呈均匀增大或有局限性结节隆起，质硬且有压痛，经期压痛明显。无症状者查体有时与子宫肌瘤不易鉴别。

（二）辅助检查

1．超声检查显示子宫增大，肌层增厚，后壁更明显，子宫内膜线前移。病变部位为等回声或回声增强，其间可见点状低回声，病灶与周围无明显界限。

2．MRI 检查显示子宫内存在界线不清、信号强度低的病灶，T2 加权像可有高信号强度的病灶，子宫内膜 - 肌层结合带变宽，$>$ 12 mm。

3．血清 CA125 水平多数可升高。

4．确诊　病理检查是诊断的“金标准”。

三、鉴别诊断

子宫肌瘤、子宫体恶性肿瘤等。

四、治疗

（一）治疗原则

治疗方案视疾病的严重程度、患者的年龄、有无生育要求、既往治疗情况而定。

（二）治疗方法

1．期待疗法　用于无症状、无生育要求者。

2．药物治疗　药物选择及用法同内异症治疗。对于年轻、希望保留子宫者，使用口服避孕药或左炔诺孕酮宫内缓释系统（LNG-IUS）；子宫增大明显或疼痛症状严重者，可应用 GnRH-a 治疗 3 ～ 6 个月后，再使用口服避孕药或 LNG-IUS。也可以选择治疗痛经的中成药缓解症状。

3．手术治疗　年轻、要求保留生育功能者可以进行病灶切除或子宫楔形切除术，也可合并使用子宫动脉阻断术；无生育要求伴月经量增多者，可行子宫内膜去除术；痛经明显者可以考虑子宫动脉栓塞术（UAE）；对已经完成生育，年龄较大而症状明显者可行子宫切除术，是否保留卵巢，取决于卵巢有无病变和患者年龄。

4．合并不孕的治疗　对于有生育要求的子宫腺肌病患者，可选择药物治疗（GnRH-a）或保守性手术加药物治疗后，积极行辅助生殖技术治疗。应注意保守性手术后妊娠子宫破裂的风险。

（祝洪澜　昌晓红）

第四章　慢性盆腔疼痛

一、概述

（一）定义

慢性盆腔疼痛（chronic pelvic pain，CPP）指位于盆腔、脐或脐以下的前腹壁、腰骶部或臀部、会阴的非周期性疼痛，持续时间大于 6 个月。患者多为育龄期妇女，发病率可高达 15% ~ 25%。

（二）病因

CPP 的病因不明确且病史复杂，妇科常见病因包括子宫内膜异位症、各种妇科肿瘤、盆腔炎症后遗症以及盆腔淤血综合征等。此外，CPP 与胃肠道疾病、泌尿系统疾病、盆腔肿瘤、肌肉骨骼疾病、盆底肌肉异常和社会心理等因素均相关。CPP 是一种综合征，20% 以上的患者不能明确病因。

二、诊断要点

（一）病史

1．询问患者疼痛持续时间，疼痛的性质、诱因，疼痛加重或缓解因素，疼痛与月经周期关系、与性交关系，是否有扩散或放射，疼痛是否伴随皮肤（疼痛、瘙痒、烧灼感）及肌肉关节感觉异常，疼痛是否伴排尿异常（尿频、憋尿时疼痛、夜尿增多、尿道口痛），疼痛是否伴有胃肠道症状（恶心、呕吐、便秘、腹泻），疼痛是否引起情绪异常如焦虑或抑郁。

2．询问既往治疗方法及疗效。

3．关注患者的精神情绪状况。

4. 通常可使用视觉模拟评分 VAS 评分法对患者疼痛进行评分。

5. 为避免遗漏，可使用 CPP 评估表来逐一询问病史及查体。问卷可参考国际盆腔痛协会（Intemational Pelvic Pain Society，IPPS）的相关问卷。

（二）全面查体

1. 建议分别在不同体位进行全面查体（包括立位、坐位、卧位及膀胱截石位等），最好在疼痛发作时进行检查，明确疼痛位置及性质。

2. 若患者久治不愈，建议门诊多学科诊疗模式会诊，请骨科、外科、妇科医师共同检查，了解有无腰椎问题以及肌肉筋膜疾患；了解腹股沟区有无疝、淋巴结增大；有无阴道前壁的压痛和憋尿感（间质性膀胱炎的特征之一）、有无阴部神经痛相关体征（按压阴部神经管看是否能诱发疼痛）。

3. 体格检查完毕后，需要详细记录各体位检查情况，标明有无疼痛触发点、扩散部位等。

（三）辅助检查

1. 对初次就诊的患者应进行细致的相关检查，包括血尿常规、生化全项、肿瘤标记物、胸部 X 线片或计算机断层扫描（computed tomograph，CT），腹部超声、泌尿系统及妇科超声，妇科检查同时应进行阴道分泌物微生态检测、宫颈管分泌物培养及药物敏感试验、宫颈细胞学检查等。

2. 对于复诊患者，应在仔细查体基础上进行相关辅助检查。对有排尿相关疼痛的患者，应行中段尿培养和药物敏感检测，必要时行泌尿系 CT 检查，如可疑间质性膀胱炎或泌尿系结石，转诊至泌尿外科就诊。彩色多普勒和盆腔计算机体层血管成像（CT angiography，CTA）有助于诊断盆腔淤血综合征。若考虑有深部浸润型子宫内膜异位症者，需进行细致的三合诊，明确是否存在阴道直肠隔病灶，盆腔磁共振成像（magnetic resonance imaging，MRI）及经直肠超声有助于判断病灶与直肠及阴道的关系。若考虑疼痛与胃肠道疾病相关，建议行消化道造影、腹部 X 线和胃镜、肠镜检查以除外器质性病变，有时胃肠动力紊乱也可引起慢性盆腔痛，可进行肠道肌电评估。若疼痛与腰椎骨骼肌肉神经性病变有关时，建议行骨 X 线片、腰骶部 MRI 检查等。

3．因 CPP 是一种疼痛综合征，有 20% 以上的患者无法明确病因，因此患者若多次就诊，需要与患者进行充分沟通。腹腔镜并不是 CPP 诊断的金标准。腹腔镜下 CPP 中子宫内膜异位症占 33%，盆腔黏连占 24%，无病理异常可高达 35%。若高度怀疑 CPP 与子宫内膜异位症或盆腔黏连相关，可进行腹腔镜探查。

三、治疗

（一）治疗目的

当前对 CPP 的治疗无“金标准”，目标是减轻疼痛、改善症状和提高生活质量，使患者能够耐受疼痛。

（二）治疗原则

CPP 的治疗主要是根据症状及诊断进行对因治疗、对症治疗或标本兼治。

1．药物治疗　药物治疗包括镇痛药物、抗抑郁药物、抗惊厥药物、戊聚糖多硫酸钠、激素类药物、心理调节药等。若疼痛由于肌肉痉挛造成，可联用镇静剂和肌肉松弛药治疗。

2．物理治疗　盆底肌功能障碍相关性 CPP 的一线治疗方法是盆底肌治疗。对过度活跃型盆底，推荐生物反馈疗法作为肌肉锻炼的补充。对于挛缩型盆底，可通过盆底操运动或新型舞蹈疗法等拉伸盆底肌肉，目前国内已有改良型的盆底优化训练疗法用于盆底功能障碍性疾病的治疗中。此外，还可采用肌筋膜治疗、扳机点治疗、针刺法治疗、生物反馈治疗等。

3．手术治疗　对于妇科病因引起的 CPP，例如子宫内膜异位症、盆腔炎性疾病后遗症等，可采用子宫切除术、腹腔镜下子宫内膜异位病灶切除术、腹腔镜下盆腔粘连松解术、腹腔镜子宫神经切断术、腹腔镜骶前神经切除术等术式。对于间质性膀胱炎 / 膀胱疼痛综合征引起的 CPP，可行膀胱镜下水扩张治疗、膀胱内注射肉毒毒素 A。

4．介入治疗　可采用射频热凝术、神经阻滞术、冷冻或化学法神经溶解术、脊髓或外周神经的神经调制术、肉毒素注射等介入治疗，用于难治性疼痛的治疗。

5．心理治疗　CPP 中由社会心理因素导致者占 5% ～ 25%，而 CPP 患者由于疼痛迁延不愈，经常合并焦虑、抑郁、情绪低落等。在诊断沟通过程中，临床医生应对患者的心理状态、人际交往、职业现况等做出全面评估。必要时需要专业的精神科医师对患者进行心理情绪评估，寻找可能导致疼痛的心理因素，采用合适的心理治疗方法，必要时需借助药物治疗潜在的精神疾患。

四、注意事项

目前对于 CPP 的诊断及治疗仍无标准方案，强调以全面身心评估为基础，制订个体化原则，同时运用多学科、联合疗法以提高疗效，缓解患者病痛。在治疗过程中、治疗后应定期进行疗效评估，以修改或完善治疗计划。CPP 治疗效果的评定是综合生活质量的提高和疼痛的缓解，疼痛程度下降 30% ～ 50% 即认为治疗成功。因此在 CPP 的治疗过程中应与患者进行充分沟通，使患者对疼痛治疗的预期有充分认知。

（祝洪澜）

第五章　生殖系统损伤性疾病

第一节　尿　瘘

一、概述

（一）定义

尿瘘是指生殖道与泌尿系统之间形成的异常通道，表现为尿液自阴道流出。

（二）分类

根据瘘发生的部位，分为膀胱阴道瘘、膀胱宫颈瘘、尿道阴道瘘及输尿管阴道瘘等，其中以膀胱阴道瘘最多见，有时两种或多种尿瘘可同时并存。

（三）病因

主要原因有难产、产伤、妇科手术损伤、外伤、癌肿转移浸润、盆腔放射治疗或阴道内子宫托应用不当等。

二、诊断要点

（一）病史

有难产、妇产科手术、盆腔外伤、妇科恶性肿瘤、盆腔放射治疗等病史。

（二）临床表现

1．症状

（1）漏尿：组织压迫坏死脱落而形成尿瘘者多在产后或术后7～10天；手术损伤者术后即开始漏尿。漏尿表现形式与瘘孔的部位、大小及患者的体位有关，如膀胱阴道瘘尿液通常不能控制；

输尿管阴道瘘除漏尿外，通常还有自控性排尿；膀胱内瘘孔小或瘘管弯曲，则在膀胱充盈时或体位改变时才有尿液漏出。

（2）由于尿液长期刺激，可致外阴及臀部皮炎。

（3）多伴有泌尿系感染。

（4）腰疼：输尿管阴道瘘可致患侧肾盂及输尿管不同程度扩张，引起患侧腰疼。

2．妇科检查

（1）阴道内可见清亮液体。

（2）瘘孔周围可见瘢痕组织或肉芽组织，肉眼也可无异常发现。

（3）将金属导尿管或探针自尿道口插入膀胱，于瘘孔处可触及导尿管或探针。

（三）辅助检查

1．肌酐检测　取阴道内液体送化验室检测肌酐，同时留取尿液及抽取静脉血送检。如阴道内液体肌酐含量明显高于血液中肌酐，与尿液肌酐接近，提示有尿瘘，但不能鉴别是膀胱阴道瘘还是输尿管阴道瘘。

2．亚甲蓝试验　将稀释消毒亚甲蓝溶液 200 ml 注入膀胱，然后夹紧导尿管，扩张阴道进行鉴别。凡见到蓝色液体经阴道壁流出者为膀胱阴道瘘，自宫颈口流出者为膀胱子宫颈瘘；如流出的为清亮尿液，则为输尿管阴道瘘。

3．膀胱镜检查　可了解膀胱容量、黏膜状况、瘘孔数目、位置、大小，以及瘘孔与输尿管开口的关系。

4．泌尿系计算机断层扫描（computed tomography，CT）　可显示肾盂、输尿管及膀胱情况，了解瘘管位置。

三、鉴别诊断

尿失禁：尿失禁时尿液自尿道外口流出，而尿瘘时尿液自阴道流出。

四、治疗

（一）治疗原则

针对病因，采取个体化方式治疗。

（二）治疗方法

1．期待治疗　适用于分娩或手术后 1 周内发生的小的膀胱阴道瘘，留置导尿管保持开放，2 ～ 4 周后有可能愈合。

2．保守治疗　对于小的输尿管阴道瘘可尝试放置输尿管支架，如放置成功，留置 3 ～ 6 个月，多数病例可自行愈合。

3．手术治疗　瘘修补成功与否与手术时机及手术技巧有很大关系。

（1）手术时机：术中发现损伤，立即修补。对热损伤或难产造成的局部缺血坏死者，建议待组织消肿、局部血液供应恢复后再手术。如第一次瘘修补失败，建议 3 个月后再行二次修补。如因肿瘤破坏，则应针对原发病个体化处理。

（2）手术途径：根据瘘口的位置及医生的经验，可经阴道途径或经腹或腹膜外途径。膀胱阴道瘘要特别注意瘘与输尿管三角区的关系，避免引起输尿管开口梗阻。术中发现尿道阴道瘘立即修补，术后留置尿管 2 周。术后发现者需要确定瘘口与尿道内括约肌的关系，如瘘位于括约肌上方，患者会表现为持续漏尿，需要手术；如瘘位于括约肌下方，则患者漏尿症状不重，可不处理。

（3）术后处理：①应用抗生素积极防治感染；②保持外阴清洁，防止上行感染；③保持导尿管或膀胱造瘘管通畅，导尿管保留 7 ～ 14 天；④保持大便通畅，以免因用力排便而影响伤口愈合；⑤放置输尿管支架者要多饮水，不憋尿，防止尿液反流引发肾盂肾炎。

五、注意事项

1．有可能影响输尿管的困难手术，可预防性留置输尿管支架。

2．术中可能损伤膀胱肌层者，可延长保留尿管时间；术中可疑损伤输尿管者，可留置输尿管支架。

3．一旦发生尿瘘，要尽快明确瘘的位置，制订相应的处理方案，特别是输尿管瘘。

4．尿瘘修补手术后，有可能修补失败，术前要让患者充分知情同意。

（孙秀丽）

第二节　直肠阴道瘘

一、概述

（一）定义

是指生殖道与直肠之间的异常通道，表现为粪便由生殖道排出。

（二）病因

1．医源性损伤　最常见。直接损伤或能量器械引起的热损伤，后者往往术后一周左右出现症状。另外手术时缝线穿透直肠黏膜，感染后也可形成瘘管。

2．产科因素　以往是最常见的病因，如胎头压迫阴道后壁直肠过久，导致软组织坏死，或会阴Ⅳ度裂伤。随着产科质量的提高，现因产科因素导致的阴道直肠瘘已较少见。

3．盆腔恶性肿瘤　晚期及复发的恶性肿瘤如宫颈癌、直肠癌等，可因肿瘤破坏导致瘘，腔内放射治疗后也有可能因缺血坏死引起瘘。

4．先天发育异常。

5．其他　感染性肠病如溃疡性结肠炎、子宫托长期放置压迫等。

二、诊断要点

（一）病史

有手术史、难产、会阴裂伤或盆腔恶性肿瘤晚期及盆腔放射治疗史。

（二）临床表现

1．症状　瘘孔较大者，排便及排气时均不能控制由阴道漏出。瘘孔小者，干便时可控制，稀便和排气仍不能控制。阴道及外阴因受粪便及分泌物刺激而常发生慢性炎症。

2．妇科检查　大的瘘孔可在检查时见到阴道内有成型便或稀便，三合诊触诊时两指之间可贯通。小的瘘孔往往仅在阴道后壁见到一鲜红肉芽组织。从阴道后壁肉芽组织处插进子宫探针，另一手手指伸入肛门，手指与探针相遇即可确诊。

（三）辅助检查

1．亚甲蓝实验　阴道内放置无菌干纱布一块，用导尿管自肛门内注入稀释亚甲蓝溶液，如见纱布及瘘孔部位蓝染，即可确诊。

2．肛门镜　通过肛门放置肛门镜，有助于观察瘘口的位置和大小。

3．盆腔增强磁共振成像（magnetic resonance imaging，MRI）检查　对于复杂的瘘可行此检查，明确与周围组织器官的关系。

三、鉴别诊断

如阴道内有粪便即可明确有粪瘘，但需明确瘘口位置，必要时行 CT 或 MRI 检查。瘘口小、阴道内无明显粪便、自述有阴道排气者，需要与阴道松弛症引起的阴道排气鉴别。

四、治疗

（一）治疗原则

以手术治疗为主，个别新鲜的小瘘口可能经禁食、静脉营养后自行愈合。

（二）治疗方法

1．期待疗法　小的新鲜伤口可尝试禁食、控便、肠外营养，有自行愈合的可能。

2．手术治疗　瘘修补成功与否与手术时机、手术技巧有很大关系。

（1）手术时机：术中发现损伤，立即修补。对热损伤或难产造成的局部缺血坏死则建议待组织消肿、局部血液供应恢复后再行手术。瘘孔大估计手术困难者，可先行腹壁结肠造瘘，待修补成功后将结肠复原。如因肿瘤破坏所致，则应针对原发病个体化处理。

（2）手术方式：经阴道或经肛门手术。充分游离瘘口周围组织，多层缝合。也可游离带蒂阴唇下脂肪或球海绵体肌覆盖于瘘口与阴道壁之间，可提高手术成功率。

（3）术后护理：术后酌情给予抗生素预防感染，要保持局部清洁干燥。术后 3 天禁食、控便。必要时给予肠外营养。3 天后可进无渣半流食，术后 1 周可恢复正常饮食。大便后予 1∶5000 高锰酸钾坐浴。

五、注意事项

与尿瘘一样，应尽量通过提高产科助产质量和手术技巧来减少阴道直肠瘘的发生。术中发现可疑时，可行气泡实验、直肠指诊，尽量在手术中发现并及时处理。术后一旦发现可疑，应积极进行相关检查，请相关科室联合制订适宜的治疗计划，争取以最小的代价达到治愈。同时注意医患沟通技巧。

（孙秀丽）

第三节　盆腔器官脱垂

一、概述

（一）定义

盆腔器官脱垂（pelvic organ prolapse，POP）是盆底功能障碍性疾病的一种，主要由于盆底支持结构损伤、薄弱导致的盆腔器官下移。

（二）分类

根据脱垂部位不同可分为子宫（穹隆）脱垂、阴道前壁脱垂和阴道后壁脱垂，各个部位的脱垂可以同时发生。

（三）病因

妊娠、分娩（特别是阴道助产分娩）、高龄（所致的雌激素水平下降）、增加腹压的慢性病（如咳嗽、便秘）、肥胖（尤其是中心性肥胖所致的腹压增加）等。

二、诊断要点

（一）病史

妊娠、分娩（特别是阴道助产分娩）、高龄（所致的雌激素水平下降）、增加腹压的慢性病（如咳嗽、便秘）、肥胖（尤其是中心性肥胖所致的腹压增加）等。

（二）临床表现

1．症状

（1）脱垂特异性症状：患者能看到或感到阴道口有组织脱出，脱出物大小可以随活动量、体位、负重等而变化。一般晨起较轻，体力活动或排便后加重。

（2）非特异性症状：盆腔压迫感、小腹坠胀隐痛、腰背酸痛等，此类症状不一定均为脱垂引起，因此不确定是否能通过手术而缓解，可以使用子宫托来鉴别。

（3）排尿相关症状：膀胱过度活动症（尿急、尿频或急迫性尿失禁）、压力性尿失禁、排尿困难，甚至尿潴留（脱垂还纳后排尿困难症状大部分会缓解）。但膀胱过度活动症与脱垂的严重性无明显相关性。值得注意的是，随着脱垂程度的加重，患者压力性尿失禁症状可逐渐减轻，甚至完全消失，此为隐匿性尿失禁，在脱垂复位后症状会再次出现。

（4）排便相关症状：部分阴道后壁脱垂患者可出现排便困难，需要按压会阴或用手指将脱垂物复位后排便。

（5）性功能障碍：包括不同程度的性交困难、性高潮缺失、性冷淡、性交疼痛，严重时无法性交。

2. 妇科检查　可以发现盆腔脏器脱垂程度，主要检查内容如下：

（1）盆腔脏器脱垂：用双叶窥器检查，观察阴道壁有无脱垂，并进行测量（详见盆腔脏器脱垂量化分期标准）。

（2）尿失禁诱发试验：脱垂复位后让患者屏气用力或咳嗽，如见尿液流出则为诱发试验阳性，提示有压力性尿失禁。

（3）盆底肌力评估：将一只手的示指和中指放在阴道内，紧贴阴道后壁中段 4、8 点的位置，检查者可以感知基础肌张力，肌肉收缩时是否张力增加，还可以感知收缩强度、持续时间和对称性。对肌肉张力和强度可进行分级评分，为 0 ～ 5 分，5 分为正常，0 分为完全没有张力和收缩（牛津评分系统）。

（4）肛门和直肠检查：评估会阴体的完整性及肛门括约肌的张力。

3. 脱垂程度评估　多采用盆腔脏器脱垂量化分期标准（pelvic organ prolapse quantitation，POP-Q），此分期是分别利用阴道前壁、阴道顶端、阴道后壁上的 2 个解剖指示点与处女膜的关系来界定盆腔器官的脱垂程度。与处女膜平行以 0 表示，位于处女膜以上用负数表示，处女膜以下用正数表示。阴道前壁上的 2 个点分别为 Aa 和 Ba 点，阴道顶端的 2 个点分别为 C 点和 D 点。阴道后壁的 Ap、Bp 两点与阴道前壁 Aa、Ba 点是对应的。另外包括阴裂(gh)的长度，会阴体（pb）的长度，以及阴道的总长度（TVL）。测量值均以厘米表示。

（1）体位：多采用膀胱截石位，双足放在脚蹬上，向下屏气用力，在脱垂最大程度下进行测量。

（2）POP-Q 测量：表 5.1 详细描述了 6 个测量点及 3 条经线的测量，图 5.1 显示正常及脱垂时各个点及 9 格表的记录。

表 5.1　POP-Q 测量点

指示点	定义
A 点	阴道中线近处女膜或处女膜缘之上 3 cm，范围 –3 cm（无脱垂）～ + 3 cm（最大程度脱垂）
Aa	前壁，相当于尿道膀胱沟处
Ap	后壁
B 点	阴道最下端的部分，位于阴道顶端和 A 点之间，范围 –3 cm ～ TVL，位置不固定
Ba	前壁
Bp	后壁。如果没有脱垂，B 点和 A 点均为 –3 cm
C	宫颈或子宫切除后阴道顶端部分的最远端
D	后穹隆，子宫切除后者略
gh（阴裂）	尿道外口中点到后壁中线处女膜缘之间的距离（cm）
pb（会阴体）	后壁中线处女膜缘至肛门开口中点的距离（cm）
TVL（阴道总长度）	在膨出充分复位、避免增加压力或拉长的情况下阴道的最大深度（cm）

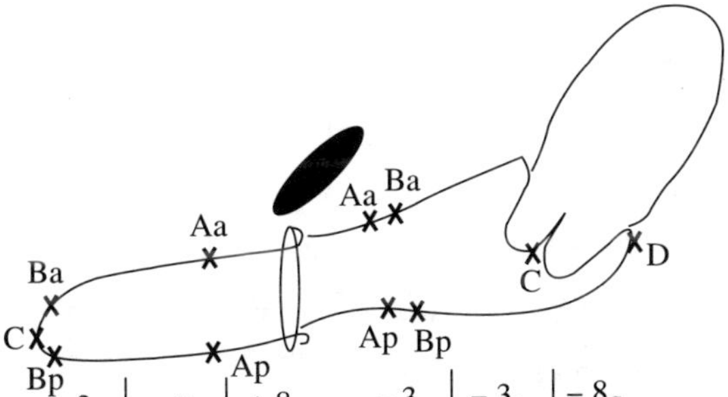

$+3_{Aa}$	$+8_{Ba}$	$+8_{C}$
4.5_{gh}	1.5_{pb}	8_{tvl}
$+3^{Ap}$	$+8^{Bp}$	—

A

-3_{Aa}	-3_{Ba}	-8_{C}
2_{gh}	3_{pb}	10_{tvl}
-3^{Ap}	-3^{Bp}	-10^{D}

B

图 5.1　POP-Q 分期的六个点和三条线

（3）POP-Q 分期标准：根据 POP-Q 测量结果，可以将盆腔脏器脱垂程度分期如表 5.2 所示，按照前、中、后盆腔的最低点进行诊断。

表 5.2 POP-Q 分期标准

分期	标准
0	在用力时无盆腔结构脱垂，Aa，Ap，Ba，Bp = –3 cm，C 或 D ≤ –（[TVL-2]）cm
Ⅰ	脱垂的最远端在处女膜缘内平面上 1 cm（即脱垂状态不是 0 度，但各点的值＜ –1 cm）
Ⅱ	脱垂最远端超过处女膜平面上 1 cm，但未到处女膜平面下 1 cm（即脱垂最远点在 –1 cm 至 + 1 cm 之间）
Ⅲ	脱垂最远端超过处女膜平面下 1 cm 处，但未完全翻出阴道（即最远点＞ + 1 cm，但＜（[TVL-2]）cm）
Ⅳ	脱垂最远端呈全长外翻（即最远点≥（[TVL-2]）cm）

（三）辅助检查

一般情况下通过上述 POP-Q 评估可以直观做出脱垂的诊断，但必要时需要采取一些辅助检查手段来帮助全面诊断。

1．盆底超声　可以用于术前评估，比如小肠疝的诊断、压力性尿失禁的分类判断、盆底肌损伤情况评估；也可用于术后复查，如经阴道网片置入术和尿道中段悬吊带术的术后复查，观察术后网片或吊带是否在位，是否存在移位及暴露。

2．盆腔动态 MRI　是了解正常和异常盆底解剖的重要诊断及研究工具。对于明确盆腔器官脱垂严重程度及辨别多腔室缺陷具有良好的优越性。可明确盆底软组织的损伤部位，尤其有助于明确括约肌的损伤。因该检查价格较昂贵，建议只对特殊的病例采用，不作为常规检查项目。

3．尿动力学检查　不作为常规检查项目。但对于有以下情况的患者推荐采用：如非单纯压力性尿失禁 / 混合性尿失禁；漏尿非常严重；神经源性可能 / 残余尿增加 / 排尿困难；难治性尿急、尿频、漏尿；尿常规异常，如无法解释的血尿或脓尿；有局部手术史等。

4．1 小时尿垫实验 推荐为手术前的常规检查，即使患者没有尿失禁的主诉，脱垂复位后行 1 小时尿垫实验有助于发现隐匿性尿失禁。

三、鉴别诊断

1．阴道壁肿物 妇科检查可触及肿物来自于阴道壁，轮廓较清晰，可触及蒂部，通过超声和 MRI 等可以明确肿物来源。

2．黏膜下子宫肌瘤 绝经前女性可表现为经期延长、经量增多，肿物较大可脱出阴道口，查体可见肿物来自宫颈管内或宫颈。

四、治疗

（一）非手术治疗

1．生活方式指导 适用于轻度脱垂（Ⅰ和Ⅱ期，尤其是脱垂下降点位于处女膜之上）、无特殊症状的患者；也适用于患者术后的指导。

（1）避免负重，适当减体重。

（2）治疗增加腹压的慢性疾病。

2．子宫托 主要用于妊娠、老年和虚弱等有手术禁忌证以及不愿接受手术的患者。使用子宫托应定期随访，常见并发症有机械刺激、阴道黏膜溃疡、感染等。局部使用雌激素有助于缓解症状。

3．盆底肌锻炼及康复治疗 年轻、轻度的脱垂患者经过长期规律有效的盆底肌锻炼可以缓解症状。但盆底康复治疗对于重度脱垂的治疗效果不佳，不推荐作为手术前后的辅助治疗。

（二）手术治疗

盆底器官脱垂修复手术方式有数十种，具体的手术方式选择应综合考虑患者的年龄、脱垂的程度及部位、是否合并尿失禁、是否有性生活要求、是否有生育要求以及全身的健康状况，应个体化，以提高生活质量为目的，不仅要做到良好的解剖复位，更要关注功能的恢复。

1．POP 患者的手术指征　Ⅱ期及以上（POP-Q 分期）并有症状的盆腔脏器脱垂。

2．前盆腔缺陷的手术方式　阴道前壁脱垂可行阴道前壁自体组织修补术、阴道旁侧修补术、阴道前壁移植物置入（生物补片、合成网片）。如合并 SUI，可加用尿道中段悬吊带术。

3．中盆腔缺陷的手术治疗　常用术式包括 Manchester 手术、骶棘韧带悬吊术、高位骶韧带悬吊术、骶骨固定术、阴道闭合术，是否切除子宫可依具体情况而定。

4．后盆腔缺陷的手术治疗　常用术式包括阴道后壁自体组织修补术、特异位点缺陷修补术、经阴道后壁移植物置入（生物补片、合成网片）、肛提肌加固和会阴体修补术等。

5．全盆腔缺陷的手术治疗　患者往往同时有多个腔室的缺陷，因此要做到针对主要缺陷部位的全部缺陷的修复，特别要关注Ⅰ水平，即顶端的修复，近年来也开始重视Ⅲ水平的修复，不但有助于提高性生活质量，而且可降低手术后的复发率。

五、注意事项

1．阴道脱垂修复术后，以前就存在的、被掩盖的压力性尿失禁可能会显现出来，甚至较术前加重。术前一定要跟患者充分沟通，必要时再次行抗尿失禁手术。

2．建议患者在术后 3 个月内避免性生活、提重物和（或）增加腹压的活动。

3．绝经后女性建议术后于阴道局部应用雌激素，术后一周可开始（具体请结合患者情况），小剂量维持半年以上，可以长期使用。有子宫内膜癌、乳腺癌等雌激素依赖性肿瘤的病人或高危人群禁用。

4．术后保持大便通畅，避免便秘、长期咳嗽。

（李晓伟）

第四节　压力性尿失禁

一、概述

（一）定义

压力性尿失禁（stress urinary incontinence，SUI）指患者腹压增加（咳嗽、大笑、打喷嚏、提举重物等）时，尿液不自主地由尿道口溢出，并不是由逼尿肌收缩或膀胱壁对尿液的张力压所引起。其特点是正常状态下无遗尿，而腹压突然增加时有尿液流出。发病率 14% ~ 50%。

（二）病因

妊娠、分娩（特别是阴道助产分娩）、多产、高龄（所致的雌激素水平下降）、肥胖、重体力劳动、增加腹压的慢性病（如咳嗽、便秘）等。

（三）发病机制

尿道内括约肌功能缺陷和尿道高活动性。

二、诊断要点

（一）临床表现

1．症状　患者主观上不想排尿，但是在咳嗽、大笑、跑步等情况下不自主地漏尿，不伴尿急及尿频。

2．妇科检查　压力性尿失禁患者多数合并不同程度的阴道前、后壁脱垂。对于没有脱垂但轻微增加腹压就有尿液溢出的患者，要警惕尿道内括约肌功能障碍（intrinsic urinary sphincter deficiency，ISD）。因此在常规的妇科检查外要行 POP-Q 测量，评估盆底肌力（具体见本章第三节，盆腔器官脱垂）。特殊检查包括：

（1）尿失禁诱发试验：嘱患者不排空膀胱，取膀胱截石位，嘱患者用力做排大便动作或咳嗽，观察有无尿液自尿道口溢出，若有尿液溢出，为诱发试验阳性。

（2）尿道抬举试验：对于尿失禁诱发试验阳性的患者，检查者用示、中两指伸入阴道内 3 cm，分别轻压阴道前壁的尿道两侧，托起尿道，再嘱患者用力做排大便动作或咳嗽，若尿液不再溢出，为尿道抬举试验阳性，提示为尿道高活动型 SUI。

（3）部分患者可伴阴道前、后壁及（或）子宫脱垂。

（二）辅助检查

1．1 小时尿垫实验　简单易做且能提供比较客观的评价指标。检查前称重干净的尿垫并记录重量。嘱患者排空膀胱并戴上收集尿垫。检查步骤：① 15 分钟内喝完 500 ml 无钠液体；②步行半小时，包括上下爬一段楼梯；③剩下的时间完成以下动作：从座位站起来 10 次，用力咳嗽 10 次，原地跑步 1 分钟，弯腰拾起地上小物体 5 次，流水洗手 1 分钟；④到 1 小时时取出尿垫称重（克），减去干净尿垫的重量即为漏尿的重量。记录漏尿的重量克数（1 克相当于 1 ml 尿液）。

2．尿动力学检查　单纯性压力性尿失禁者可以不做尿动力学检查。不作为常规检查项目。但对于以下情况患者推荐采用：非单纯 SUI/ 混合性尿失禁；漏尿非常严重；神经源性可能 / 残余尿增加 / 排尿困难；难治性尿急、尿频、漏尿；尿常规异常，如无法解释的血尿或脓尿；有局部手术史等。

3．残余尿测定　超声测量残余尿，有助于排除其他类型的尿失禁。推荐抗尿失禁手术前行此项检查。

（三）尿失禁程度的评估

1．按主观症状分度　轻度：仅在咳嗽及打喷嚏时发生尿液不自主溢出，发生频率低，对生活质量影响不大；中度：尿失禁发生在日常活动中，如走路或上下楼梯时，经常发生，影响生活质量；重度：在体位变动时即有尿失禁发生，持续性漏尿，严重影响生活质量。

2．1 小时尿垫实验（1h Pad）　依据 1 小时尿垫实验结果进行分度的标准如下。无尿失禁：＜ 1 g，轻度：2 ～ 10 g，中度：10 ～ 30 g，重度：30 ～ 50 g，极重度：＞ 50 g。

3．根据尿动力学检查结果分型　可根据尿动力学检查的储尿期腹压漏尿点压力（abdominal leak point pressures，ALPP）值进行分型。ALPP > 90 cmH_2O 为Ⅰ型，60 ~ 90 cmH_2O 为Ⅱ型，≤ 60 cmH_2O 为Ⅲ型，如果 ALPP ≤ 60 cmH_2O，最大尿道闭合压（maximun urethral closure pressure，MUPP）≤ 20 cmH_2O，可诊断为尿道内括约肌功能障碍（ISD）型 SUI。

推荐采用主观分度和 1 小时尿垫分度。尿动力学检查不作为常规分度依据。

三、鉴别诊断

（一）急迫性尿失禁

患者常伴尿急、尿频，听见水流声、看到厕所等情况时常有漏尿。

（二）间质性膀胱炎

其特点主要是膀胱壁的纤维化，并伴膀胱容量的减少，以尿频（通常每 10 分钟 1 次）、尿急、膀胱区或骨盆区域感到压力或胀痛为主要症状。

（三）神经源性尿失禁

表现为尿急、尿频、尿失禁、遗尿，但是该病也会表现为排尿困难、膀胱排空不全、尿潴留及尿痛等。要仔细询问病史，一般有神经损伤的病史（中枢神经系统或周围神经），如外伤、手术史、神经系统疾病史等。

四、治疗

（一）非手术治疗

适用于轻度压力性尿失禁和手术治疗前后的辅助治疗。非手术治疗主要包括盆底肌锻炼和药物治疗。

1．盆底肌锻炼　也称 Kegel 锻炼，即通过主动收缩和放松盆底肌肉达到增强盆底肌肉力量的作用。患者首先需要识别需要锻炼的肌肉，可以通过尿流中断法体会肛提肌的位置。每次收紧不少于 3 秒，然后放松，收缩与放松的时间相同，连续做 10 ~ 15 分钟，每日进行 1 ~ 2 次。循序渐进，不要过度疲劳。建议坚持 3 个月。轻度压力性尿失禁通过盆底肌肉锻炼，有效率可达 60% 以上。

2．盆底康复治疗　目前临床上有很多的康复治疗方法，包括低频电刺激 + 生物反馈治疗、磁刺激治疗、激光治疗等，均有一定的效果。如果开始盆底肌锻炼时无法准确识别需要锻炼的肌肉，可以通过此办法。

3．药物　α- 肾上腺素能激动剂通过提高尿道压力达到治疗目的。但临床应用不多。

（二）手术治疗

中度以上的压力性尿失禁首选手术治疗。

适应证选择很重要。对于单纯尿道高活动型 SUI，手术效果良好。但括约肌功能障碍型 SUI 手术有效率仅 60% ~ 70%。而如果术前没有很好进行鉴别诊断，对急迫性尿失禁或充溢性尿失禁的患者行手术治疗，则可能加重病情。

1．尿道中段悬吊带术　目前应用较多的是经闭孔和经耻骨后路径，手术微创效果可靠，文献报道手术成功率达 80% 以上。轻中度者两种路径手术效果相当，重度患者推荐采用耻骨后路径。

2．Cooper 韧带悬吊术　亦称 Burch 手术，主要是将膀胱颈部两侧的阴道筋膜组织分别缝合固定于同侧髂耻韧带上。该手术成功率随时间延长而逐渐减低，临床应用不多。

五、注意事项

1．多饮水，勤排尿，减少泌尿系统感染。

2．建议术后 3 个月内避免性生活、提重物和（或）增加腹压的活动。

3．绝经后患者术后于阴道局部应用雌激素，预防暴露发生。

4．术后保持大便通畅，避免便秘、长期咳嗽。

（李晓伟）

第五节　膀胱过度活动症和急迫性尿失禁

一、概述

（一）定义

膀胱过度活动症（overactive bladder，OAB）是一种以尿急症状为特征的症候群，常伴尿频和夜尿症状。

（二）分类

OAB 同时伴尿急时尿液不自主溢出即为急迫性尿失禁（urgent urinary incontinence，UUI），也称为湿性 OAB。无不自主溢尿的 OAB 也称为干性 OAB。

（三）病因

其发病机制尚未完全阐明，一般认为与逼尿肌不稳定、膀胱感觉过敏、尿道及盆底肌功能异常有关，也有报道与精神行为异常和激素代谢异常有一定关系。

二、诊断要点

（一）临床表现

1．症状

（1）尿急：突然发生的急需排尿的感觉，且很难延迟。

（2）急迫性尿失禁：是指与尿急相伴随、或尿急后立即出现尿失禁的现象。

（3）尿频：是患者认为排尿太频繁的一种主诉，日间排尿次数≥ 8 次，每次尿量≤ 200 ml。

（4）夜尿：是患者每夜≥ 1 次醒来排尿的主诉（ICS 2002）。

（5）除外泌尿系感染所致的尿频、尿急。

2．妇科检查　一般无特殊表现。合并压力性尿失禁者（混合型尿失禁）可表现为压力诱发试验（+）和指压试验（+）。单纯的 OAB 及（或）急迫性尿失禁无上述表现。

（二）辅助检查

1．尿液分析　除外泌尿系感染。

2．尿动力学检查　对于顽固性 OAB 建议行尿动力学检查。部分患者可表现为储尿期逼尿肌不稳定性收缩。

3．排尿日记　记录每日饮入的液体量及种类、每日的排尿次数及每次排尿量、有无尿急及急迫性尿失禁。连续记录 3 天以上，上班族建议跨周末记录。排尿日记非常重要，有助于诊断及指导治疗。

4．问卷　膀胱过度活动症评分表（overactine bladder syndrome score，OABSS）是经验证的问卷，国际通用。简单实用，且可判定程度。轻度：3 ≤得分≤ 5，中度：6 ≤得分≤ 11，重度：得分≥ 12，必须有尿急症状（表 5.3）。

三、鉴别诊断

（一）压力性尿失禁

仔细询问病史及漏尿时的伴随症状特别重要。如漏尿与咳嗽、打喷嚏、大笑、跑跳等腹压增加相关，为压力性尿失禁；如突然出现明显尿意伴尿液漏出，则多为急迫性。另外压力性尿失禁患者多数阴道松弛，阴道前壁有不同程度脱垂（吊床松弛），压力诱发实验阳性；而急迫性尿失禁患者可无阴道脱垂（也可有），压力诱发实验阴性。尿动力学检查有助于鉴别，但多数患者通过症状可判定，无需行尿动力学检查。

（二）尿频

OAB 及急迫性尿失禁的典型症状是尿急迫，如患者仅有排尿次数增加而无尿急症状，则不能诊断为 OAB。

（三）夜尿症

患者夜间因排尿行为而被迫起夜一次或以上即可称为夜尿症。如患者白天无典型的尿频、尿急迫症状，仅表现为夜间需起床排尿，则不能诊断为 OAB。夜尿症与很多因素有关，如失眠、充血性心力衰竭、外周组织水肿、晚间液体摄入量过大或睡前服用利尿剂等。随着患者年龄的增加，肾的浓缩功能下降，也会导致夜间的产尿总

表 5.3 膀胱过度活动症评分表（OABSS）

问题	症状	频率 / 次数	得分（请打✓）
1 白天排尿次数	从早晨起床到晚上入睡的时间内，小便的次数是多少？	≤ 7	0
		8 ~ 14	1
		≥ 15	2
2 夜间排尿次数	从晚上入睡到早晨起床的时间内，因为小便起床的次数是多少？	0	0
		1	1
		2	2
		≥ 3	3
3 尿急	是否有突然想要小便、同时又难以忍受的现象发生？	无	0
		每周＜ 1	1
		每周≥ 1	2
		每日 = 1	3
		每日 2 ~ 4	4
		每日≥ 5	5
4 急迫性尿失禁	是否有突然想要小便、同时又无法忍受并出现尿失禁的现象？	无	0
		每周＜ 1	1
		每周≥ 1	2
		每日 =1	3
		每日 2 ~ 4	4
		每日≥ 5	5
总得分：________分			

OAB 的诊断标准：问题 3（尿急）的得分在 2 分以上，且总分在 3 分以上

轻度 OAB：3 ≤得分≤ 5；中度 OAB：6 ≤得分≤ 11；重度 OAB：得分≥ 12

量增加。

四、治疗

（一）治疗原则

行为治疗贯穿于所有的治疗方案中。药物治疗为首选，物理治

疗越来越受到重视并有较好的疗效。膀胱逼尿肌注射治疗在国外应用较多，我国还在起步阶段。对于顽固性病例可行手术治疗。

（二）治疗方法

1．行为治疗　改变不良的生活方式，减少酒精、咖啡、茶等的摄入。尽量在白天摄入大部分的水，睡前少饮水。避免提前如厕、事先确认厕所、制作厕所地图等。

2．膀胱训练

（1）憋尿训练：尿急时不要立即冲入卫生间，可原地站立，快速收缩和放松盆底肌 5 ～ 10 次，通过 A3 放射抑制排尿冲动，等待排尿的感觉减弱。缓慢深呼吸，转移注意力。

（2）定时排尿：无论是否需要，每小时排尿一次。此后可逐渐增加排尿的时间间隔，直至能够憋尿 3 ～ 4 小时。

3．药物治疗　以抗胆碱能药物为主，临床常用的有酒石酸托特罗定（每次 2 mg，每日 2 次）或索利那新（5 mg，每日 1 次）。禁忌证为青光眼及严重便秘。主要不良反应为口干。60% ～ 75% 的患者效果良好。至少服用 3 个月以上，减量或停用后症状反复可继续服用。有焦虑抑郁者需要相关药物治疗。

4．盆底肌锻炼及物理治疗　同压力性尿失禁部分。低频低刺激、磁刺激对部分 OAB 患者效果好。

5．膀胱镜下肉毒毒素多点注射　效果好，易反复。个别患者会有一过性尿潴留。

6．手术治疗　骶神经调节治疗。对于顽固性难治性 OAB 严重影响生活质量者可考虑。手术费用较高。

7．其他　中药、针灸等。

五、注意事项

OAB 及急迫性尿失禁虽非致死性疾病，但发病率高，对患者的生活质量影响极大，需要引起重视。临床中医生往往重视药物治疗而忽视行为治疗。其实在 OAB 的治疗中，根据排尿日记了解患者的生活习惯及排尿规律非常重要。根据排尿日记情况给予患者生活习惯、排尿习惯的指导特别重要。另外有部分患者可能合并心理问题，如焦虑抑郁等，需要多学科联合治疗。

（孙秀丽）

第六节 会阴Ⅲ度裂伤

一、概述

（一）定义

会阴Ⅲ度裂伤是指会阴部经受过度伸展或外力后引起会阴体、肛提肌、阴道壁、肛门括约肌甚至直肠下段损伤或断裂，造成大便失禁。

（二）病因

主要为经阴道分娩难产造成的产伤所致，尤其是用产钳及胎头吸引术助产。少部分患者为外伤或手术损伤所致。

二、诊断要点

（一）病史

有外伤史或难产、急产史，伴有大便失禁。

（二）临床表现

1．症状

（1）肛门失禁：不能控制肛门排气，严重者可有大便失禁，尤其是在排稀便时。

（2）外阴及阴道口因被大便污染，常伴有外阴炎症、皮肤浸渍、溃疡等。

2．妇科检查

（1）会阴体消失，阴裂增大。

（2）肛诊时，肛门括约肌功能减弱或消失。

（3）裂伤达肛管直肠前壁者，可见直肠黏膜外翻。

（4）注意有无直肠阴道瘘并存。

三、治疗

（一）治疗原则

应行手术修补，重建会阴体，缝接肛门括约肌。

（二）治疗方法：手术

1．手术时机　急性损伤应立即行手术修补，非急性期损伤应在损伤发生后 3 ～ 4 个月进行修补。

2．术前准备　非急性期损伤的手术时间选在月经干净后 3 ～ 7 日；术前 1 周嘱患者行 1∶5000 高锰锗酸钾溶液坐浴，每日 2 次，每次 10 分钟；术前 3 日起作肠道准备，卡那霉素 1 g，口服，每日 2 次；甲硝唑（灭滴灵）0.2 g，口服，每日 2 次，以控制肠道内细菌；手术前 3 日起进少渣饮食，手术前 1 日进流汁饮食；手术前晚清洁灌肠。

3．手术注意事项

（1）术中分离要注意解剖层次，修剪瘢痕组织和不新鲜的组织。

（2）分层缝合：①直肠损伤：分层缝合直肠黏膜、肌层和筋膜；②分层缝合阴道筋膜、黏膜；③准确查找肛门括约肌并缝合；④缝合肛提肌，加固会阴体。

4．术后管理

（1）保持外阴清洁，每次大便后用消毒液冲洗会阴及擦洗伤口表面。保留导尿管 1 周。

（2）应用抗生素预防感染。

（3）术后进少渣饮食 3 ～ 5 日。

（4）术后 5 日，可适当排便，必要时应用软化润滑大便的药物。

（5）术后严禁灌肠或放置肛管，以免影响伤口的愈合。

（王建六）

第七节　外阴阴道裂伤

一、概述

非分娩时急性外阴、阴道裂伤多见于外伤，如骑车不慎、跨越栏杆或由高处跌下，外阴直接触及硬物，以致造成骑跨伤。或初次性交、暴力性交后，可引起外阴部包括处女膜、会阴、阴道，甚至肛门的广泛撕裂伤。

二、诊断要点

（一）病史

有外伤、暴力性交、阴道用药史。

（二）临床表现

1．突发性外阴部剧烈疼痛。

2．外阴及阴道流出鲜红色血，量可多可少。

3．裂伤后未及时处理，继发感染，分泌物增多，呈脓血性。

4．妇科检查

（1）处女膜、外阴皮肤和皮下组织有裂伤，并有活动出血。

（2）窥阴器扩张阴道，见阴道黏膜有伤痕。阴道后穹隆黏膜环绕宫颈呈“一”字形横裂，或新月形裂口。

三、治疗

1．如外阴部被铁器损伤或创面有污染，应注射破伤风抗毒素。

2．及时修补缝合止血。外阴血肿清创后应加压包扎止血，阴道裂伤修补后应局部填塞压迫止血。

3．术后使用抗生素预防感染。

（王建六）

第六章　外阴上皮内非瘤样病变

第一节　外阴瘙痒症

一、概述

（一）定义

指原发性女性外阴瘙痒，即女性外阴没有其他特定的皮肤病表现，仅表现为外阴瘙痒。

（二）病因

原因不清。可能与患者的特异性体质有关。可在某些特定的因素下诱发。

二、诊断要点

（一）病史

此类患者或其亲属常有过敏性鼻炎、结膜炎、过敏性皮肤病或哮喘病史。一部分患者见于绝经期前后，可能与内分泌失调、性激素变化及自主神经紊乱、情绪变化有关。

（二）临床表现

多发生于中老年女性，可发生在大、小阴唇、阴阜甚至整个会阴、肛门周围。瘙痒多以夜间明显，轻重程度不等，多为阵发性。可在某种因素下诱发，如饮酒、热水洗浴、紧张等。早期皮肤仅表现为瘙痒，无原发皮疹。如果病程较长，反复搔抓，外阴可出现抓痕、结痂、色素增加、苔藓样改变。

女性瘙痒症可单独发生，也可以是全身瘙痒症的一个局部表现。

(三) 辅助检查

需除外其他皮肤或妇科疾病导致的外阴瘙痒，如滴虫性阴道炎、阴道黏膜念珠菌病、慢性单纯苔藓、接触性皮炎、荨麻疹、疥疮、阴虱、女阴 Paget 病等。尤其要除外接触性皮炎及荨麻疹。

三、鉴别诊断

1．接触性皮炎。

2．皮肤疾病　如荨麻疹、接触性皮炎、疥疮。

3．外阴炎症　如滴虫性阴道炎、阴道黏膜念珠菌病。

4．其他外阴疾病　如慢性单纯苔藓、阴虱、女阴 Paget 病等。

四、治疗

(一) 治疗原则

尽量去除病因及诱发因素后，进行缓解瘙痒的治疗。

(二) 治疗方法

症状较轻者，单纯使用外用润肤剂。症状较重者，酌情口服抗组胺药物以及外用糖皮质类固醇激素治疗。近年来比较常用钙调磷酸酶抑制剂如他克莫司、吡美莫司治疗外阴瘙痒性疾病，但因这两种药物对一部分患者的皮肤有刺激性，甚至会加重瘙痒，所以使用时要注意此种情况。

(赵丽君)

第二节　单纯性苔藓（外阴鳞状上皮增生）

一、概述

(一) 定义

单纯性苔藓也称为慢性单纯性苔藓，或外阴鳞状上皮增生、外阴神经性皮炎。以外阴剧烈瘙痒为主要症状，伴皮肤苔藓样改变的一种病因不明的以鳞状上皮细胞良性增生为主的外阴疾病。

（二）病因

发病机制尚不清楚。最常见的病因是特应性皮炎，遗传过敏体质是本病的易感因素。精神因素包括精神紧张、焦虑、劳累，可能在发病过程中起重要的作用。食用辛辣食物、饮酒、感染因素、内分泌因素、胃肠功能障碍等可促发本病或加重病情。局部潮湿、尿液和阴道分泌物、机械刺激也在发病中起一定的作用。

二、诊断要点

（一）临床表现

1．外阴瘙痒为主要症状，呈剧烈阵发性，多以夜间为重。通常为外阴瘙痒，之后可向肛周皮肤蔓延。病程多呈慢性，反复发作。部分患者发病有周期性。一些患者月经期加重。

2．好发于大阴唇外侧，也可累及大阴唇内侧和阴阜。很少累及小阴唇。阴道不受累。病变多为双侧，少数为单侧。有单侧病变的患者中，病变一般位于优势手的对侧。皮损可以仅发生在外阴局部，也可以是和全身其他部位如颈部、肘部的慢性单纯性苔藓伴发。

3．最初皮肤外观可正常，而后皮肤可有大小不等、与肤色相同或呈红色的丘疹，有些丘疹可成片出现。经长期搔抓后形成一片或数片皮肤纹理加深的肥厚苔藓样皮疹，皮肤增厚成皮革样，粗糙、隆起，色素增加。病变表面可有鳞屑、抓痕、溃疡、结痂及色素沉着。病程较长的患者可见外阴部位皮肤发黑和色素沉着。个别慢性单纯性苔藓可出现病变处色素脱失。外阴解剖结构正常，不影响性功能。

4．如溃疡反复不愈，应注意有无癌变，需及时取活检行病理学检查。

（二）辅助检查

活检病理：在色素减退区、皲裂、溃疡以及隆起处取活检；活检前用 1% 甲苯胺蓝涂抹，干燥后用 1% 醋酸脱色后，在不脱色区取活检组织。表皮可有角化过度，棘层肥厚，表皮突延长，可有轻度海绵形成。真皮浅层毛细血管可有增生，管壁增厚，血管周围有淋巴细胞浸润。

三、鉴别诊断

（一）外阴接触性皮炎

也可以是慢性病程，多有明确的接触致敏因素，皮损界限清楚。

（二）硬化性苔藓

瘙痒及苔藓性改变，但是常伴有色素减退，组织病理学具有特征性改变。

四、治疗

（一）治疗原则

首先减轻瘙痒，减少或避免搔抓，打破“瘙痒 - 搔抓”循环，治疗潜在病变。

（二）治疗方法

1．一般处置　选用宽松透气的内衣，以棉织物为佳。饮食宜清淡，忌烟酒及辛辣刺激性食品。保持外阴清洁，忌用肥皂洗外阴及搔抓外阴。控制感染，包括泌尿系统和皮肤局部的细菌、真菌感染。用药前可用温水坐浴，利于缓解症状和药物吸收。

2．药物治疗

（1）糖皮质激素软膏：为一线治疗药物。可用 0.25% 氟轻松软膏、0.01% 曲安奈德软膏每日涂抹 2 次。止痒后停药需逐渐减量：每天 1 次持续 4 周，隔天 1 次再持续 4 周，每周 2 次持续 4 周。皮损经过治疗消退后，可以考虑长期使用润肤剂维持治疗，以保护局部皮肤的屏障功能。

（2）钙调磷酸酶抑制药（TCI）：一线药物治疗无效或禁忌使用糖皮质激素的患者，可局部应用 TCI，如他克莫司、吡美莫司等。0.1% 的他克莫司软膏每日 2 次，共 4 周，逐渐减量为每日 1 次，再减为隔日 1 次。

（3）必要时可口服抗组胺药物或镇静药。

（4）顽固性肥厚型皮疹也可以用皮损内激素（曲安奈德）封闭治疗，但要警惕导致皮肤萎缩的可能。

（5）清热、解毒、燥湿类中药煎剂外阴浸洗，每日 1 次，2 周位一个疗程。

3．物理治疗　可用 CO_2 激光或氦氖激光治疗、或冷冻治疗、光动力疗法。

4．手术治疗　以下情况可考虑手术治疗：可疑不典型增生或癌变；反复药物治疗及理疗均无效者。行单纯外阴切除。

五、注意事项

1．长期应用糖皮质激素软膏治疗可使外阴萎缩。

2．为防止复发，在治疗中要逐渐减量，不能突然停止用药。

3．为除外潜在的病变，在治疗后要对患者进行随访。

（赵丽君）

第三节　外阴硬化性苔藓

一、概述

（一）定义

外阴硬化性苔藓是以外阴剧烈瘙痒为主要症状、上皮萎缩变薄、真皮浅层胶原蛋白玻璃样变的慢性炎性疾病，是影响外阴最常见的皮肤病变之一。

（二）病因

病因尚不清楚，以下因素可能与发病有关：①自身免疫因素占发病的主导地位，患者存在一种或多种自身免疫性疾病。②遗传因素：可有家族史。③表观遗传学改变。④性激素因素，如双氢睾酮降低，雄激素受体缺失，雌激素受体 β 高表达，雌激素受体 α 低表达，口服避孕药的使用，尤其是具有抗雄激素特性的药物，可使硬化性苔藓的发病率增加。⑤感染，如伯氏疏螺旋体感染为发病因素之一。⑥尿频或慢性阴道炎症患者，其尿液或阴道分泌物长期对局部的刺激。外伤、机械摩擦、放疗和瘢痕也可引起“同形反应”，也叫Koebner现象，即在外伤、刮伤、抓伤、针刺、注射、摩擦后，在该部位发生硬化性苔藓。以上慢性刺激还是外阴硬化性苔藓（VLS）发展成皮肤鳞状细胞癌（squamous cell carcinoma，SCC）的危险因素之一。

二、诊断要点

（一）临床表现

1．可发生于任何年龄，最常见于围绝经期和绝经后女性（50～60岁），其次为青春期前女性（8～13岁）。幼女病变过度角化不似成年人明显。多数患者的病变在青春期可自行消失。

2．主要症状是剧烈瘙痒，夜间加剧，影响睡眠，不断搔抓会造成皮下出血和苔藓样变。糜烂和皲裂可引起疼痛和排尿不适。疼痛也可以造成便秘，便秘可能是儿童硬化性苔藓的主要临床表现和特征。

3．典型病变为白色斑块，表现为萎缩或硬化。瘀斑或紫癜为特征性表现。皮肤组织脆性增加是该病进展期具有诊断意义的特征性改变，性生活或妇科检查时常引起组织撕裂。早期病变表现为白色丘疹，通常是对称的，之后融合形成白色斑块。最常见于大阴唇的内侧、阴唇沟、会阴体及阴蒂包皮。约30%的女性硬化性苔藓伴有肛周病变，并与外阴病变形成“8”字形病变。可出现局限性病变，其中阴蒂包皮是常见的部位。搔抓部位可见表皮剥脱和表面溃疡。在儿童中，可能会出现大疱性病变，但在成人较为罕见。随着病情的发展，正常外阴解剖结构出现改变。小阴唇部分或完全消失，之后小阴唇前面和（或）后面融合。阴蒂包皮与周围黏连，阴蒂不能自由勃起，最终阴蒂整个被包埋，有时形成阴蒂假性囊肿。本病几乎不侵犯阴道和子宫颈黏膜，亦无系统受累。

4．由于瘢痕形成，使阴道口狭窄，从而导致性交困难。如果不及时治疗，瘢痕可进展，最终导致排尿困难，排尿线改变，排尿至大腿。一小部分患者无症状，偶然发现。

5. 属于潜在的癌前病变，4% ~ 7% 可进展为外阴上皮内瘤变（differentiated vulvar intraepithelial neoplasia，dVIN），甚至发展为鳞状细胞癌或疣状癌。

（二）辅助检查

早期的临床和组织病理表现均无特异性，因此非特异性的病理表现并不能排除。另外，活检会加重外阴硬化性苔藓，并非每位患者都有必要进行，只有如下情况才可考虑：①对治疗无反应；②疑诊继发肿瘤（VIN、SCC 和恶性黑素瘤）；③与硬斑病重叠；④皮损表现为经久不愈的糜烂和（或）溃疡、角化过度性丘疹、脆性结节及不规则的色素沉着。

三、鉴别诊断

（一）扁平苔藓

扁平苔藓（lichen planlls，LP）和硬化性苔藓（lichen sclerosus，LS）均可出现红斑、丘疹、糜烂及晚期的瘢痕形成和性交困难。但 LP 可累及阴道上皮，而 LS 多数不累及；LS 常累及肛门及肛周皮肤，LP 罕见；LS 以瘙痒为主要自觉症状，LP 则更常见刺痛或灼痛；典型的中后期 LS 还可见紫癜、色素脱失和硬化萎缩，LP 则为红斑或紫红斑及其基础上的白色网纹；LS 可见尿道口狭窄而 LP 不出现。二者的病理表现也有所不同。LP 的基底层液化显著；LS 最重要的特征为真皮浅层胶原纤维均质化（表 6.1）。然而，有些 LS 病例不论从临床还是组织病理，都无法与 LP 区分，此时称 LS/LP 重叠综合征（overlap syndrome），治疗起来非常棘手。

（二）慢性单纯性苔藓

都以剧烈瘙痒为主要表现。慢性单纯性苔藓病变粗糙、隆起，色素增加，少部分色素减少。外阴解剖结构正常，不影响性生活。硬化性苔藓皮肤色素减少，萎缩变薄。外阴解剖结构改变，影响排尿和性生活。

（三）白癜风

白癜风临床上仅出现界限清楚的色素脱失斑，无糜烂、紫癜和

表 6.1　扁平苔藓与硬化性苔藓对照表

	扁平苔藓（LP）	硬化性苔藓（LS）
皮损表现	红斑、丘疹、糜烂及晚期的瘢痕形成和性交困难	红斑、丘疹、糜烂及晚期的瘢痕形成和性交困难
皮损累及阴道上皮	常见	罕见
累及肛门及肛周皮肤	罕见	常见
主要自觉症状	刺痛或灼痛	瘙痒
伴发疾病	低于 LP	白癜风，甲状腺疾病，斑秃
中后期皮损表现	红斑或紫红斑及其基础上的白色网纹	还可见紫癜、色素脱失和硬化萎缩
尿道口狭窄	罕见	常见
病理	基底层液化显著	真皮浅层胶原纤维均质化

硬化萎缩。LS 常合并白癜风，需与之鉴别。

（四）黏膜类天疱疮

在儿童中，可出现大疱性病变，儿童慢性大疱性皮炎虽较为罕见，但应给予鉴别。如果临床上怀疑或病变特征不典型时，应进行活检。

（五）外阴上皮内瘤变（VIN）

晚期发生局部皮肤增厚的患者，需与 VIN 进行鉴别，活检可帮助确诊。

四、治疗

（一）治疗原则

控制症状和保护功能。早期、恰当地治疗可抑制炎症，改善生活质量，减缓组织畸变，预防局部癌变。本病极少能治愈。

（二）治疗方法

1．一般治疗　同慢性单纯性苔藓。

2．药物治疗

（1）强效糖皮质激素：一线治疗首选强效糖皮质激素，常用的有 0.05% 丙酸氯倍他索乳膏，可选药物有糠酸莫米松乳膏、二丙酸倍他米松和氟米龙。初发患者应连续 4 周每晚 1 次外用；隔日 1 次外用再持续 4 周；最后 4 周减量至每周 2 次。之后的维持治疗方案尚未达成共识，目前常用的方法为继续每周 2 次或者按需涂抹一至数年。如在维持用药期间症状再发，可增加使用频次直至症状再次缓解。

（2）钙调磷酸酶抑制药，一线治疗无效或禁忌使用糖皮质激素的患者可局部应用 TCI，如他克莫司、吡美莫司等。0.1% 的他克莫司软膏，每日 2 次，持续 4 周，逐渐减量为每日 1 次，再减为隔日一次。

（3）局部雄激素治疗对硬化性苔藓的改善无明显作用。

（4）局部和系统应用维 A 酸类药物。外用 0.025% 维 A 酸每日 1 次，每周 5 天，或者口服维 A 酸 1 mg/（kg · d）或 20 ～ 30 mg/d，均可使 LS 有明显的改善。因为众所周知的不良反应及致畸性，未能广泛应用于临床。

（5）顽固性肥厚型皮疹也可以用皮损内激素（曲安奈德）封闭治疗，但要警惕其导致皮肤萎缩的可能。

（6）清热、解毒、燥湿类中药煎剂外阴浸洗，每日 1 次，2 周为一疗程。

3．物理治疗　可用 CO_2 激光或氦氖激光治疗，或冷冻治疗、光动力疗法。

4．手术治疗　仅在两种情况下考虑手术治疗。第一，有分化型外阴上皮内瘤变或鳞状细胞癌的证据，必须切除；第二，有严重的瘢痕形成，影响功能，可能需要分离黏连，以改善排尿和性功能。

五、注意事项

1．当皮损萎缩伴局部增厚时，要及时行组织病理学活检，警惕 dVIN 的发生。

2．如经足够强度、足疗程的激素治疗本病，仍效果欠佳时，需重新考虑诊断；如诊断无误，则要排除是否对激素软膏中的某些成分过敏，是否存在继发感染及癌变等。

3．对有过度角化和棘皮症的患者应严密随访。

（赵丽君）

第四节 扁平苔藓

一、概述

（一）定义

扁平苔藓是一种仅累及皮肤黏膜的慢性或亚急性炎症性疾病，病因和发病机制尚不清楚，目前认为与自身免疫、精神、内分泌、感染及遗传等因素有关。也有报道不断搔抓和过度清洗可诱发或加重本病。

（二）分类

外阴扁平苔藓分为三种类型：经典型，肥厚型，糜烂型。糜烂型 VLP 如伴有先后或同时出现的红斑糜烂性阴道炎和慢性糜烂性牙龈炎，则称为外阴 - 阴道 - 牙龈综合征（vulvovaginal gingival svndrome，VVGS）。

（三）病因

病因和发病机制尚不清楚，目前认为与自身免疫、精神、内分泌、感染及遗传等因素有关。也有报道不断搔抓和过度清洗可诱发或加重本病。免疫紊乱在 LP 的发病机制中占主导地位，即自身抗原或外来抗原激活 T 淋巴细胞后启动一系列免疫病理反应。

二、诊断要点

（一）临床表现

1．VLP 好发于 50 ~ 60 岁女性，病程可达数十年，有时误诊为复发性真菌或疱疹病毒感染。

2．经典型 VLP 经常引起瘙痒、丘疹和维氏纹，可伴皮肤型 LP，很少发生解剖学改变，通常能自愈。

3．肥厚型 LP 最少见，但最易引起恶变。该类型易引起严重瘙痒症状，斑块增厚明显，形态甚至与肿瘤相似。一般不伴阴道病变。

4．糜烂型 LP 是外阴扁平苔藓中最常见的类型。外阴 LP 往往伴烧灼感、瘙痒和刺痛等。部分伴阴道受累和宫颈受累，阴道镜可见弥漫红斑、糜烂和（或）溃疡，有时会排出血性或黄色脓性分泌物；进一步发展可产生排尿困难、性交痛及性交后出血。如未得到正确的诊治，多数患者至晚期外阴、阴道可形成瘢痕、黏连与融合，阴蒂萎缩并被包埋，大小阴唇萎缩，严重者阴道、尿道出现完全性狭窄，从而导致顽固性阴道积血和性交、排尿困难进行性加重。以上症状和体征与女阴硬化性苔藓十分相似。糜烂型 VLP 如伴有先后或同时出现的红斑糜烂性阴道炎和慢性糜烂性牙龈炎，则称外阴 - 阴道 - 牙龈综合征。

（二）辅助检查

确诊需要组织病理学活检。一些基底细胞可因细胞再生出现异型性，应注意不要误诊为上皮内瘤变。如果怀疑患有糜烂型扁平苔藓，最好在糜烂的边缘进行活检。生殖道型扁平苔藓，尤其当前庭活检时，常可见浆细胞浸润。

三、鉴别诊断

（一）硬化性苔藓

鉴别诊断见第三节的相关内容。

（二）白塞病

白塞病是以细小血管炎为病理基础的炎症性皮肤病。常伴眼、口、生殖器、皮肤和关节的多系统损害。除外阴溃疡外，其他部位皮损以红斑、结节、毛囊炎为主，可出现同形反应。其组织病理表现主要为白细胞碎裂性和淋巴细胞性血管炎，而非 LP 的界面皮炎和真皮苔藓样浸润。

（三）黏膜类天疱疮

黏膜类天疱疮是一种自身免疫性大疱病，常见于睑结膜、口腔和外阴黏膜，但外阴部位单发的罕见，通过免疫荧光病理可排除诊断。

（四）急性刺激性皮炎和感染

疾病起病急，迅速发生大面积糜烂，仔细询问病史和恰当的实验室检查可明确病因，对治疗反应良好。

四、治疗

（一）治疗原则

改善症状，延缓或阻止病情进展（防止瘢痕形成），保留功能，改善生活质量。由于病情反复波动，长期维持治疗对本病尤为重要。

（二）治疗方法

1．局部治疗　所有类型扁平苔藓的一线治疗都是局部应用高效糖皮质激素。所有经典型均需连用 3 个月的 0.05% 丙酸氯倍他索软膏。大多数患者在上述 3 个月的规范治疗后仍要按需继续外用激素维持。糜烂型和肥厚型的患者更需要有效控制病情，对于顽固或肥厚型病例，皮损处皮内注射曲安奈德有效。对激素治疗禁忌或不敏感者，也可外用钙调神经磷酸酶抑制药（如他克莫司软膏）等。此类药物局部应用不影响胶原蛋白合成，不引起皮肤萎缩，但应注意致癌性和局部刺激反应。阴道受累可使用含激素或他克莫司的栓剂。

2．光动力治疗　用已基盐酸 5- 氨基酮戊酸（hexyl 5-aminolevulinate hydrocloride，HAL）作为光敏剂行（photodynamics therapy，光动力治疗，PDT）治疗糜烂型 VLP，疗效好，安全性高，大多数患者对局部疼痛、烧灼感等不良反应耐受性较好，且较高效糖皮质激素治疗组疗效维持时间长。

3．CO_2 激光治疗　每个月治疗 1 次，3 ~ 5 次为一个疗程。不良反应少，疗效好，较高效糖皮质激素治疗疗效维持时间长。

4．全身治疗　当局部治疗疗效欠佳时可联合系统治疗，以下是常用的系统治疗药物及用法。①泼尼松（prednisolone）：4 周为 1 个疗程，第 1 周每天口服 20 mg，之后每周递减 5 mg 直至停药。需注意常规保护胃黏膜和预防骨质疏松。②羟氯喹（hydroxychloroquine），最小口服量 6.5mg/（kg · d），最大量 200 mg。每天 2 次。③甲氨蝶呤（methotrexate，MTX）起始量为每周 5 mg 口服，根据患者治疗后的反应而逐渐递增，最大剂量至每周 25 mg。此外，每周给予中小剂量（5 ~ 10 mg）MTX 联合激素等（如他克莫司软膏）外用制剂，可作为单独外用或口服激素无效或禁忌时的一种选择。④霉酚酸酯（mycophenolate mofetil）起始量为每日 500 mg 口服，根据患者对治疗的反应逐渐增至最大剂量 3 g（每日 2 次，每次 1.5 g）。对严重病例有效，未见不良反应发生。⑤ 其他：环孢素（cyclosporine）亦对 LP 有效；维 A 酸类常用于泛发性皮肤型 LP，可能对肥厚型 LP 有效，对其他类型 LP 几乎无效；亦有报道灰黄霉素和氨苯砜可治疗 LP。

5．外科治疗　对于瘢痕明显、影响性生活的患者可选择在病情稳定期行外科松解术。术后 48 小时应即刻外用激素制剂至少 2 ~ 3 周，以防止随着伤口愈合而出现的再狭窄。对于阴道闭塞，通过手术可解除黏连和消除瘢痕，术后患者需每日应用阴道扩张器维持阴道口和阴道的正常开放。

6．生物制剂　在使用其他治疗效果不好时，可以使用利妥昔单抗。作用机制不明。

五、注意事项

1．大多数患者在上述 3 个月的规范治疗后仍要按需继续外用激素维持，教会患者正确和安全地使用局部外用药尤为重要。

2．要注意检查阴道疾病。

3．注意检查其他可能受累的病灶部位。

（赵丽君）

第五节　外阴接触性皮炎

一、概述

（一）定义

外阴接触性皮炎（contact dermatitis）是由于外阴皮肤黏膜接触某些外源性物质后，在接触部位发生的急性或慢性炎症反应。

（二）分类

1．刺激性接触性皮炎　是由接触物本身的强刺激性或毒性引起的，任何人接触该物质均可发病。

2．变应性接触性皮炎　接触物作为致敏因子，经过一段时间的潜伏期，在接触部位发生超敏反应性炎症。为典型的Ⅳ型超敏反应。患者多有过敏史。其特点为：①有一定的潜伏期，首次接触不发病，1～2周后如再次接触同样致敏物后发病；②易反复发作；③皮肤斑贴试验呈阳性。

（三）病因

根据发病机制不同，病因分为原发性刺激物和接触性致敏物。外生殖器和肛门部位潮湿，皮肤敏感，尤其是尿失禁、排便异常患者的尿液和粪便的刺激，如存在表皮屏障功能异常更易发病。

二、诊断要点

（一）病史

近期或发病前有接触刺激物或致敏物的病史，或有皮肤过敏、哮喘等过敏疾病，或尿失禁、便失禁等疾病。询问不良卫生习惯、外阴清洗史，例如此类患者通常一天清洗多次，并试图用消毒剂改善症状，过度清洗使病情加重。最常见于老年女性。

（二）临床表现

1．症状　常表现为灼痛、瘙痒等不适。疼痛可能更为常见，尤其是急性严重接触性皮炎患者，可伴有坐和走路困难。

2．体征　外阴突出部位多见，例如大阴唇、小阴唇，皮损形态与接触物有关（如内裤染料过敏者皮损可呈裤形分布）。多为边界清楚的红斑，可呈局限性或弥漫性，可蔓延至肛周和臀部下方。变应性接触性皮炎的皮损往往呈广泛、对称性分布。

（1）急性接触性皮炎：典型表现为边界清楚的红斑，表面有丘疹和丘疱疹，严重时红肿明显并出现水疱和大疱，大疱壁张力大、内容物清亮，破溃后呈糜烂面，并常继发细菌感染，偶可出现组织坏死。

（2）亚急性和慢性接触性皮炎：接触物的刺激性较弱或浓度较低时，皮损开始可呈亚急性，表现为轻度红斑、丘疹，边界不清楚。长期反复接触可导致局部皮损慢性化，轻度增生及苔藓样变。

（3）特殊类型外阴接触性皮炎：如尿布皮炎，是由于尿布未及时更换，产氨细菌分解尿液后产生氨刺激皮肤所致，或与尿布材质有关。多发生在婴儿的会阴部，可蔓延至腹股沟及下腹部。皮损多呈大片潮红，亦可出现斑丘疹或丘疹，边界清楚，皮损形态与尿布包扎范围一致。

（三）辅助检查

1．斑贴试验　有外阴症状的患者往往斑贴试验阳性，但是确定两者相关非常重要。应转专科门诊进行斑贴试验，其中应包括防腐剂和特殊外阴 / 肛周过敏原系列。

2．病理检查　组织学特点是海绵层水肿和表皮细胞坏死及中性粒细胞浸润。病变较重患者中可能出现表皮全层坏死。

三、鉴别诊断

应区分接触性和变应性接触性皮炎，并与外阴慢性皮炎、外阴苔藓类疾病、股癣等鉴别。

四、治疗原则

（一）治疗原则

寻找病因，迅速脱离接触物，保护皮肤，并积极对症治疗。

（二）治疗方法

1．一般治疗　去除刺激，根据接触物选择温水或无刺激洗液清洗外阴，局部应用抗过敏软膏和抗炎软膏。如果皮肤糜烂渗出，应用 1∶10 000 稀释的高锰酸钾溶液纱布湿敷，有助于保持病变部位干燥，一日 2 次，每次 10 min，连用 48 ~ 72 h。由于高锰酸钾也可引起刺激性问题，应避免长时间使用。如果为尿失禁引起的刺激性皮炎，需要治疗尿失禁。

2．局部药物　严重者可以局部应用低效糖皮质激素。例如 1% 氢化可的松软膏，可以减轻炎症反应。必要时全身应用抗组胺药物或局部使用皮肤保护剂。

五、注意事项

1．斑贴试验是诊断变应性接触性皮炎的最简单可靠的方法，有外阴症状的患者可呈阳性。

2．如果未经常接触过敏物，症状可能呈间歇性，此病较难诊断。如果去除病因后，皮肤病变很快消失，可提示此病。

3．变应性接触性皮炎，炎症消失后避免再次接触致敏物，以免复发。

（李静然）

第六节　外阴毛囊炎

一、概述

外阴毛囊炎（folliculitis）系局限于毛囊口的化脓性炎症。多为凝固酶阳性金黄色葡萄球菌感染引起，偶可为表皮葡萄球菌、链球菌、假单胞菌属、大肠埃希菌等单独或混合感染引起。可伴有真菌感染。

二、诊断要点

（一）病史

高温、多汗、搔抓、卫生习惯不良、生活不规律、肥胖，糖尿病、免疫系统异常等全身慢性疾病，器官移植，长期应用糖皮质激素等，易诱发毛囊炎。

（二）临床表现

1．症状　可表现为外阴疼痛、瘙痒，或无症状。

2．体征　初起为红色毛囊性丘疹，数天内中央出现脓疱，周围有红晕，边界不清，脓疱干涸或破溃后形成黄痂，痂脱落后一般不留瘢痕。可单个或多个毛囊发病。

（三）辅助检查

取脓液直接涂片做革兰氏染色后镜检，必要时留取标本行细菌培养鉴定及药敏试验。

三、鉴别诊断

根据病史和临床表现，皮损处革兰氏染色和细菌培养可支持诊断。本病应与破溃的表皮或毛发囊肿、化脓性汗腺炎相鉴别。

四、治疗

（一）治疗原则

消除病因，治疗基础疾病，抗炎及增强机体免疫力。

（二）治疗方法

1．消除病因　积极寻找基础疾病或诱因，给予相应治疗，例如糖尿病及时控制血糖，尿失禁、排便异常及时给予相应的处理等。

2．一般治疗　保持外阴清洁干燥，避免搔抓、刺激等，保持外阴局部卫生，大小便后及时清洁。

3．局部治疗　可选用 0.1% 聚维酮碘液或 1∶5000 稀释的高锰酸钾溶液坐浴，一日 2 次，每次 15 分钟。之后局部应用抗生素软膏，例如红霉素软膏，适量，一日 2 次，5 ~ 7 天，涂于患处；或莫匹罗星软膏，一日 3 次。病变范围较大或反复发作；皮损周围伴有蜂窝织炎；局部治疗无效，可口服应用抗生素。如合并真菌感染，应同时行抗真菌治疗。

五、注意事项

1．外阴毛囊皮脂腺、汗腺丰富，因此毛囊炎好发于此，有高危因素者症状更严重。

2．本病常反复发作，故寻找原因很重要，一般与肥胖、糖尿病、免疫系统疾病等有关。

3．药物治疗前注意询问过敏史，药物偶见刺激症状和过敏反应。

（李静然）

第七节　股　癣

一、概述

1．定义　股癣是一种发生于腹股沟、会阴、肛周、臀部浅表部位皮肤的癣菌感染。

2．病因　引起这一类癣的致病微生物为皮肤癣菌，包括红色毛癣菌、絮状表皮癣菌（最常见）、须癣毛癣菌等。可通过直接或间接接触传染。

二、诊断要点

（一）病史

可能有自身的手、足、甲癣等感染病史，或肥胖、糖尿病、长期应用糖皮质激素或免疫抑制剂等。

（二）临床表现

1．症状　由于外阴潮湿、易受摩擦，常使皮损炎症明显，瘙痒显著，可有奇痒。

2．体征　常表现为沿大腿内侧皮肤的红色丘疹、丘疱疹，继而形成有鳞屑的红色斑片，边界清楚，边缘不断向外扩展，中间趋于消退，呈环状/多环状，部分患者可出现湿疹样改变。单侧或双侧发生，病变往往延伸至肛周和会阴。

（三）辅助检查

皮肤刮屑显微镜下见真菌或股癣碎屑真菌染色阳性可诊断。必要时可进行培养并进行真菌鉴定和药敏。伍德灯（Wood lamp）下检查可能有助于排除红癣，后者通常为亮红色。

三、鉴别诊断

本病需要与慢性湿疹、慢性单纯性苔藓、玫瑰糠疹等鉴别。

四、治疗

（一）治疗原则

保持外阴清洁干燥，局部抗真菌治疗，积极治疗身体其他部位的真菌感染。

（二）治疗方法

1．一般治疗　应注意个人卫生，内衣应宽松、透气，保持局部清洁干燥；不与患者共用卫生用品和衣物等；手、足、甲癣患者应积极治疗，减少自身传染。

2．局部治疗　选择具有广谱抗真菌作用的药物。

（1）唑类抗真菌药：包括酮康唑、咪康唑、益康唑、克霉唑等，酮康唑等，为治疗表浅部真菌感染首选药。例如，2% 硝酸咪康唑乳膏（达克宁乳膏），每支 20 mg，早晚各 1 次。

（2）丙烯胺类抗真菌药：主要药物有布替萘芬、特比奈芬等。例如，1% 盐酸特比萘芬乳膏，每支 10 g，1 日 1 次，涂抹于患处及其周围皮肤，并轻揉片刻。

3．全身治疗　皮损广泛、出现水泡或局部用药不见好转者，可口服伊曲康唑或特比奈芬，与局部用药联合治疗可增加疗效。

五、注意事项

1．注意询问过敏史，过敏者禁用。婴幼儿及皮肤薄嫩处，应选择刺激性小、浓度较低的外用药。特比萘芬不推荐 2 岁以下儿童口服应用。

2．因有时感染症状和体征的消失可能至真菌学治愈后数周才出现。因此应强调坚持用药 2 周以上或皮损消退后继续用药 1 ～ 2 周，以免复发。

3．上述药物耐受性均良好，但用药后可出现局部轻度烧灼感、瘙痒感等刺激症状或局部皮肤干燥等。用药部位如有过敏、烧灼感、红肿等应停药，并将局部药物洗净，必要时就医。特比萘芬可分泌至乳汁中，口服者禁止哺乳。孕妇及哺乳期妇女慎用硝酸咪康唑乳膏。

（李静然）

第七章　外阴肿瘤

第一节　外阴良性肿瘤

前庭乳头瘤病

一、概述

1．定义　前庭乳头瘤病是指位于外阴前庭小阴唇内侧哈特线（Hart）线内的鳞状上皮的乳头状增生。又称前庭乳头状增生、绒毛样小阴唇、前庭乳头状瘤等。

2．病因　可能与细胞质内糖原增加、性激素水平、炎症、慢性刺激有关，有学者认为与 HPV 感染有关，但证据并不充分。许多专家将其视为正常的外阴解剖变异，不应视为一种疾病，但有的学者认为这是一类良性疾病。可合并炎症或单纯 HPV 感染。

二、诊断要点

（一）病史

可有外阴瘙痒史和局部炎症史，以中青年女性多见。

（二）临床表现

1．症状　大多数无症状，或有轻度瘙痒或不适。

2．体征　局限于前庭，肉眼可见小阴唇内测乳头状增生，如指状突出于黏膜表面的小乳头，每个乳头均有一个独立的根部或基底部，而且不融合；一般呈粉红色，对称，多发，表面光滑，大小一般数毫米，大的乳头状瘤因反复摩擦，表面可溃破、出血、合并感染。绒毛状小阴唇指多个较小（1 ~ 3 mm）乳头状突起，覆盖小阴唇黏膜，可有非特异性醋白上皮。

（三）病理检查

镜下可见上皮乳头状增生，但无复杂乳头状分支、棘层肥厚和非典型细胞，有时可见挖空细胞，但p16表达阴性。

三、鉴别诊断

应与尖锐湿疣、炎症、外阴上皮内病变相鉴别。

四、治疗

（一）治疗原则

一般无症状，不需要特殊治疗。合并炎症者，应给予对症治疗。

（二）治疗方法

1. 观察随访　无症状者，随访观察。

2. 物理治疗　症状反复发作，必要时给予冷冻、电灼、激光等物理治疗；不宜采用物理治疗者，可选用药物治疗，例如5%咪喹莫特软膏（为用于湿疣的药物，超说明书应用，患者应签署知情同意书），1周2～3次。

五、注意事项

1. 避免行不必要的活检和过度治疗。

2. 有症状反复发作者，应行活检送病理检查。

前庭大腺囊肿

一、概述

1. 定义　前庭大腺囊肿或前庭大腺导管囊肿（bartholin duct cyst）是由于前庭大腺导管的阻塞，分泌物积聚，囊腔积液所致。

2. 病因　前庭大腺（bartholin gland）是外阴部最大的外分泌腺体，位于前庭球的尾部，并靠近球海绵体肌。外阴阴道的炎症是主要致病因素，在急性炎症消退后腺管堵塞，分泌物不能排出，脓液逐渐转为清液而形成囊肿；其次，腺腔内的黏液浓稠或先天性腺管狭窄排液不畅，也可形成囊肿；其他因素还有前庭大腺损伤，例如分娩时会阴与阴道裂伤后瘢痕阻塞腺管口，或会阴侧切术损伤前庭大腺等。

3．特点 前庭大腺囊肿大小不一，多由小逐渐增大，有些可持续数年不变。

二、诊断要点

（一）病史

有前庭大腺炎、脓肿、损伤，或外阴外伤、分娩损伤病史。

（二）临床表现

1．症状 若囊肿小且无急性感染，患者一般无自觉症状，或性生活时有轻微不适；若囊肿大或有感染，尤其是急剧增大时，患者可有外阴包块、坠胀疼痛，或性生活不适，甚至行走不便。

2．体征 多为单侧，也可为双侧。检查见患侧阴道前庭外侧肿大，因受挤压，前庭入口呈新月形。在大阴唇后部可触及无痛性囊性肿物，一般张力较大，多呈圆形或卵圆形，多数直径 1 ~ 4 cm，少数可达 8 ~ 10 cm，边界清楚，一般与表面皮肤无粘连。囊肿较大者，小阴唇线常跨越囊肿的中央部位。

（三）病理检查

起源于前庭大腺主导管的囊肿内衬移行上皮或鳞状上皮，而起源于腺泡的囊肿内衬则为立方形或黏液柱状上皮，常见典型的高柱状上皮组成的腺泡结构，细胞核深染。

三、鉴别诊断

应注意与大阴唇腹股沟疝相鉴别，后者表现为腹股沟包块，向下屏气包块稍胀大，叩诊呈鼓音，一般均在过度用力后突然出现。

四、治疗

（一）治疗原则

无症状者随访观察；对囊肿较大或反复发作者，可行囊肿造口术。

（二）治疗方法

1．随访观察　多数囊肿小，无症状，可以长期存在，多年不变，定期观察，无需治疗。6 个月～ 1 年随访一次，期间有异常时随诊。

2．前庭大腺囊肿造口术　如果囊肿逐渐长大，影响生活，或反复感染，经常形成脓肿，可选择此手术。该手术操作简单，损伤小，并发症少，并可保留腺体及其分泌和局部滑润功能。

可采用传统手术或 CO_2 激光造口术，后者操作简便，时间短，无需缝合，不良反应少，这是由于激光的热效应使组织凝固、炭化，止血作用好，术中及术后出血少，术后无感染，无需应用抗生素。

手术方法：① 一般可在门诊手术室进行。②局部浸润麻醉：采用 1% 利多卡因溶液在拟切开部位的皮肤和皮下组织，呈扇形逐层浸润麻醉。③ 在前庭大腺开口处，沿处女膜缘的外侧皮肤与黏膜交界处，从囊肿突出皮肤黏膜较薄处切开，达囊肿的最低点，长度与其等长。待囊液流尽后，生理盐水或抗生素稀释液多次冲洗囊腔。2-0 可吸收线将囊壁与周围皮肤或黏膜间断外翻缝合，形成口袋状。术后囊腔放置引流条。

3．前庭大腺囊肿切除术　适用于年龄较大反复发作者。沿皮肤黏膜交界切开皮肤，分离囊壁，剥离整个囊肿后，在基底部用 4 号丝线缝扎，切除囊肿，可吸收缝合线从内到外缝合囊腔，不留死腔。

术后保持局部清洁，同时予以 1/5 000 高锰酸钾液坐浴，1 日 2 次，必要时给予抗生素。术后注意观察患者有无局部疼痛、肛门下坠感、创面活动出血、外阴血肿形成等。

五、注意事项

1．前庭大腺囊肿造口术　① 切口应足够长，至囊肿（脓肿）

最低点，应跨过囊肿最大径线，充分暴露囊腔，以便于囊液、脓液引流充分；② 切口边缘外翻缝合，避免窗口闭合；③在囊肿突出皮肤黏膜较薄处切开，可减少出血和损伤。④ 每天用双氧水或 2% 聚维酮碘冲洗一次，共 3 ～ 4 次，防止术后粘连闭合，再次形成囊肿。

2．如伴有感染，应先抗感染治疗，不宜立即手术，待炎症局限或消失后，方可手术。

3．外阴或阴道的急性炎症，炎症消失后再手术；月经期或月经前期不宜手术。凝血功能障碍或重度血小板较少者谨慎选择手术，必要时在凝血功能纠正后再行手术。

外阴纤维瘤

一、概述

外阴纤维瘤（vulvar fibroma）是发生于外阴纤维组织的良性肿瘤，由成纤维细胞增生而成。原因不明。多发生于育龄期妇女的大阴唇，少见于小阴唇、阴蒂及圆韧带。其生长缓慢，一般不恶变。其中一种由疏松纤维组织构成的纤维瘤称为软纤维瘤，又称软垂疣或皮赘。

二、诊断要点

（一）临床表现

1．症状　一般无症状，少数有下坠感及疼痛，偶因摩擦表面可有溃疡。如肿瘤过大可影响活动和性生活。

2．体征　常为单发，圆形或卵圆形皮下结节，一般 0.5 ～ 3 cm 大小，质硬、光滑，肤色或深红色，可活动，表面可有溃疡、出血、分泌物和坏死。个别较大的肿瘤当局部血液循环发生障碍时可囊性变，质地变软。软纤维瘤多呈单发、有蒂悬垂状赘生物，肤色或淡黄色，软，表面有皮肤皱襞或沟纹。

（二）病理检查

切面为致密灰白色，纤维组织呈束状纵横交错排列或呈漩涡状排列。如发生退行性变，肿瘤可变软。镜下可见包膜为纤维结缔组织，实质由成熟的成纤维细胞和胶原纤维组成，呈束状编织状肿瘤，少见恶变。

（三）超声检查

局部可见圆形或卵圆形中低回声区，并可见血流信号，但血流阻力正常。

三、鉴别诊断

外阴纤维瘤有时需与腹股沟圆韧带肌瘤相鉴别。后者一般位置较高，系多发性，或见于双侧。

四、治疗方法

（一）治疗原则

应给予局部肿瘤切除，尤其是有症状者，以明确诊断和消除症状。切除组织送病理检查，以明确诊断。

（二）治疗方法

1．带蒂纤维瘤切除　沿蒂根部周围做梭形切口，分离蒂的根部长约 1 cm，用弯血管钳夹蒂根部，在血管钳的上方切除肿瘤。2-0 可吸收线贯穿缝扎瘤蒂，1 号丝线间断缝合皮肤。也可采用 CO_2 激光刀手术，从肿物基底部切除，不需缝合止血。

2．无蒂纤维瘤切除　较小的肿物可沿肿物表面长轴方向切开，肿物较大者，以病灶为中心，沿肿物长轴做梭形切口。钳夹皮肤切缘及牵引肿物，用血管钳或刀柄沿肿瘤周围分离，直至肿瘤完全剥离，完整切除，切除组织边缘应包括部分正常组织。以丝线逐层缝合。如肿物较大，用 2-0 可吸收线自基底部开始间断“8”字缝合，闭合瘤腔。

3．术后必要时给予抗生素预防感染，保持外阴清洁，术后 3 ～ 5 天拆线。

五、注意事项

1．该瘤生长快，表面有破溃者，应做活检明确诊断。

2．手术前如有外阴或阴道的急性炎症，抗炎后再手术；手术不宜选择在月经期或月经前期。对于凝血功能障碍或重度血小板较少者，必要时凝血功能纠正后再行手术。

3．创面缝合止血时，注意不要遗留死腔。术后观察患者有无局部疼痛、肛门下坠感、创面活动出血、外阴血肿形成等。

4．完整切除肿瘤，术后一般不再复发。

外阴脂肪瘤

一、概述

外阴脂肪瘤（vulvar lipoma）是一种由外阴成熟脂肪细胞构成的良性肿瘤，是常见的外阴软组织良性肿瘤。可发生于任何年龄，以育龄妇女多见。多发生于于阴阜、大阴唇或外阴其他脂肪组织处，肿瘤一般生长缓慢。

二、诊断要点

（一）临床表现

1．症状　肿瘤较小者一般无症状，如肿瘤体积较大，偶可达 10 ~ 12 cm,则可引起下坠感、行走不便或性交困难,表面可有溃破。

2．体征　肿瘤一般单发，多位于大阴唇皮下，呈无蒂的皮下隆起性肿块，大小不一，质地较软，圆形，有时呈分叶状，边界清楚，有包膜，活动好。

（二）病理检查

切面呈黄色。镜下见肿瘤主要由成熟的脂肪细胞构成，脂肪细胞间散在纤维结缔组织条索，间质有多少不等的纤维组织和血管。

三、鉴别诊断

如肿瘤生长迅速、异常坚硬应与脂肪肉瘤相鉴别，活检送病理检查。

四、治疗

（一）治疗原则

小而无症状脂肪瘤可不予处理，体积较大有症状者可给予手术切除。

（二）治疗方法

1．观察随访　适用于临床诊断明确，小而无症状患者。随访时间 6 个月 ~ 1 年一次，期间有异常随诊。

2．外阴脂肪瘤切除术　肿瘤较大，特别是有症状者可行外阴脂肪瘤切除术。切除组织送病理检查。手术方法和其他注意事项见外阴纤维瘤的手术治疗。

五、注意事项

1．有恶变可能。对于有症状或怀疑恶性或不能除外恶性者，可先行外阴肿物切除，送病理检查，明确性质后再决定进一步的治疗方法。

2．手术中，尽量在脂肪瘤的包膜外完整剥除肿瘤。

外阴色素痣

一、概述

1．定义　外阴色素痣（pigmented nevi）是由外阴黑素细胞过度生长而形成的一种良性肿瘤，也称外阴良性痣。

2．分类及特点　按生长部位分为交界痣、皮内痣和复合痣三种。早期的痣或儿童期痣大多是交界痣，即痣细胞和痣细胞巢位于表皮基底层和真皮乳头层交界处。以后痣细胞逐渐脱离上皮基底层而完全进入真皮内，称为皮内痣，常有家族性因素，多见于成人女性，是最常见的一种痣，因其痣细胞在真皮内处于静止状态，所以不会恶变。在痣细胞进入真皮的过程中，交界痣的一部分或大部分已进入真皮内时，为上述两种痣的混合，称为复合痣。

3．病因　原因不明，患者常有家族史。不良刺激则会加重其过度生长，甚至恶变。对性激素的刺激较敏感，常在青春期增大、变黑。色素痣来源于上皮黑素细胞和真皮神经鞘细胞。较为常见，好发于阴唇皮肤或黏膜。

二、诊断要点

（一）临床表现

1．症状　多于出生时即存在，可逐渐变大，变深。后天获得的痣多见于年幼时期，成年早期数目增加。中年以后痣的数目一般开始减少。各年龄段均可发生，多数无症状。如受长期刺激或摩擦后，局部可出现疼痛、瘙痒、出血或炎症。

2．体征　典型的痣为平坦或局部稍隆起的棕色、淡褐色至黑色的痣，一般 1 ~ 2 mm 大小，颜色均匀，边界清楚，表面可有毛发，单发或多发。肤色深的患者其痣的颜色也较深。

（1）交界痣：为大痣细胞，多见于儿童和青年，表现为褐色或黑色斑疹，以扁平痣多见，或可稍隆起，2 ~ 8 mm，圆形，边界不甚清楚，颜色均一，表面光滑无毛发。

（2）皮内痣：为更成熟的小痣细胞。多发，平均 20 ~ 30 个。痣表面平坦或稍高出皮肤或黏膜，常伴毛发生长，颜色自正常到深黑，大小数毫米至数厘米不等，边缘规则呈深浅不同的褐色。

（3）复合痣：呈皮内痣和交界痣的表现。体积迅速增大，色泽加深；表面感染、破溃、出血或出现卫星灶，黑素环等，有恶性可能。

（4）恶变征象：黑素痣颜色突然加深发亮，如出现红、粉红、灰、蓝色或原有黑色变深者；痣增长迅速；表面有出血、溃疡、硬结、周围发红；色素痣周围有卫星黑痣及所属淋巴结肿大；出现明显的痒痛等应警惕有恶变可能。一般认为，伴有毛发，颜色均匀且较深，边界清楚为皮内痣性质稳定的标志。

（二）病理特点

镜下见痣细胞呈黑色，细胞呈卵圆形、半圆形或立方形，细胞膜清楚，细胞质内为黑棕色细颗粒，核仁不清楚。组织学非典型痣包括结构不对称、边界不规则或模糊、着色不均匀、直径大于7 mm，可见大的痣细胞巢，痣细胞异型性明显，多见核分裂象。

三、鉴别诊断

可与脂溢性角化病相鉴别，脂溢性角化病的皮损表面为粗糙伴有剥脱。根据临床表现诊断不难。活检有助于除外恶变。

四、治疗

（一）治疗原则

稳定痣一般不需治疗，随访观察，怀疑恶变者，应手术治疗。

（二）治疗方法

1. 观察随访　稳定皮内痣和复合痣一般不需治疗。

2. 手术治疗　关于痣的治疗目前存在一定的争议，有观点认为良性表现的痣不需要切除，切除性活检只用于临床表现非典型特征者，但亦有观点认为因外阴色素痣处于被刺激摩擦的部位，可恶变，故应切除。

目前达成共识者如下：如有恶变征象者，应行手术治疗。其中交界痣的痣细胞具有增生活跃的特性，特别是有症状、边缘不规则、颜色不均匀、直径≥ 1.5 cm 者，恶变的可能更大，应手术切除。手术方法见外阴纤维瘤手术。切除范围要超过痣边缘 0.5 ～ 1 cm，切除深度达上皮全层及部分真皮浅层组织，切除组织送病理检查。痣较小且表浅者，可给予 CO_2 激光切除。治疗应彻底，否则痣细胞残留，易复发。

五、注意事项

1．外阴色素痣，怀疑有恶变时，应行切除性活检，切除应足够深。

2．较小的痣切除后，可潜行剥离皮肤创缘后，直接拉拢缝合。较大的交界痣，如怀疑有恶变，手术应选择在痣边界以外的正常皮肤切口，切除后可行邻近皮瓣转移或游离皮肤移植。

外阴血管瘤

一、概述

1．定义　外阴血管瘤（hemangioma）由血管内皮细胞异常增殖的血管源性肿瘤。

2．分类　分为毛细血管瘤（血管痣）和海绵状血管瘤两种。① 毛细血管瘤：是由大量交织、扩张的毛细血管组成。② 海绵状血管瘤：由扩大的血管腔和衬有内皮细胞的血窦组成。

3．特点　其由起源于中胚叶的无数毛细血管或海绵状血管构成，属先天性疾病，多发生于新生儿或婴儿的大阴唇或阴阜，一般不会恶变。

二、诊断要点

（一）临床表现

1．症状　一般无症状，较大时外阴部有肿胀感。

2．体征　在大阴唇或阴阜处皮下或皮内可见小的鲜红色或暗红色血管痣或蓝紫色、红色海绵状肿物或斑块，突出皮肤表面，质软，表面光滑，压之可褪色，压力解除后，颜色恢复。直径数毫米到数厘米，可在数月内逐渐增大，然后稳定在一定大小，至 5 ～ 8 岁时可发生退化，可伴有瘢痕。表面损伤后易出血。

（1）毛细血管瘤：呈鲜红或紫红色斑块。与皮肤表面平齐或稍隆起，边界清楚，形状不规则，大小不等。

（2）海绵状血管瘤：呈大小不等的紫红、暗红或青红色结节或斑块，血窦大小不一，呈海绵状结构，窦腔内充满静脉血，彼此交通。表面呈半球形或分叶状，压之体积可缩小。触诊柔软，边界不清，无压痛。多为单发，生长缓慢。表浅者，表面皮肤或黏膜呈青紫色。深部者，皮肤颜色正常。

（二）病理特点

镜下见毛细血管管腔扩大，内皮细胞增生、肥大。海绵状血管瘤系真皮皮内下部和皮下组织的血管扩张增生而形成，呈不规则的空腔，腔内充满血液，血管外膜细胞增生。肿瘤形态不规则，面积大小不一。镜下可见多数扩张而不规则的血管或腔隙，管壁衬以单层扁平内皮细胞，扩大的管腔内常有血栓形成。

（三）辅助检查

1．血管造影　术前做血管造影，可了解血管瘤的营养支，在血管瘤两端结扎供血血管，可减少术中出血，有利于血管瘤全部切除。

2．影像学检查　行超声检查，了解范围及血供情况。必要时行磁共振成像检查，了解其与周围重要器官的关系及是否累及周围器官。

3．穿刺　细针穿刺对诊断很有帮助，如抽出血液，可初步诊断血管瘤。

三、鉴别诊断

表浅血管瘤需与毛细血管畸形鉴别，深部血管瘤需与静脉畸形、淋巴管畸形。

四、治疗

（一）治疗原则

一般不需要治疗，对生长迅速、有溃疡、出血和感染的血管瘤，可给予治疗，需专科就诊。

（二）治疗方法

1．观察随访　外阴血管瘤多数随时间的推移可自控或消退，对无症状成人海绵状血管瘤，一般不需治疗，观察随访。

2．药物治疗　适用于浅表婴儿血管瘤，常用β受体阻滞剂类药物，例如普萘洛尔，以其安全高效的优点成为一线首选药物。

3．激光治疗　常用脉冲染料激光，多用于浅表型婴儿血管瘤增殖期、消退期后毛细血管扩张性红斑及血管瘤溃疡。

4．手术治疗　对较广泛的、深在的海绵状血管瘤还可考虑手术切除，但可复发。

5．其他治疗　冷冻、栓塞或局部注射硬化剂。

外阴皮脂腺囊肿

一、概述

外阴皮脂腺囊肿是由外阴皮脂腺增生，造成皮脂腺导管阻塞后形成。多数人认为其为正常的解剖变异，自然状态下产生，属于个人体质，并无传染性，也不与其他疾病有关联，只是单纯存在于表面的小突起，或一种异位性的皮脂腺增生，因此不应视为异常。外阴皮脂腺丰富，特别是小阴唇内测。而且，与其他部位皮肤黏膜不同，外阴的皮脂腺导管直接开口于皮肤表面，因此更易发生皮脂腺增生。皮脂腺囊肿也称为 Fordyce 斑，以美国皮肤科专业学者 John Addison Fordyce 命名。

二、诊断要点

（一）临床表现

1．症状　一般无症状，明显增大，可有不适，摩擦感等。

2．体征　表现为前庭及小阴唇内侧面的黄色或淡黄色小斑点或丘疹，似鹅卵石样外观，多数分布均匀，质软，中央可有脐窝，可几个至几十个呈簇状，大小 0.1 ～ 0.5 cm，少数发生于大阴唇部位者可大至 1 cm 以上。

（二）病理检查

可见孤立的皮脂腺增生，表现为真皮内单个增生的皮脂腺，其结构和正常皮脂腺相同，过度增大的皮脂腺小叶包围着中央呈囊性扩张的导管，导管与皮损中央脐窝相同，开口于表面。

三、鉴别诊断

应与皮脂腺痣进行鉴别。皮脂腺痣多幼年发病，皮损上无脐凹，病变组织中无大的皮脂腺导管，表皮疣状和乳头瘤样增生，下方也可见顶泌汗腺。

四、治疗

一般无需治疗，如明显增大，影响日常生活和性生活，必要时可行二氧化碳激光治疗或局部切除术。

五、注意事项

1．保留外阴清洁干燥和良好的生活习惯，少食用辛辣、高脂饮食。

2．减少局部刺激，包括摩擦，使用有刺激性的外阴洗剂。

3．避免过度治疗，预防瘢痕形成等，以减少对外阴结构和功能的影响。

（李静然）

第二节　外阴鳞状上皮内病变

一、概述

1．定义　外阴鳞状上皮内病变（vulvar squamous intraepithelial lesion，VSIL）是指发生于女性外生殖器皮肤和黏膜的鳞状上皮细胞的异常增生性病变。

2．分类 2014 年 WHO 女性生殖器官肿瘤分类和 2015 年国际外阴阴道疾病研究会（ISSVD）将外阴鳞状上皮内病变分为 3 类：低级别鳞状上皮内病变（vulvar low-grade squamous intraepithelial lesions，VLSIL）、高级别鳞状上皮内病变（VHSIL）和分化型上皮内瘤变（differentiated vulvar intraepithelial neoplasia，dVIN）。其中 VLSIL 包括扁平湿疣和单纯 HPV 感染，HSIL 包括外阴上皮内瘤变（VIN）2 级和 VIN 3 级。VHSIL 和 dVIN 为外阴癌的癌前病变。

3．病因及发病趋势 有两种发病途径可导致此病，一种是与人乳头瘤病毒（HPV）有关，导致 VSIL；另一种与 HPV 无关，可能与慢性炎症性疾病有关，导致 dVIN。近 20 ~ 30 年来，VSIL 的发病呈明显的升高趋势，特别是 40 ~ 50 岁女性，呈明显的年轻化趋势。

二、诊断要点

（一）病史特点

患者多有宫颈、阴道、肛周的 HPV 感染或鳞状上皮内病变史。

（二）VLSIL 的临床表现

1．症状

（1）可发生于外生殖器的任何部位，多见于外阴舟状窝、大小阴唇，肛周、阴道前庭、尿道口等性生活易损伤部位。

（2）常无临床症状，部分可有外阴瘙痒及不适、烧灼痛或性交后疼痛等。搔抓后可出现疼痛、糜烂、溃疡及出血等。

2．体征 表现多样，可表现为单纯 HPV 感染或湿疣等，易合并宫颈、阴道和肛周病变。

（1）单纯 HPV 感染：多数无任何肉眼可见的病变，仅依据病理诊断，或外阴局部取材检测 HPV 阳性，或局部醋白上皮。

（2）扁平湿疣：典型者表现为稍高出皮肤黏膜的大小不等的扁平丘疹、斑点、斑片或斑块样改变，形态多不规则，呈褐色、黑色、粉色、白色或污灰色病灶；表面光滑或粗糙；可单发，但一般为多发病灶。

（三）VHSIL 的临床表现

1．症状　60% 的患者可出现症状，以瘙痒为主，其次为外阴不适、灼烧感或疼痛等，但缺乏特异性；40% 的患者可无症状，易漏诊。

2．体征　外阴 HSIL 的临床表现多样，可发生于外生殖器的任何部位及肛周，病变大小不等，形状各异，颜色不同。以多灶、扁平或疣状、色素性斑块、不对称病灶为多见。病变特点如下：

（1）表现多样性，以增生性皮肤黏膜改变为主，可表现为斑点、斑块、斑片、疣状、乳头状、结节、丘疹、隆起、角化，扁平或增厚隆起病灶，或仅表现为表面粗糙性扁平病变或溃疡性病变；表面粗糙或光滑；不对称；由于瘙抓，皮肤黏膜表面可有破损、糜烂、溃疡，以及渗出物或结痂等。

（2）多为色素性病变，但颜色各异，可表现为白色、褐色、棕色、黑色、灰色、红色，或同一病变呈两色或多色相间病变，混合颜色的发生率约为 20%。

（3）多灶性表现，基于 HPV 感染的特点，可呈单灶或多个病灶，约 2/3 呈多中心 / 多病灶或融合性病变为主。而且 VSIL 常合并其他外生殖器部位病变，有 18% ～ 56% 的患者合并宫颈、阴道和肛周的病变。因此，全面、仔细地对妇科及肛门部位进行检查非常重要。

（四）辅助检查

1．HPV 检测　在外阴及病变部位取材，行 HPV 检测，可呈阳性。但阳性率低于宫颈和阴道脱落细胞检查的阳性率，其中 PCR 检测方法敏感性较高。

2．外阴脱落细胞涂片　巴氏染色后可见挖空细胞及角化不良细胞同时存在，对湿疣有一定的诊断价值，但敏感性很低。

3．阴道镜检查及活检　由于 VSIL 常表现为肉眼可识别的病变，因此，可以直接活检进一步诊断，但对于小的、不易识别的病变应行阴道镜或放大设备的检查。以便早期发现可疑病变等，明确病变范围及深度，指导在异常区域活检。

（1）阴道镜检查的指征：细胞学和 HPV 筛查异常；外生殖器检查异常，例如局灶角化、增厚、隆起、结节、溃疡；持续固定性瘙痒 / 疼痛区域；可疑或有效治疗后不见好转的病变；稳定病变出现明显的变化；治疗无效及复发的外阴湿疣（尤其是老年患者）；色素改变；可疑癌前病变及癌，以及术前指导切除范围等。

（2）操作步骤：首先肉眼观察外阴阴阜至肛周区域。其次，采用浸透 3% ～ 5% 醋酸溶液的大棉球或纱布敷于外阴 3 ～ 5 min，动态观察醋酸后外阴上皮和黏膜的反应，之后在异常部位取活检。

（3）VLSIL 的阴道镜下表现：肉眼或阴道镜下可见扁平或疣状、乳头状病变，表面隆起或小乳头指样突起样病变。醋酸后表现为病变局部不透明的醋白上皮，部分可见细小的点状血管。当仅有 HPV 感染时，表现为多处不规则薄的片状弥漫或扁平醋白上皮。但外阴的醋白试验多为非特异，超过 65% 正常女性外阴或炎症状态也可出现薄的不典型、弥漫的醋白上皮，需要进行鉴别。一般在有代表性或最严重部位、单点或多点取活检，并送病理检查。

（4）VHSIL 的阴道镜下表现：典型的外阴 HSIL 多表现为隆起的厚醋白上皮，不透明；边界清楚、锐利；出现快，持续时间长；少数可见粗大的点状血管；镶嵌上皮少见，如出现粗大的镶嵌上皮，或醋白上皮中出现不典型血管，注意排除外阴癌的可能。醋白上皮对外阴 HSIL 诊断的敏感性为 97%，阴性预测值 98%，但特异性仅 40%。

（五）病理检查

病理诊断是 VSIL 诊断的金标准。

1．VLSIL 的镜下表现　可见基底细胞增生和挖空细胞，细胞轻度异型，并主要位于上皮层的下 1/3，可见少量核分裂象。

2．VHSIL 的镜下表现　细胞排列紊乱，出现不同程度增生伴核异型，核分裂象增加，伴有角化不全及角化过度；异型细胞在上皮层的下 2/3 及以上，几乎达上皮全层。成熟细胞减少或缺如。免疫组化有助于 HSIL 级的诊断和预测病变的进展风险，特别是 VIN2 可借助于 p16 及 Ki67 进一步检测以明确诊断。

三、鉴别诊断

应区别外阴 LSIL、HSIL 和 dVIN，并与假性湿疣、皮脂腺增生，汗管瘤、传染性软疣、外阴癌等鉴别。

四、治疗

（一）治疗原则

无症状 VLSIL 患者，推荐观察，定期复查。VHSIL 推荐治疗和规范管理，治疗前多点活检，排除外阴癌，并选择个体化治疗方案。治疗目的是阻断其病程进展，预防癌变，缓解症状，尽量保留外阴的解剖结构和功能。

（二）治疗方法

1．期待治疗

（1）外阴 LSIL：由于多数外阴 LSIL 为一过性 HPV 感染，自然消退率较高，进展风险较低，因此，对无症状 LSIL 患者，推荐观察，定期复查。一般随访时间 12 个月一次，仔细的妇科检查，必要时阴道镜检查及活检。对于绝经后女性、有效治疗反应不理想，或有其他可疑病变者，应再次取活检，以排除恶性及其他病变。对有瘙痒者，除了一般对症治疗外，可局部应用氧化锌软膏、肤氢松软膏、2% 苯海拉明软膏等止痒。

（2）外阴 HSIL：适应证很严格，应谨慎选择，仅局限于外阴 HSIL（VIN2）型、年轻女性（< 30 岁），妊娠期或近期妊娠，一过性免疫抑制使用者，而且观察时间应< 1 年。

2．药物治疗　如无局部浸润且有长期随访条件，可采用药物治疗。适用于单 / 多灶性、各种大小，甚至广泛的病灶。在排除癌的前提下，目前外阴 HSIL 倾向于采用药物治疗，以避免致残性手术。但是药物治疗不能获得组织学标本，有漏诊早期浸润癌的风险。

（1）5% 咪喹莫特乳膏：逐渐加量，每周 1 ～ 3 次，用药 12 ～ 16 周。治疗期间 4 ～ 6 周进行一次阴道镜检查，必要时再次活检。持续至疣体完全清除，一般需要 8 ～ 12 周。

（2）1% 西多福韦软膏：每周 1 ～ 3 次，用药 20 ～ 24 周。治疗期间 4 ～ 6 周进行一次阴道镜检查，必要时再次活检。

（3）药物的不良反应：上述两种药物均可出现不良反应，但一般为轻度，可耐受，包括局部红斑、糜烂、水肿、局部烧灼感和疼痛、瘙痒及溃疡等，全身症状有发热、流感样症状。用药中局部有轻度红斑者，可不必停药，如加重，可适当减量；如果仍不能耐受，或出现较明显的水肿、糜烂、疼痛等，应及时停药。

3．物理治疗　物理治疗可保留外阴的外观和功能，但不能获得标本。高度怀疑浸润癌者、dVIN 及原位黑素瘤是物理治疗的禁忌证。与手术比较，物理治疗的复发相对较高。

（1）激光消融治疗：适合于单病灶或多中心、小融合病灶，治愈率为 89%，复发率为 11% ～ 40%。

（2）光动力治疗：光动力治疗（photodynamic therapy，PDT）是用特定波长激光照射聚集光敏剂的肿瘤部位，引发细胞光化学损伤，产生氧介导的细胞死亡。PDT 治疗后组织学完全缓解率 20% ～ 67%，症状缓解率 52% ～ 89%，无严重并发症。不良反应有光敏反应、发热、出血、感染、疼痛等。

4．手术治疗　手术切除适用于可疑癌、dVIN、累及毛发区病变，多灶性、复发性外阴 HSIL 病变患者。而且切除边缘至少达病变外 5 mm 的正常皮肤，切除达相应的组织深度，可获得标本进一步诊断。手术可选择冷刀、激光或电刀切除。切除组织行病理学检查，必要时手术中行冰冻病理检查。

（1）外阴上皮局部切除术：用于外阴局限病变者，仅切除病变部位皮肤黏膜组织，而保留皮下组织和深层结构。切除范围应在病灶边缘外正常组织 5 ～ 10 mm，一般切除深度 1 ～ 3 mm，由于毛发区 HSIL 常累及毛囊，切除深度应达 2 ～ 4 mm。

（2）外阴皮肤切除术：用于病变较广泛或多灶性者。切除部分或全部外阴和会阴皮肤的表皮和真皮层，保留皮下组织，维持外阴形态，尽量保留阴蒂。缝合时应尽可能恢复局部解剖关系，如张力较大可潜行游离邻近皮肤，手术创面较大，必要时行外阴游离皮片移植或股薄肌皮瓣移植。

（3）单纯外阴切除术：适于年龄较大，病变范围广，怀疑恶性的患者。切除外阴部皮肤黏膜、皮下组织。手术范围应达外阴有无毛发生长的交界处，会阴体上 1/2，肛门括约肌上方。

5．综合治疗　可以联合物理治疗、药物、手术治疗，例如物理治疗前可以选用药物治疗，以减轻物理治疗的副损伤，瘢痕形成；对于物理治疗和手术后残留病灶，切缘阳性者，可行药物治疗，提高治疗效果。

五、注意事项

1．强调治疗前全面评估的重要性，包括病变程度、范围、大小、多灶性、部位、类型、年龄、患者意愿，以及是否有随访条件、医生掌握的技术。根据上述情况，选择个体化的治疗方案。

2．需行阴道镜检查或肉眼检查下的多点活检，确定病变范围和手术切缘。

3．选择 5% 咪喹莫特乳膏用于外阴 SIL 为超说明书应用，治疗前需与患者签署知情同意书。

4．治疗的同时应尽可能保留外阴重要的解剖结构和功能。

5．随访非常重要性，外阴癌前病变一生均有复发 / 恶变的风险，而且各种方法治疗后的复发率均较高，因此，需要长期随访，特别是有高危因素的患者，包括年龄大；病灶大于 2 cm；病变程度较重；结节多灶病变；持续高危型 HPV 感染，特别是 HPV16 感染；色素性病变；dVIN、切缘阳性；盆腔放疗史、免疫抑制状态等。但一般外阴上皮内病变进展相对缓慢，如果对治疗的反应好，无新病变发生，初次治疗后，推荐第 6、第 12 个月随访，之后每年 1 次定期随访。随访方法包括仔细的妇科检查、HPV 检测，必要时阴道镜检查及活检。

6．目前缺乏有效的外阴癌前病变的筛查方法，由于 HPV 疫苗对其相关的外阴鳞状上皮内病变有预防效果，因此推荐适合接种年龄的女性接种 HPV 疫苗。

（李静然）

第三节　外阴癌

一、定义

外阴癌为发生于外阴的上皮性恶性肿瘤，90% 以上的外阴癌为鳞状细胞癌。外阴约占妇科恶性肿瘤的 4%，多见于老年女性，诊断时的平均年龄约为 70 岁。发病与 HPV 感染相关，常继发于未分化外阴上皮内瘤变和硬化性苔藓等。

二、诊断

（一）症状

最常见的症状是瘙痒或疼痛。亦可无特异性的症状。晚期患者可有外阴破溃、出血、尿痛或腹股沟淋巴结肿大。

（二）体征

可以见到溃疡或肿块样的外阴病灶。

（三）辅助检查

1．阴道镜检查有助于识别病灶。

2．活组织标本送病理检查，尤其是阴道镜下多点活检对确定诊断有重要意义。

（四）分期（FIGO，2009）

Ⅰ期：肿瘤局限于外阴

Ⅰa：病灶最大经线≤ 2 cm 大小，局限于外阴或会阴和间质浸润深度≤ 1.0 mm。

Ⅰb：病灶最大经线＞ 2 cm 大小，间质浸润深度＞ 1.0 mm，局限于外阴或会阴。

Ⅱ期：任何大小的肿瘤，侵犯至邻近的会阴结构（下 / 远端 1/3 尿道，下 / 远 1/3 阴道，肛门受累）。

Ⅲ期：任何大小的肿瘤，有或没有侵犯到邻近的会阴结构（下 / 远端 1/3 尿道，下 / 远端 1/3 阴道，肛门受累）和腹股沟 - 股骨淋巴结阳性。

Ⅲa：1 个淋巴结转移（≥ 5 mm）或 1 ～ 2 个淋巴结转移（< 5 mm）。

Ⅲb：≥ 2 个淋巴结转移（≥ 5mm）或 ≥ 3 个淋巴结转移（< 5 mm）。

Ⅲc：阳性淋巴结出现囊外扩散。

Ⅳa 期：任何大小的肿瘤，侵犯至以下任何部位：尿道上部 / 近 2/3 处，上 / 近 2/3 阴道，膀胱黏膜，直肠黏膜，或固定于骨盆。

Ⅳb 期：任何远处的转移，包括盆腔淋巴结。

三、治疗

治疗方式以手术治疗为主，强调个体化治疗，放疗是重要的辅助治疗措施。

（一）手术治疗

微小浸润肿瘤侵犯深度≤ 1 mm、最大直径≤ 2 cm（FIGO Ⅰa）的患者进行广泛局部切除治疗，不需行淋巴结切除。病灶局限者，行外阴广泛局部切除，切除范围边缘距肿瘤至少 1 cm，深度达深筋膜和耻骨联合骨膜，并切除腹股沟、股淋巴结。对于病灶> 4 cm 患者，需要考虑尿道和肛门的处理，必要时可先行放疗和同期化疗以期能够保留尿道及肛门。病变距外阴中线> 2 cm 的患者，如果查体及辅助检查未提示异常淋巴结，建议单侧淋巴结切除术。中线型或病灶较大的侧位型肿瘤需切除双侧腹股沟、股淋巴结。

（二）放射治疗

手术切缘阳性或切缘距肿瘤< 5mm 者术后原发灶补充放疗。腹股沟淋巴结单个明显转移、淋巴结囊外扩散以及多个部位微转移者行腹股沟区补充放疗。

四、注意事项

高达 20% 的患者存在伴随的第二恶性肿瘤，最常见的是宫颈肿瘤，术前需注意排除。对于考虑外阴良性病变，但未对治疗产生反应，需活检排除恶性肿瘤并建立诊断。

（王志启）

第八章　阴道肿瘤

第一节　阴道良性肿瘤

一、定义

阴道组织主要包括鳞状上皮、纤维结缔组织和平滑肌组织。阴道来源的良性肿瘤很少见，有囊性肿瘤和实性肿瘤。囊性肿瘤包括上皮包涵囊肿和胚胎遗留性囊肿等；实性肿瘤主要有乳头状瘤、平滑肌瘤、纤维瘤和神经纤维瘤等。

二、诊断

（一）症状

1．肿瘤体积较小者常无症状。

2．肿瘤体积较大者可以出现下坠感，性交不适或性交困难，部分患者可以有压迫症状如尿频及便秘。

3．合并感染者有阴道分泌物增多伴异味或阴道流血。

（二）体征

1．妇科检查阴道壁上见单个或多个肿物。

2．包涵囊肿为阴道后壁正中或侧后方体积较小的囊肿。多为阴道手术时将将阴道黏膜卷入阴道深层后形成。

3．胚胎遗留性囊肿是由残余的中肾管（午非管）或副中肾管（苗勒管）阻塞，分泌物潴留形成。

4．阴道子宫内膜异位囊肿呈紫蓝色结节。

5．平滑肌瘤源于阴道壁内平滑肌组织，多见于阴道前壁，表现为阴道黏膜下结节，质韧。

6．乳头状瘤呈菜花状，表面乳白色，质脆。注意需要与阴道恶性肿瘤鉴别。

（三）辅助检查

根据组织病理学结果可明确诊断。

三、治疗

1．肿瘤较小、无症状，可以随访观察。

2．肿瘤较大、症状明显，可予手术切除。

3．手术方式为肿瘤摘除术，术中注意解剖，避免损伤。

四、注意事项

肿瘤合并感染有破溃者，应先控制感染，再进行手术切除。若囊肿较大，要注意剥离时避免损伤膀胱或直肠。如果囊肿剥除有困难，可先将囊肿切开，再仔细剥离。阴道神经纤维瘤易复发，手术切除后应定期随访。

第二节　阴道腺病

一、定义

阴道腺病多见于青春期发育后的妇女。指正常阴道黏膜表面的复层鳞状上皮细胞被柱状上皮所取代或是在上皮下的固有层内出现腺体为特征的疾病。

二、诊断

（一）症状

1．多无症状。

2．若病变范围广泛，可有阴道分泌物增多，血性分泌物，阴道灼热感，性交疼痛或接触性出血。

（二）体征

1．阴道壁可见散在粉红色斑点状小结节，或天鹅绒样红斑区或局限性表浅糜烂。

2．阴道内可及一个或多个囊肿，或呈硬粒感。

（三）辅助检查

1．细胞学检查 阴道壁病变刮片，有黏液柱状细胞或鳞化细胞。

2．阴道镜检查 是诊断阴道腺病的可靠方法，于病灶处见似宫颈转化区，见腺体开口、腺囊肿或柱状上皮岛，也可以见到白色上皮，点状血管或镶嵌等图像。病变部位碘不着色，阴道镜下活检可提高诊断率，并有助于早期发现癌前病变及癌变。

3．组织病理学检查 是阴道腺病的确诊依据。病灶多点活检见鳞形上皮内或皮下结缔组织中出现腺上皮及腺体组织。

三、治疗

局部治疗为主。对症状明显或多发性病灶者可局部烧灼、微波或激光治疗。用 0.5% ~ 1% 醋酸溶液冲洗阴道，使阴道 pH 为 4 左右，增加阴道酸度，以促进腺上皮鳞化。

四、注意事项

阴道腺病患者应注意随访，每半年检查 1 次，包括阴道细胞学及阴道镜检查，必要时活检。

第三节 阴道上皮内瘤变

一、定义

阴道上皮内瘤变（VAIN）是阴道癌的癌前病变，包括阴道鳞状上皮不典型增生和阴道鳞状上皮原位癌。高危型人乳头瘤病毒（HPV）感染可能是为诱发 VAIN 的主要原因。根据鳞状上皮异常细胞侵犯上皮的程度，VAIN 可分为三级：Ⅰ级为阴道上皮轻度不典型增生，即异型细胞局限于上皮下 1/3；Ⅱ级为阴道上皮中度不典型增生，即异型细胞侵犯上皮下 2/3；Ⅲ级为阴道上皮重度不典型增生，即异型细胞侵犯超过上皮下 2/3；阴道原位癌是指异型细胞已侵犯上皮全层。WHO（2014）将阴道上皮内瘤变（VaIN）也统一命名为鳞状上皮内病变，分为低级别鳞状上皮内病变（LSIL）和高级别鳞状上皮内病变（HSIL），其中 VaIN 1 归入 LSIL，VaIN 2、3 归入 HSIL，属于癌前病变，当病变突破上皮基底层时即为浸润癌。

二、诊断

（一）症状

常无特异性的症状。偶有白带增多，或性交后见血性白带或极少量阴道流血。

（二）体征

妇科检查阴道壁无明显异常或有炎症表现。

（三）辅助检查

1．阴道脱落细胞涂片可疑阳性或阳性。

2．HPV 检测有助于对指导诊治及估计预后。

3．阴道镜检查能识别病灶，表现为白色上皮、镶嵌、点状结构。对于涂片检查异常但无明显肉眼病变的患者，应该行阴道镜检查。

4．活组织标本送病理检查以明确诊断，并除外阴道癌。

三、治疗

应依据疾病的程度、范围、部位和患者的一般状况，实行个体化治疗。对阴道 HPV 感染或 VAIN Ⅰ级的患者一般不需给予特殊治疗，此类病变多能自行消退。

（一）局部治疗

1．CO_2 激光治疗　适用于病灶小（$<$ 1.5 cm），阴道顶端病灶及累及阴道穹隆的病灶。治疗时需注意局部组织破坏的深度，以及与尿道、膀胱和直肠的毗邻关系，防止瘘管形成。

2．药物治疗　适用于病灶 $>$ 1.5 cm 和多中心病灶。阴道内病灶涂布5-FU或咪喹莫特软膏，每周1～2次，连续5～6次为一疗程。

（二）手术切除

根据病灶的部位、范围、子宫存在与否可以采取不同的手术范围，如局部病灶切除，部分阴道切除及全阴道切除，年轻患者需行阴道重建术。

（三）放射治疗

对年老体弱、无法耐受手术的无性生活要求VAIN Ⅲ级患者，可采用腔内放射治疗。

第四节　阴道癌

一、定义

原发阴道癌较少见，仅占女性生殖道恶性肿瘤的1%～2%。多为绝经后老年妇女。阴道也是全身恶性肿瘤如乳腺癌、肺癌等的常见转移部位。

二、诊断

（一）症状

1．早期可无症状。

2．不规则阴道流血　特别是绝经后阴道流血及接触性出血。

3．阴道排液　当肿瘤表面组织坏死时阴道排液增多，可为水样或混有血液，伴感染可有异味。

4．压迫症状　晚期肿瘤压迫或侵犯膀胱及尿道，可引起尿频、尿急，压迫直肠可引起排便困难等。

5．恶病质　晚期癌由于长期出血、耗损，可表现为消瘦、严重贫血、恶病质等。

（二）体征

可于阴道内看到或扪及肿瘤，外生型向阴道内生长，呈菜花状或溃疡，触之易出血。结节型则向阴道壁生长，阴道黏膜仍光滑，此时需应用触诊，可发现阴道黏膜变硬，无弹性。

（三）辅助检查

1．阴道脱落细胞涂片可疑阳性或阳性。

2．阴道镜检查有助于提高早期病变诊断率。

3．活组织标本送病理检查以明确诊断。

（四）诊断原则

（五）临床分期

临床常用的是 FIGO（2018）分期，并结合美国癌症联合委员会的 TNM 分期（表 8.1）。

三、治疗

阴道癌的治疗强调个体化，根据患者的年龄、分期和阴道受累部位确定治疗方案。

1．放射治疗　放射治疗适用于Ⅰ～Ⅳ期所有的病例，是大多数患者首选的治疗方法。

（1）病灶表浅的Ⅰ期患者可单用腔内放疗。

（2）对大病灶及Ⅲ期患者，可以先行盆腔外照射 50 Gy，然后加腔内放疗，总剂量不少于 70 Gy。推荐用适形调强放疗。

（3）病灶累及阴道下 1/3 者，可用组织间插植放疗，并手术切除淋巴结或行腹股沟淋巴结区放疗。

（4）年轻患者在根治性放疗前可行腹腔镜下双侧卵巢移位，同时全面探查盆腹腔，切除肿大可疑的淋巴结。

（5）也可以作为手术治疗后，病理提示手术切缘阳性、盆腔淋巴结或腹主动脉旁淋巴结阳性患者的补充治疗。

2．手术治疗　因病灶接近膀胱和直肠，主要的手术适应证如下。

（1）对病灶位于阴道上段的Ⅰ期患者，可行根治性全子宫和阴道上段切除术，阴道切缘距病灶至少 1 cm，并行盆腔淋巴结切除术。如果已切除子宫，则行根治性阴道上段切除术和盆腔淋巴结切除术。

（2）对病灶位于阴道下段的Ⅰ期患者，可行阴道大部分切除术，并应考虑行腹股沟淋巴结切除，必要时切除部分尿道和部分外阴，

表 8.1　阴道癌临床分期（FIGO，2018/AJCC）分期

FIGO	AJCC	TNM*	分期标准
Ⅰ	ⅠA	T1A	癌灶仅限于阴道，癌灶≤ 2.0 cm（T1a）
		N0	无邻近淋巴结转移（N0）
		M0	或远处转移（M0）
	ⅠB	T1B	癌灶仅限于阴道，癌灶> 2.0 cm（T1b）
		N0	无邻近淋巴结转移（N0）
		M0	或远处转移（M0）
Ⅱ	ⅡA	T2A	癌灶超出阴道壁范围但未达盆壁，癌灶≤ 2.0 cm（T2a）
		N0	无邻近淋巴结转移（N0）
		M0	或远处转移（M0）
Ⅱ	ⅡB	T2b	癌灶超出阴道壁范围但未达盆壁，癌灶> 2.0 cm（T2b）
		N0	无邻近淋巴结转移（N0）
		M0	或远处转移（M0）
Ⅲ		T1 to T3	癌灶任意大小，可能达到盆壁和（或）侵及阴道下 1/3，阻塞尿路（肾盂积水）影响肾脏功能（T1 ~ T3）
		N1 M0	播散到邻近的盆腔淋巴结或腹股沟淋巴结（N1），但无远处转移（M0）
Ⅲ		T3	癌灶达盆，和（或）侵及阴道下 1/3，和（或）阻塞尿路（肾盂积水）影响肾脏功能（T3）
		N0 M0	无邻近淋巴结转移（N0）或远处转移（M0）
Ⅳ	ⅣA	T4	癌灶侵及膀胱或直肠或超出盆腔（T4）
		Any N M0	可有或没有播散到邻近的盆腔或腹股沟淋巴结（任意 N 转移），但无远处转移（M0）
	ⅣB	Any T	远处器官转移，如肺或骨骼（M1）. 癌灶可以是任意大小，可有或没有侵及邻近组织或器官（Any T）
		Any N M1	可有或没有播散到邻近的淋巴结（任意 N 转移）

* T：原发肿瘤的范围；N：区域淋巴结转移；M：远处转移

行阴道中、下段成形术。

（3）对出现直肠阴道瘘或膀胱阴道瘘者可行前盆、后盆或全盆脏器去除术，以及盆腔和（或）腹股沟淋巴结清扫术。

3．化疗　作为综合治疗的方法之一。按肿瘤类型选择用药，一般采用顺铂、多柔比星、氟尿嘧啶等作介入化疗。如阴道内较大癌灶可先行介入化疗，待肿瘤缩小后再行手术辅助放疗。

四、注意事项

因原发性阴道癌发病率低，在确诊本病时应排除继发性癌。

（王志启）

第九章　子宫颈病变的筛查和治疗

第一节　子宫颈癌前病变的一级预防

一、概述

（一）定义

一级预防也称初级预防，就是在问题尚未发生前即采取措施，减少病因或致病因素，阻止疾病的发生。宫颈病变的一级预防主要措施包括开展健康教育和接种人乳头瘤病毒（human papilloma virus，HPV）预防性疫苗。

（二）预防性疫苗的机制

HPV 预防性疫苗是一种亚单位疫苗。由病毒衣壳蛋白 L1 或 L1 与 L2 组成，在细胞内可自我组装成病毒样颗粒（virus like particles，VLP）。VLP 具有与完整病毒相同的抗原空间表位，可激发机体的 $CD4^+$ T 细胞介导的体液免疫应答，刺激机体产生高效价保护性中和抗体，从而保护疫苗接受者不被疫苗所代表类型的 HPV 病毒感染。由于 VLP 只含病毒抗原，不含病毒 DNA，具有免疫原性的同时，不会导致病毒感染或诱发癌症，使用安全。

（三）预防性疫苗的种类

1．进口疫苗　目前已被美国食品药品监督管理局（Food and Drug Administration，FDA）认证并在全球应用的子宫颈癌预防性疫苗有三种，我国国家食品药品监督管理总局（CFDA）在 2016 年、2017 年和 2018 年先后批准了上述三种疫苗，根据我国批准的说明书分别为：

（1）双价 HPV 疫苗［human papillomavirus bivalent（types 16、18）vaccine，bv-HPV］：Cervarix。

（2）四价 HPV 疫苗（酿酒酵母）[recombinant human papilloma virus quadrivalent（types 6、11、16、18）vaccine，qv-HPV]：Gardasil。

（3）九价人乳头瘤病毒疫苗（酿酒酵母）[recombinant human papilloma virus 9-valent（types 6、11、16、18、31、33、45、52、58）vaccine，9v-HPV]：Gardasil9。

2．国产疫苗 CFDA 在 2019 年 12 月批准了我国首个自主研发的双价疫苗（大肠杆菌）[recombinant human papillomavirus bivalent（types 16、18）vaccine（escherichia coli），bv-HPV（E.c）]。

（四）预防性疫苗的适用人群

1．双价疫苗 在全球及中国已获准在 9 ~ 45 岁女性中用于预防 HPV 16 和 18 型引起的宫颈癌前病变和宫颈癌。

2．四价疫苗 在全球批准适用于 9 ~ 45 岁女性及 9 ~ 26 岁男性，预防由 HPV 6/11/16/18 型感染所引起的癌症、癌前病变、不典型病变、生殖器疣以及感染；在国内批准适用于 20 ~ 45 岁的女性。

3．九价疫苗 在全球批准适用于 9 ~ 26 岁的女性和 9 ~ 15 岁的男性，以预防 HPV16、18、31、33、45、52 和 58 型引起的宫颈癌、外阴癌、阴道癌和肛门癌以及 HPV6 和 11 型引起的生殖器疣；在中国批准适用于 16 ~ 26 岁的女性。

（五）预防性疫苗的接种部位

均为肌内注射，首选上臂三角肌。

（六）预防性疫苗的免疫程序（接种方案）

1．双价疫苗 第 0、1、6 个月。bv-HPV：第 2 剂可在第 1 剂后 1 ~ 2.5 个月之间接种，第 3 剂可在第 1 剂后 5 ~ 12 个月之间接种。bv-HPV（E.c）：第 2 剂可在第 1 剂之后的 1 ~ 2 个月内间接种，第 3 剂可在第 1 剂后的第 5 ~ 8 个月内接种。

2．四价疫苗 第 0、2、6 个月。qv-HPV：首剂与第 2 剂接种间隔至少为 1 个月，而第 2 剂与第 3 剂的接种间隔至少为 3 个月，所有 3 剂应在一年内完成。

3．九价疫苗 第 0、2、6 个月。9v-HPV：第 2 剂与首剂的接种间隔至少为 1 个月，而第 3 剂与第 2 剂的接种间隔至少为 3 个月，所有 3 剂应在一年内完成。

二、预防性疫苗的有效性

1．预防性 HPV 疫苗对无 HPV 感染的人群有高度的有效性。

2．双价和四价疫苗对 HPV 16/18 导致的宫颈高度癌前病变及癌（cervical intraepithelial neoplasia grade 2 or worse，CIN2+）、阴道和外阴高度癌前病变及癌的保护率可达 98.0% ～ 100.0%[1]。

3．四价疫苗还可以预防 90% ～ 100% 的 HPV 6/11 引起的男性阴茎、肛周及外阴的尖锐湿疣。

4．九价疫苗除具有不劣于四价疫苗对 HPV 6/11/16/18 持续感染及相关病变的预防效果外，还能预防约 97% 的由 HPV 31/33/45/52/58 引起的宫颈、外阴及阴道部位的高度癌前病变和癌[2]。

三、预防性疫苗的安全性

1．接种疫苗后可以引起接种部位或全身反应等不良事件。

2．均以局部反应为主，多表现为一过性轻度至中度症状。最常见的局部反应为疼痛、红斑和肿胀等。

3．全身反应有发热、头痛、眩晕、肌肉痛、关节痛和胃肠道症状（恶心、呕吐、腹痛）等。

4．未出现因疫苗相关的严重不良事件引致的接种中止；疫苗组和安慰剂组严重不良事件发生率相当。

5．对临床试验中死亡病例的分析，均未发现与疫苗相关。

6．上市后的安全性监测未出现与上市前良好的安全性不一致的报道，大规模上市后的安全性监测正在进行。只有注射部位不良事件和头痛、发热等高于安慰剂组。

7．我国研制的双价疫苗（大肠杆菌）在我国临床研究中，其安全性与其他三种疫苗相似。

四、预防性疫苗的长期保护效力

1．目前上市的 HPV 疫苗均表现出较好的免疫持久性和长期保护效果。

2．截至 2019 年，双价[3]和四价疫苗接种后 12 年[4]、九价疫苗[5]接种后 7.6 年，疫苗相关型别抗体阳性率仍＞ 90%，且未发现 HPV 疫苗型别相关的癌前病变。

3．bv-HPV（E.c）疫苗　在接种疫苗后 42 个月，仍观察到抗体呈高水平表达[6]。

五、注意事项

1．需要严格按照疫苗说明书进行疫苗接种。

2．强调在接种疫苗同时加强适龄女性的子宫颈癌的筛查。

3．HPV 疫苗接种禁忌　应注意对以下人群慎用或禁用。

（1）对疫苗的活性成分或任何辅料成分有超敏反应者禁用。

（2）注射本品后有超敏反应症状者，不应再次接种本品。

（3）建议孕期妇女或备孕妇女应推迟到妊娠期结束后再接种 HPV 疫苗（虽然尚无证据证明意外暴露于 HPV 疫苗会增加自发性流产和其他不良妊娠结局的风险）。

（4）正患急性疾病者应在治愈后接种。

（5）长期服用药物者应慎用。

（赵　超）

第二节　子宫颈癌筛查

一、子宫颈癌筛查概况

子宫颈癌筛查的目的在于最大限度地对目标人群进行宫颈癌筛查，并确保筛查结果阳性或异常的人能够得到相应的随访和治疗，降低子宫颈癌的发病率和死亡率。子宫颈癌筛查一般分为有组织的群体筛查和机会性筛查。前者指利用现有资源最大限度地对尽可能多的目标人群进行筛查，如我国从 2009 年开始的农村妇女子宫颈癌检查项目就是有组织的群体筛查。机会性筛查指当一名妇女由于其他原因到医院就诊时接受的子宫颈癌筛查，如妇产科门诊患者所进行的子宫颈癌筛查。

单纯宫颈癌筛查并不能减少宫颈癌的发生，对筛查发现的阳性病例进行及时的转诊和分流，从中发现那些真正的癌前病变和早期癌的患者进行治疗，才是减少宫颈癌发生率和死亡率的根本因素。子宫颈癌筛查的获益和风险是共存的。筛查的积极意义是通过筛查发现癌前病变和早期子宫颈癌并进行治疗，阻断疾病进程，改善子宫颈癌的预后。风险在于筛查可能存在一定比例的假阴性和假阳性结果，导致部分病例漏检或部分病例潜在过度医疗的可能。

二、筛查年龄和间隔频次

子宫颈癌筛查年龄和间隔在不同国家和地区的子宫颈癌筛查项目中并不一致。世界卫生组织（World Health Organization，WHO）关于筛查的目标年龄和频次建议是基于现有发表的证据和 HPV 及子宫颈癌前病变的自然史。WHO 建议在 30 岁以上的妇女中开始筛查。如果国家项目已经覆盖全国所有 30 岁以上的妇女，也可以考虑将更年轻的妇女加入子宫颈癌筛查，但年龄不应低于 25 岁。筛查终止年龄为 65 ～ 70 岁。在资源有限的情况下，5 ～ 10 年筛查一次，甚至 35 ～ 45 岁终身筛查一次也会明显降低子宫颈癌的死亡率。最大可能地降低子宫颈癌的发生率和死亡率，首要任务是最大化筛查覆盖率和癌前病变与早期癌的治疗率，而不是增加女性一生中的筛查频次。

三、子宫颈癌筛查方法

任何好的子宫颈癌筛查方法都应满足准确、重复性好、价格低廉、操作简单、容易随访、安全、可接受性好、可获得性高的特点。最常见的子宫颈癌筛查方法主要包括细胞学检查（传统巴氏涂片和液基细胞学检查）、HPV 检测及肉眼观察（醋酸或碘染色）。各种筛查方法均有各自的优势和局限性，简介见表 9.1。

表 9.1 不同子宫颈癌筛查方法的优缺点比较

筛查方法	操作方法	优点	缺点
HPV 检测	由医务人员或女性本人取样采集标本，将标本置入适当的保存液或转运卡，送到实验室或在现场进行检测	• 取样简单 • 结果明确 • 人为主观因素影响较少 • 敏感性高	• 不能立刻获得检测结果 • 目前检查费用较高 • 部分技术方法对实验室要求条件较高 • 特异性低，尤其是对年轻女性，容易导致过度医疗
细胞学检查	使用宫颈细胞学取样刷或宫颈细胞学取样刮板在宫颈转化区旋转 3 ~ 5 圈，若子宫颈其他部位可疑异常，应同时在该部位采集标本。将采集到的标本涮洗于细胞学保存液，或涂抹于载玻片上并立刻用 95% 乙醇固定。送到实验室进行后期标本处理、染色并进行细胞学判读	• 历史已证明，在良好的质控和管理体系下，该方法能明确降低宫颈癌发病率和死亡率 • 保存液可以同时用于检测 HPV • 标准化的液基薄片有利于细胞学的判读	• 不能立刻获得检测结果 • 人为主观因素影响较大 • 敏感性在不同实验室和阅片人之间变化较大 • 更需要医疗人力资源的建设
肉眼观察（醋酸 / 碘染色）	医务人员使用 3% ~ 5% 的醋酸湿敷宫颈至少 1 分钟后观察宫颈的变化，必要时使用复方碘染色辅助观察判断	• 操作简单 • 便宜 • 可以立刻得到结果 • 医务人员经简单培训后即可进行检查 • 所需的医疗基础设施简单 • 适用于经济和医疗资源匮乏的地区	• 敏感性和特异性均有限 • 人为主观因素影响大，不同检查者之间结果差异较大 • 不能客观记录检查结果，难以进行质量控制 • 不适用于绝经后女性筛查

群体性的子宫颈癌筛查方法学的选择需要考虑特定环境条件，包括医疗资源、经济资源、项目的可持续性、负担能力等，这可能会导致不同国家和地区、城市和农村等选择的筛查方法不同。因为人群的特殊性，医院机会性筛查最常用是细胞学和 HPV 联合检测方法，其敏感性最高。对于筛查结果异常的人群应进一步转诊分流，以明确是否有疾病的存在。

四、子宫颈癌筛查结果异常的管理

单独细胞学筛查结果异常者。若细胞学结果为不明确意义的非典型鳞状上皮细胞（atypical squamous cells of undetermined significance，ASC-US），可采用复查细胞学或 HPV 检测进行分流。临床工作中因为细胞学复查存在失访的可能，故更推荐采用高危型 HPV 检测进行分流。高危型 HPV 检测阳性者，无论型别如何，均应转诊行阴道镜检查。对于部分无法进行 HPV 检测的女性，因为我国阴道镜检查价格便宜、可及性强的特点，也可直接转诊进行阴道镜检查。对于细胞学为低度上皮内病变（low grade squamous intraepithelial lesion，LSIL）、非典型鳞状上皮细胞不除外高级别鳞状上皮内病变（atypical squamous cells cannot exclude HSIL，ASC-H）或更严重的细胞学结果者，无论 HPV 检测结果如何，均应转诊行阴道镜检查。若腺上皮细胞异常（atypical glandular cell，AGC）或更严重疾病者，在转诊行阴道镜检查以明确是否存在宫颈疾病的同时，应结合临床综合分析，是否同时存在宫颈以外如宫腔或上生殖道异常的可能。

对于行细胞学和 HPV 联合检测的妇女，若细胞学未见上皮内病变或恶性变，HPV 16 和（或）18 阳性者，应转诊行阴道镜检查。若是其他 12 种亚型阳性，理论上可选择 1 年复查细胞学和高危型 HPV 检测，任一结果异常均转诊行阴道镜检查。但在实际工作中，因为医院机会性筛查人群更多是因为各种妇科异常症状而就诊者，且妇科细胞学检查质量在不同医院之间差别较大，可重复性差，故在临床实践中应结合病史和临床症状、体征综合分析评判，无法除外患者存在下生殖道癌前病变者，应转诊行阴道镜检查。

肉眼观察（醋酸 / 碘染色）筛查子宫颈癌在医院机会性筛查中使用少，筛查结果异常者应转诊行阴道镜检查以明确是否存在癌前病变。

（赵　昀）

第三节　子宫颈病变的阴道镜检查

一、概述

定义：通过放大光源，检查宫颈有无癌前病变。同时，也有助于对外阴、阴道、肛周病变的识别。

二、诊断要点

（一）正常阴道镜表现

1．鳞 - 柱交接（squamous columnar junction，SCJ）　出生时鳞 - 柱交接在子宫颈阴道部的位置被认为是原始鳞 - 柱交接部（original SCJ）；月经初潮后，阴道镜下所见的鳞状上皮和柱状上皮的交界部为生理鳞 - 柱交接部（current SCJ），又称新鳞 - 柱交接（new SCJ），也是我们常规定义的 SCJ，其位置会随着年龄、激素的影响在宫颈阴道部发生变化，绝经后移位到子宫颈管内。

2．转化区（transformation zone，TZ）　在原始 SCJ 与新 SCJ 之间的区域，可以识别出明显的柱状上皮向鳞状上皮的转化。成熟化生的特征为腺体开口和宫颈腺囊肿，有助于 TZ 的识别。

3．转化区的类型

（1）1 型——鳞柱交接完全可见。

（2）2 型——借助器械下，鳞柱交接完全可见。

（3）3 型——借助器械下，鳞柱交接不能完全可见或完全不可见。

1 型和 2 型转化区尽管不同，但两者的鳞柱交接都是完全可见的。3 型转化区鳞柱交接部分或完全不可见。转化区类型的不同决定了对患者治疗时宫颈管切除程度的不同，也代表着不同的手术切除类型。

（二）异常阴道镜表现[1]

1．低级别病变的表现　阴道镜下醋白反应发生快、消退也快，与不成熟化生相似。醋白常呈浅薄醋白，通透性好，或呈光亮的雪白色（常见于湿疣）；边界弥漫、羽毛状或地图状，表面平坦或微乳头样隆起；血管无改变或呈现细小点状血管和（或）细小镶嵌，排列整齐；碘染后浅着色、不全着色或斑驳样着色，也有描述为龟壳或玳瑁样（tortoiseshell）改变。

2．高级别病变的表现　与低级别病变相比，高级别病变和癌的醋白反应通常更强烈而持久。随着病变的进展，醋白更加不透明和致密，出现暗浊的外观或“牡蛎”白，有时可见腺体白环，或“袖口征”(cuffed crypt/gland openings)。边缘锐利，有时可见内边界(inner border sign）或脊样隆起（ridge sign）；高级别病变易于剥脱，常常表面隆起或呈“卷边”（peeling）状。血管扩张，不规则形，毛细血管间距增加，呈粗大点状血管和（或）粗大镶嵌，对于出现一些非典型血管、异性血管的征象，要警惕宫颈早期浸润癌。碘染后不着色，或呈“芥末黄”或“鸡油黄”。

三、注意事项

（一）要做有指征的阴道镜检查

建议对有一定医学指征的患者行阴道镜检查。此外，每例阴道镜检查需要花费一定的时间，判断具有主观性，且难以评价宫颈管内的情况，因此，不推荐将阴道镜作为子宫颈癌的筛查方法[2]。转诊行阴道镜检查的指征如下：

1．筛查异常　高危人乳头瘤病毒（HR-HPV）阳性且不明确意义的非典型鳞状上皮细胞（ASC-US）；连续 2 次（至少间隔 6 个月）细胞学结果 ASC-US；ASC-H；低度鳞状上皮内病变（low-grade squamous intraepithelial lesion，LSIL）、高度鳞状上皮内病变（high-grade squamous intraepithelial lesion，HSIL）；非典型腺细胞（AGC）；原位腺癌（adenocarcinoma in situ，AIS）；癌；无临床可疑病史或体征的细胞学阴性，且 HR-HPV 阳性持续 1 年者；细胞学阴性同时 HPV 16 或 18 型阳性者。

2．体征可疑　肉眼可见的子宫颈溃疡、包块（肿物）或赘生物；肉眼可疑或其他检查可疑癌。

3．病史可疑　不明原因的下生殖道出血；宫内己烯雌酚暴露史；患者性伴侣生殖器官确诊湿疣或上皮内病（瘤）变或癌；子宫颈或阴道上皮内病变治疗后随访；外阴或阴道壁存在 HPV 相关疾病。

（二）应规范阴道镜操作，增强对阴道镜图像的识别能力

1．降低影响阴道镜评估的影响因素

（1）出血：出血会影响操作视野及阴道镜的评估，故操作阴道镜时动作要轻柔，用生理盐水棉球或棉签轻蘸去除黏液，切勿用干纱布用力擦拭宫颈，以免造成宫颈的人为创伤。

（2）炎症：细菌、真菌、滴虫等阴道炎或急性宫颈炎时，对阴道镜评估会产生影响，且增加感染机会，应在炎症经治疗好转进行操作。

（3）低雌激素状态：绝经后或部分使用单向孕激素避孕药的绝经前女性以及雌激素缺乏者，较薄的鳞状上皮和成熟的化生上皮仅有少量糖原，常出现碘染后宫颈阴道部或阴道壁大片不着色，对于这类女性，当考虑碘染评估很重要时，可用阴道用雌激素或类雌激素药物 2 ~ 3 周，增加上皮糖原沉积，有助于阴道镜检查。

2．注意隐匿病变的存在

（1）穹隆、阴道壁：应注意观察阴道壁是否存在病变，尤其是穹隆部及上 1/3 阴道壁。复方碘溶液（Lugol 碘溶液）有助于识别阴道壁病变。

（2）宫颈管：颈管型的 CIN 不少见，常见于 3 型转化区，尤其是绝经后女性，转化区常位于宫颈管内，即使宫颈阴道部未见异常醋白或碘染，也要排除是否存在宫颈管的病变。可借助小棉签、长弯钳或颈管扩张器进行暴露。

（3）外阴、肛周：除了子宫颈、阴道壁以外，也要关注外阴、肛周皮肤，如有异常病史或体征，可借助阴道镜放大光源进行相应部位醋酸的评估。

（三）要在阴道镜指示下进行定位活检

1．活检部位 在宫颈靠近 SCJ 的异常区域进行多点活检，同样也要在其他阴道镜图像异常的区域活检。

2．活检数量 异常部位进行单点活检可能会遗漏 1/3 甚至多达 1/2 的癌前病变；通常在明显的醋白区域至少进行 2 ～ 4 个部位的阴道镜下活检，可增加病变检出率[3]。

3．不取活检的情况 对于低风险人群，即阴道镜检查印象正常的女性（无醋白反应，包括化生或其他可见的异常）和低风险的癌前病变（细胞学＜ HSIL，非 HPV 16/18 阳性），可不取活检，但也应给出未取活检的理由。

4．宫颈管搔刮术（endocerrical curettage，ECC）的指征

（1）病变向宫颈管方向延伸，无法判断宫颈管内的病变程度。

（2）3 型转化区。

（3）细胞学结果为 ASC-H、HSIL、AGC 者，即使阴道镜检查未发现异常，也应行 ECC。

（4）妊娠期女性禁忌。

（四）规范阴道镜术语及报告书写

使用文字照片形式进行图文报告，以记录检查结果。

1．记录阴道镜检查是否充分（充分 / 充分）、子宫颈及新鳞 - 柱交接部的可见性（完全可见 / 不完全可见 / 完全不可见）、转化区类型。

2．记录阴道镜检查结果 存在醋酸白改变(是 / 否)、存在病变，(是 / 否)，如果存在病变，应记录病变的范围、大小、位置、是否向宫颈管内延伸。用文字或图像展示病变的颜色、轮廓、边界及血管情况，及阴道镜下的初步印象（评估拟诊）。

3．取 2 ～ 4 张阴道镜下能反应宫颈或病变范围、特点的典型图像（良性正常 / 低级 / 高级 / 癌症）。

4．阴道镜拟诊（印象） ①子宫颈未见上皮内病变或恶性变（negative for intraepithelial lesion or malignancy，NILM）；②子宫颈鳞状上皮低度病变（low grade squamous intraepithelia lesion，LSIL）；③子宫颈鳞状上皮高度病变（high grade squamous intraepithelia lesion，HSIL）；④可疑子宫颈癌；⑤可疑子宫颈腺性病变；⑥其他（杂类）：包括湿疣、炎症、息肉，子宫颈治疗后的改变，如狭窄、变形、扭曲、瘢痕、增厚或者黏膜脆性增加、子宫颈子宫内膜异位等。

（五）阴道镜检查后的处理建议

阴道镜检查后，根据患者年龄、宫颈癌筛查风险、阴道镜评估及活检病理综合评定，决定下一步管理。

1．LSIL（CIN 1）的处理 原则上无需治疗，随诊观察。对于可能隐藏有高级别上皮内病变风险的LSIL，处理应慎重，必要时应行诊断性锥切术明确。

2．HSIL（CIN 2、CIN 3）的处理 对于大多数女性而言，CIN2为干预治疗的阈值，但年轻女性有生育要求（无明确年龄限定）根据病变严重程度和转化区类型决定处理方案。可以每6个月进行宫颈癌筛查和阴道镜再评价。如果CIN2持续2年或组织病理学如保守观察，明确为CIN3，建议进行治疗。HSIL的治疗方法包括消融性治疗和切除性治疗。具体治疗方法的选择见第九章第四节。

（李明珠）

第四节 子宫颈癌前病变的治疗

一、概述

（一）定义

子宫颈癌前病变包括子宫颈鳞状上皮内病变（squamous intraepithelial lesion，SIL）及子宫颈腺上皮病变，是子宫颈癌的前期病变。

（二）分类

2014 年第四版 WHO 分类将子宫颈鳞状上皮癌前病变命名更新为子宫颈鳞状上皮内病变（SIL）。根据向癌发展的风险，将三级分类变为两级分类，即低级别鳞状上皮内病变（LSIL）和高级别鳞状上皮内病变（HSIL）。LSIL 包括 CIN1 和单纯 HPV 感染所致的扁平湿疣以及挖空细胞病等；HSIL 包括 P 16 阳性的 CIN 2 和 CIN 3。原位腺癌（AIS）是子宫颈腺性肿瘤的癌前病变，属于腺上皮高级别病变。

（三）病因

高危型 HPV 持续感染是主要病因。其他因素包括多产、早产、多性伴等。

二、诊断要点

（一）临床表现

1．症状

（1）多数病例无自觉症状，仅在进行宫颈病变筛查时发现异常。

（2）阴道出血：可表现为性交后或妇科检查后接触性出血及非经期不规则阴道流血或绝经后阴道流血。

（3）可表现为阴道分泌物增多。

2．妇科检查

（1）部分患者表现为子宫颈光滑。

（2）也可表现为柱状上皮外移、子宫颈充血、上皮缺失等，与慢性子宫颈炎的体征无明显区别。

（3）如合并低危型 HPV 感染，可在下生殖道发现湿疣等局部呈疣状突起。

（二）辅助检查

1．子宫颈细胞学检查　对有性生活的女性应行子宫颈细胞学筛查，可采用液基细胞学方法或传统的巴氏涂片，无论何种方法均采用贝赛斯达报告系统（the Bethesda system，TBS）。取材部位应在子宫颈鳞柱交接（转化区）及子宫颈管处。细胞学可表现为不能明确意义的不典型鳞状上皮细胞（atypical Squamous cells with undetermined significance，ASC-US）、非典型鳞状上皮细胞不除外高级别鳞状上皮内病变（Atypical Squamous cells terd to be highly pathological，ASC-H）、低级别病变（LSIL）、高级别病变（HSIL）、不典型腺细胞（AGC）等。

2．高危型 HPV 检测　对 30 岁以上女性，可应用于子宫颈癌筛查、ASC-US 分流和宫颈病变治疗后的随访检查。有多种检测方法，主要有以下两种方法：① 13 种高危型 HPV 检测；② HPV 16 和 18 分型以及其他 12 种高危型 HPV 检测。

3．阴道镜检查　对于筛查异常、体征异常或病史异常者，需要进行阴道镜检查。在阴道镜下的异常部位取材和（或）行宫颈管搔刮，送病理学检查。

4．子宫颈活检及病理学检查　应在阴道镜下取材。无条件时可采用醋酸试验肉眼观察（visual inspection with acetic acid，VIA）或碘试验肉眼观察（visual inspection with lugo′s iodine，VILI）染色帮助取材。所取的活组织应有一定深度，应包括上皮及间质组织。

5．子宫颈管内膜搔刮术（endocervical curettage，ECC）　转化区为 3 型或细胞学为 AGC 时，应行 ECC。子宫颈细胞学结果可疑存在子宫颈高度病变［如 ASC-H、HSIL、非典型腺细胞倾向瘤变（atypical glandular cells-faver neoplastic，AGC-FN）、AIS 等］，但阴道镜所见部位经充分暴露宫颈管及阴道穹隆仍未发现可疑相应程度病变时，建议多点活检并行 ECC。取材要从宫颈管的前后左右四壁刮取。

三、鉴别诊断

需与慢性宫颈炎、特异性宫颈炎及宫颈癌鉴别。

四、治疗

（一）治疗原则

根据病变的级别、范围及患者年龄、生育要求等，采取个体化方式治疗。

（二）治疗策略及方法

1．宫颈低级别病变　LSIL 主要为 CIN 1，也包括 CIN 2 P16（免疫组化）阴性者。由于 60% 的 LSIL 病变可自然消退，约 10% 的病变 2 年内进展为 HSIL，因此可以随诊观察（每年一次）。如果不具备随访条件，可行物理治疗。对于可能隐藏有高级别上皮内瘤变风险的 LSIL（细胞学≥ ASC-H）处理应慎重，必要时应行诊断性锥切术明确。

2．宫颈高级别病变　由于 CIN 2 进展为 CIN 3 的风险为 10% ～ 12%，进展为癌的风险为 5%，需要进行治疗，主要为宫颈锥切手术，可行 LEEP 或冷刀锥切。宫颈锥切术指征：① 阴道镜明确诊断的 CIN 2、CIN 3 病变，并要求保留子宫的患者；② 不满意的阴道镜检查，指移行带不能完全暴露，多见于年龄较大的患者；③ 病变位于宫颈管内，阴道镜难以明确诊断；④ 细胞学结果与阴道镜下活检病理不符，如细胞学多次为 HSIL，而阴道镜活检未予支持；⑤ 宫颈管诊刮阳性，提示病变可能位于宫颈管内；⑥ 阴道镜病理可疑浸润癌，为明确病变深度及广度；⑦ 病理提示微灶浸润癌（ⅠA1 期宫颈癌）或宫颈原位腺癌，需要保留生育功能的患者。

（1）CIN2：如 P16（免疫组化）阳性，建议行切除性手术。如阴道镜检查评估为 1 型转化区，且组织学病理检查除外癌变，以及 ECC 未见高级别病变可行冷冻或激光等物理治疗。锥切的面积要在碘染不着色区域病变边缘外 0.3 ～ 0.5 cm。锥切的长度根据阴道镜下转化区类型的评估：1 型转化区切除长度为 0.7 ～ 1 cm；2 型转化区切除长度为 1 ～ 1.5 cm；3 型转化区切除长度为 1.5 ～ 2.5 cm。

（2）CIN3：建议行手术治疗。

1）宫颈冷刀锥形切除术：阴道镜病理组织学提示微灶浸润癌（ⅠA1 期宫颈癌）或宫颈原位腺癌；阴道镜病理可疑浸润癌，为明确病变深度及广度，建议行宫颈冷刀锥切术。

2）全子宫切除术：适用于宫颈萎缩、颈管有黏连无法进行宫颈锥切术者。

五、注意事项

1．宫颈锥切术前应进行阴道镜评估，根据转化区类型决定切除类型。

2．对切除组织应进行标记，需进行12点连续切片送病理，检查宫颈有无浸润癌。

3．HSIL治疗后均存在病变持续存在、复发、进展为子宫颈浸润癌的风险，尤其是治疗后的2年内，其20年内子宫颈浸润癌的风险明显高于普通人群，应长期随访25～30年。

4．随访过程中，若细胞学异常和（或）HPV 16和（或）HPV 18型阳性，需进一步检查，以确定宫颈病变有无发展，并判定治疗方案。

5．CIN 3子宫切除后，应定期行阴道断端细胞学及高危型HPV检查，以防复发及癌变。

（赵　超）

第十章　子宫颈肿瘤

第一节　子宫颈良性肿瘤

子宫颈良性肿瘤较少见。其种类包括鳞状上皮乳头状瘤、乳头状纤维腺瘤、绒毛状腺瘤、平滑肌瘤、腺肌瘤、血管瘤等。

一、诊断要点

（一）临床表现

1．好发于生育年龄的女性，大多无明显症状，少数发生在绝经期或老年妇女。

2．宫颈的平滑肌瘤、腺肌瘤和血管瘤的症状可表现为白带异常、月经不调或阴道不规则出血。较大的平滑肌瘤可压迫直肠，导致里急后重、大便困难等症状。宫颈腺肌瘤患者也可表现为痛经。

3．妇科检查　可窥见或触及宫颈肿物，表现为小乳头状突起或实性肿物。

（二）辅助检查

可用 B 超检查肿物的位置、大小及血运来源，也可经盆腔行增强磁共振扫描明确肿瘤位置、大小及血运情况。最可靠的方法是直接切除或取活检行病理检查确诊，也可在阴道镜下取活检行组织病理学检查确诊。

二、鉴别诊断

主要依靠病理进行鉴别。需与尖锐湿疣、宫颈息肉、子宫内膜息肉和宫颈癌鉴别。

三、治疗

对于宫颈良性肿瘤多建议进行手术治疗，可采用局部肿瘤切除术，根部用电凝止血或缝扎止血。对于较小的肿瘤也可行物理治疗，如激光等。如肿瘤较大，切除后无法保留子宫颈，无保留生育要求时，可同时行全子宫切除术。

第二节 宫颈癌

宫颈癌是发生在宫颈的恶性肿瘤，是全球女性第 4 常见癌症，是发展中国家女性癌症死亡的主要原因。临床常见病理类型包括子宫颈鳞癌（70% ~ 80%）、腺鳞癌和腺癌（15% ~ 20%）。此外，还有较少见的神经内分泌癌、小细胞肿瘤、透明细胞癌、肉瘤和其他组织学类型。

一、诊断要点

（一）病史

应询问有无子宫颈细胞学结果异常或 CIN 治疗史，以及高危因素，包括多个性伴侣、性传播性疾病史、长期应用免疫抑制药物或患有免疫抑制性疾病史、长期吸烟史、长期口服避孕药史和多年未行子宫颈癌筛查史等。

（二）临床表现

1．早期常无明显症状。

2．接触性流血，多见于性生活或妇科检查以后，出血量不定，早期流血量较少，晚期出血量多，甚至大出血。年轻患者也有表现为月经不调，绝经后患者表现为阴道流血等。

3．白带增多　可有腥臭、白色或血性白带，水样稀薄白带或米泔水样白带。晚期时继发感染有恶臭。

4．继发性症状　晚期时根据病灶累及脏器等，出现一系列继发症状。

（1）侵犯盆腔结缔组织达盆壁压迫坐骨神经时，可出现骨盆疼痛、坐骨神经痛等。

（2）压迫或浸润输尿管、膀胱时，可出现尿频、尿急、血尿，甚至漏尿、输尿管梗阻、肾盂积水等，严重者可致尿毒症。

（3）压迫或浸润直肠、肛门等，出现肛门坠胀、里急后重、大便秘结、便血、粪瘘、肠梗阻等症状。

（4）下肢水肿、疼痛。

（5）消瘦、贫血、发热、全身衰竭的症状。

5．妇科检查

（1）外阴检查：应观察有无新生物。

（2）阴道和子宫颈检查：窥器观察子宫颈及新生物大小、部位、形态，阴道穹隆和阴道壁是否受侵犯及浸润范围。有无糜烂、外生型息肉状或菜花状新生物，往往质脆易出血。内生型病灶可见宫颈增粗、质硬、呈桶状。

（3）双合诊及三合诊检查：双合诊检查阴道壁和子宫颈，注意病灶部位、大小、质地、有无接触性出血，以及子宫双侧附件和宫旁组织，注意有无增厚和质地。三合诊检查盆腔后部及盆壁情况，了解子宫颈主、骶韧带和宫旁组织厚度、弹性、有无结节形成、病灶是否已累及盆壁以及直肠壁等。

（4）全身检查：应注意全身浅表淋巴结有无肿大，尤其是腹股沟区和锁骨上淋巴结。

（三）辅助检查

1．子宫颈细胞学检查　子宫颈细胞学筛查采用液基细胞学方法或巴氏涂片，建议采用 TBS 报告系统。取材部位应包括子宫颈鳞柱转化区和子宫颈管。

2．高危型 HPV 检测。

3．阴道镜检查　对子宫颈细胞学检查异常，HPV 16/18 型感染，或细胞学为 ASC-US 伴有其他高危型 HPV-DNA 感染的患者应行阴道镜检查。对可疑病变应在阴道镜指导下取材。检查未发现病变时，在子宫颈鳞柱交界区多点取材。

4．子宫颈活检　对肉眼可见的明显病灶可以直接取材。

5．ECC　对细胞学异常，或临床可疑而阴道镜检查阴性或不满意，或镜下活检阴性、细胞学检查为 AGC 或怀疑腺癌，应行 ECC。

6．子宫颈锥切术　对细胞学检查结果多次异常或细胞学结果 HSIL，但阴道镜检查未发现异常或检查不满意、或活检组织病理学 HSIL、可疑微小浸润癌、原位腺癌、ECC 可疑者，均可行诊断性子宫颈锥切术。

（四）诊断

采用 2018 国际妇产科联盟（International Federation of Gynecology and Obstetrics，FIGO）手术分期，见表 10.1，影像学和手术病理评估均纳入分期。

影像学检查原则：除非有禁忌证，盆腔的磁共振成像（magnetic resonance imaging，MRI）及计算机断层扫描（computed tomography，CT），均应做增强扫描。首选盆腔 MRI 以评估测量病灶大小和病灶范围。ⅠB1 期及以上的患者如经济条件允许，可行全身正电子发射计算机体层显像仪（positron emission tomography and computed tomography，PET-CT）检查。和子宫颈内口的距离。不适宜 MRI 检查者用经阴道超声检查。

二、治疗

（一）治疗原则

手术与放疗都是治疗子宫颈癌的主要且有效的方法。两者的疗效几乎相同。

1．手术适用于早期病例如Ⅰ期及ⅡA 期。

2．放疗适用于各期宫颈癌病例。

3．化疗是有效的辅助治疗，既可用于手术或放疗前后，也可以用于复发或转移的患者。

（二）治疗方法

1．手术治疗　手术范围应根据不同病情、病理类型、细胞学

表 10.1　子宫颈癌的 FIGO 分期（2018 年修订）

Ⅰ期：癌灶局限于宫颈
ⅠA：早期浸润癌
ⅠA1：浸润深度距基底膜向下＜ 3 mm
ⅠA2：浸润深度≥ 3 mm，但＜ 5 mm
ⅠB：浸润深度最深处≥ 5 mm（超过ⅠA 期），但病变局限于宫颈
ⅠB1：癌灶直径＜ 2 cm
ⅠB2：癌灶直径 ≥ 2 cm，但＜ 4 cm
ⅠB3：癌灶直径 ≥ 4 cm
Ⅱ期：癌灶超出宫颈，但阴道浸润未达下 1/3，宫旁浸润未达盆壁
ⅡA：阴道浸润但未达下 1/3
ⅡA1：癌灶直径 ＜ 4 cm
ⅡA2：癌灶直径 ≥ 4 cm
ⅡB：宫旁浸润但未达盆壁
Ⅲ期：宫旁浸润达盆壁或阴道浸润达下 1/3 或达盆壁，或一侧输尿管梗阻或无功能肾，或转移至盆腔或腹主动脉旁淋巴结
Ⅲ A：阴道浸润达下 1/3
Ⅲ B：宫旁浸润达盆壁
Ⅲ C：转移至盆腔或腹主动脉旁淋巴结
Ⅲ C1：仅盆腔淋巴结转移
Ⅲ C2：腹主动脉旁淋巴结转移
Ⅳ期：盆腔器官浸润或远处转移
Ⅳa：膀胱、直肠浸润达黏膜层
Ⅳb：肺、肝、骨、肠等远处转移

分级等决定。

（1）ⅠA1 期无淋巴脉管间隙浸润：有保留生育功能愿望者推荐锥切。无保留生育功能愿望的行单纯子宫切除术。不需要切除淋巴结。

（2）ⅠA1 期伴淋巴脉管间隙浸润和ⅠA2 期

• 保留生育者可行锥切加前哨淋巴结（sentinel lymph node,

SLN）显影。

- 不保留生育者，直接行改良根治性子宫切除术（B 型）+ 双侧盆腔淋巴结切除术，可考虑行前哨淋巴结显影。

前哨淋巴结显影技术适用于早期宫颈癌患者。具体是在手术操作过程中，直接在宫颈的 3、6、9、12 点位置注射染料或放射性胶体 ^{99}Tc，通过荧光摄像头显影或 γ 探测器或肉眼直接观察识别前哨淋巴结，由病理学家进行超分期以更精确确定肿瘤微转移。

（3） ⅠB1/ ⅠB2 和ⅡA1 期

- 不保留生育功能，可选择：

1）根治性子宫切除术（C 型）+ 盆腔淋巴结切除 ± 主动脉旁淋巴结切除，可考虑行前哨淋巴结显影。

2）有手术禁忌证或拒绝手术者，盆腔外照射 + 阴道近距离放疗 ± 含铂的同期化疗。

- 有保留生育功能愿望者：

1）可行根治性子宫颈切除术 + 盆腔淋巴结切除 ± 主动脉旁淋巴结切除，可考虑行前哨淋巴结显影。

2）推荐＜ 2 cm 的鳞癌保留生育功能，普通腺癌非绝对禁忌。对小细胞神经内分泌肿瘤、胃型腺癌（即微偏腺癌或恶性腺癌）等病理类型的患者不支持保留生育功能。

3）ⅠB2 期（肿瘤直径 2 ～ 4 cm）：对有强烈保留生育的愿望者，在患者充分知情的情况下，有医师推荐行经腹根治性子宫颈切除术。

根治性子宫切除术的标准术式是开腹。根据最新的前瞻性随机对照研究，现已明确微创根治性子宫切除术与开腹入路的根治性子宫切除术相比，无病生存率（DFS）和总体生存率（OS）较低。表 10.2 列出了子宫切除术的 QM 分型。

（4） ⅠB3 和ⅡA2 期

1）根治性盆腔外照射 + 含铂同期化疗 + 阴道近距离放疗。

2）根治性子宫切除术 + 盆腔淋巴结切除 ± 主动脉旁淋巴结切除。

3）盆腔外照射 + 含铂同期化疗 + 近距离放疗 + 辅助性子宫切除术。

表 10.2　子宫切除术的 QM 分型

	A 型	B 型	C 型 C1 型（保留自主神经）	 C2 型	D 型
适应证	ⅠA1 期	ⅠA1 期 + LVSI (+)，ⅠA2 期	ⅠB1 ~ ⅡA 期		复发宫颈癌
输尿管	不游离	切开输尿管隧道，向外牵拉	完全游离		完全游离
膀胱宫颈韧带	贴近宫颈切除	于输尿管上方切除	贴近膀胱切除		至切缘阴性，必要时输尿管再植
主韧带	贴近子宫及宫颈旁切断	输尿管进入阔韧带处切断	骨盆壁处切断		切除至盆壁
宫骶韧带	宫颈旁切断	部分切除	紧贴骶骨切断		必要时切除部分肠管
阴道	不切除	切除 1 ~ 2 cm	切除阴道上 1/4 ~ 1/3		切除至切缘阴性

（5）ⅡB 期及以上的晚期宫颈癌：通常采用放化疗。初治子宫颈癌手术指征推荐限于≤ⅡA2 期，有部分ⅡB 期患者可选用新辅助化疗缩瘤后，再采用根治性子宫切除术。

（6）意外发现的浸润性子宫颈癌：ⅠA1 期无淋巴脉管间隙浸润者可随访观察。ⅠA1 期伴 LVSI 或ⅠA2/ⅠB1 期或切缘阳性或有病灶残留者：①可选择盆腔外照射 + 近距离放疗 ± 含铂同期化疗。②可行宫旁广泛切除加阴道上段切除 + 盆腔淋巴结切除 ± 主动脉旁淋巴结取样。

（7）妊娠合并子宫颈癌：是选择延迟治疗直至胎儿成熟还是立即接受治疗，需根据患者意愿和具体孕周以及其他因素综合决定。孕期行新辅助化疗维持孕周，可于剖宫产的同时行根治性子宫切除术 + 盆腔淋巴结切除术。

（8）复发性子宫颈癌的治疗：包括放疗 ± 化疗或手术。

1）没有接受放疗或者复发部位在原来放射野之外，可以考虑手术切除。

2）放疗后盆腔中心性复发者，如无远处转移，可采用盆腔器官廓清术。

3）非中心性复发者，可选择个体化外照射 ± 全身化疗或手术切除 ± 或全身系统性治疗。

4）再次复发的患者选择化疗或支持治疗。

2．术后辅助治疗　取决于手术发现及病理分期。

“高危因素”包括淋巴结阳性、切缘阳性和宫旁浸润。具备任何一个“高危因素”均应辅助治疗。

“中危因素”（肿瘤大小、间质浸润、淋巴脉管间隙阳性）可补充辅助治疗。此外，腺癌、LVSI 等也推荐适当辅助治疗。

3．放射治疗原则　用于局部晚期、晚期和不能耐受手术的患者，或根治性子宫切除术后的辅助治疗方法。盆腔外照射（EBRT）应该包括大体肿瘤、宫旁、宫骶韧带以及距大体肿瘤足够的阴道范围以及危险的淋巴结区域。外照射剂量一般约 45 Gy（40 ～ 50 Gy）（每天每次 1.8 ～ 2.0 Gy）。

近距离放疗用于所有原发子宫颈癌患者的根治性治疗，通过腔内 ± 和（或）组织间插植的方式实施。近距离放疗则 A 点总剂量应达到 80 Gy，大肿瘤的 A 点应≥ 85 Gy。

同步放化疗：对接受盆腔外照射的患者在放疗期间予同期含铂方案化疗，一般选用顺铂单药。

4．化疗

一线联合化疗：以顺铂为基础的联合方案优于顺铂单药，如顺铂 + 紫杉醇 + 贝伐单抗、顺铂 + 紫杉醇，可作为首选方案。

二线化疗的药物包括帕姆单抗、贝伐单抗、白蛋白紫杉醇等。

对新辅助化疗存在争议。FIGO 指南推荐新辅助化疗仅用于缺乏放疗设备的地区和开展临床试验。

（三）预防

1．加强卫生宣教及防癌普查教育，已婚妇女每年应接受普查一次。

2．积极治疗宫颈上皮内瘤变，并密切随访。

（四）随访

2 年内每 3 ～ 6 个月随访 1 次，高危患者应缩短随访间隔至每 3 个月 1 次，低危患者可以延长随访间隔至每 6 个 月 1 次，第 3 ～ 5 年每 6 ～ 12 个月 1 次，5 年后每年 1 次。随访应包括细胞学 + HPV 检查、影像学检查。有高 / 中危因素接受辅助放疗及放化疗的患者，在治疗结束后 3 ～ 6 个月后根据临床症状及复发 / 转移，首选全身 PET-CT 检查，或 MRI 平扫 + 增强检查，或胸部 / 腹部 / 盆腔 CT 平扫 + 增强检查。

（王　悦）

第十一章　子宫肿瘤

第一节　子宫肌瘤

一、概述

（一）定义

子宫肌瘤（myoma of uterus）又称为子宫平滑肌瘤，主要由平滑肌细胞增生形成，其间有少量结缔组织。子宫肌瘤是女性生殖系统最常见的良性肿瘤，多见于 30 ～ 50 岁女性，在 35 ～ 50 岁女性中 20% ～ 25% 患有子宫肌瘤。

（二）分类

按肌瘤所在的部位不同可以分为子宫体肌瘤和子宫颈肌瘤，前者约占子宫肌瘤的 90%，后者约占 10%。根据其与子宫肌壁的关系又可以分为三大类：肌壁间肌瘤、浆膜下肌瘤、黏膜下肌瘤。

根据国际妇产科联盟（FIGO），子宫肌瘤有 9 型分类方法（图 11.1）。

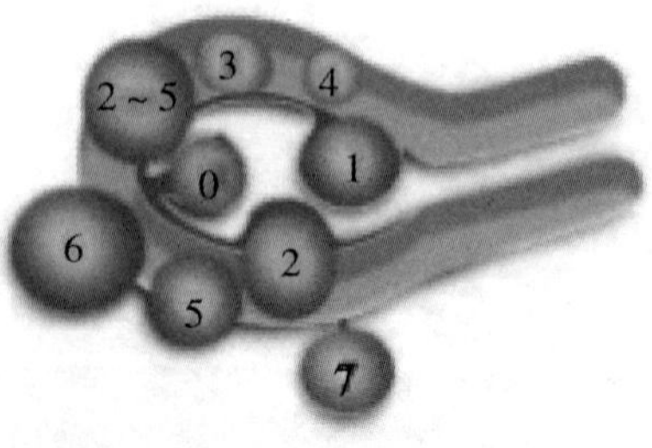

图 11.1　国际妇产科联盟（FIGO）子宫肌瘤略表

0 型：有蒂黏膜下肌瘤；

1 型：无蒂黏膜下肌瘤，向肌层扩展≤ 50%；

2 型：无蒂黏膜下肌瘤，向肌层扩展＞ 50%；

3 型：肌壁间肌瘤，位置靠近宫腔，瘤体外缘距子宫浆膜层≥ 5 mm；

4 型：肌壁间肌瘤，位置靠近子宫浆膜层，瘤体外缘距子宫浆膜层＜ 5 mm；

5 型：肌瘤贯穿全部子宫肌层；

6 型：肌瘤突向浆膜；

7 型：肌瘤完全位于浆膜下（有蒂）；

8 型：其他特殊类型或部位的肌瘤（子宫颈、宫角、阔韧带肌瘤）。

（三）病因

确切的发病机制仍不清楚，对子宫肌瘤的病因及发病机制有许多新的见解，认为子宫肌瘤的发病是由多种因素相互作用的结果，并有一定的遗传性。

二、诊断要点

（一）临床表现

子宫肌瘤有无症状及其轻重程度，主要取决于肌瘤的部位、大小、数目以及并发症。有的肌瘤小、生长缓慢、无症状，可以仅在妇科 B 超检查中发现。

1．症状

（1）月经改变：月经改变是子宫肌瘤最常见的症状，可表现为经量增多与经期延长。月经改变以肌壁间、黏膜下子宫肌瘤多见，浆膜下子宫肌瘤很少引起月经改变。

（2）腹部肿块：子宫超过如孕 3 个月大小时，或子宫肌瘤位于子宫底部浆膜下时，在腹部较易摸到肿块。肿块位于下腹正中，实性、可活动，但活动度不大，无明显压痛。

（3）白带增多：子宫黏膜下肌瘤或宫颈肌瘤均可以引起白带增

多，一旦发生感染，可以有大量脓样白带流出。

（4）压迫症状：子宫前壁肌瘤贴近膀胱，可以产生膀胱刺激症状，表现为尿频、尿急；宫颈肌瘤压迫膀胱时，可以出现耻骨上部不适、尿频、尿潴留或排尿困难。子宫后壁肌瘤向后压迫直肠，可以出现大便不畅。阔韧带肌瘤或宫颈肌瘤向盆壁方向增大，压迫输尿管可以出现输尿管扩张甚至肾盂积水。

（5）疼痛：一般子宫肌瘤不出现疼痛症状，若出现多因子宫肌瘤发生病理改变或合并其他疾病引起。

（6）不孕与流产：子宫肌瘤患者多数可以受孕，妊娠至足月后分娩。宫颈肌瘤可能影响精子进入宫腔；黏膜下肌瘤可以影响受精卵着床；巨大子宫肌瘤引起宫腔变形，可以使输卵管间质部不畅。

（7）贫血：长期由于月经过多或不规则出血可导至失血性贫血。重度贫血多见于黏膜下肌瘤。

2．体征

（1）腹部检查：子宫肌瘤增大超过如孕 3 个月大小，或位于子宫底部浆膜下时，于下腹部可触及质硬、实性肿块，若为多发性子宫肌瘤，可以触及子宫表面不平整。

（2）妇科检查：子宫不规则增大，质硬，表面可触及多个球形或结节状隆起。若为黏膜下子宫肌瘤，有时可在宫颈口或宫颈管内见球形实性凸起，表面暗红色，有时伴有溃疡、坏死。

（二）辅助检查

1．B 超检查　B 超可以较准确地显示子宫肌瘤数目、大小及部位。彩色多普勒超声可以测量肌瘤的血流信号及血流阻力指数，当出现低阻血流时，提示子宫肌瘤血供丰富或为恶性肿瘤。

2．宫腔镜检查　一般不用于检查。当出血多需要鉴别或急诊处理时，可行宫腔镜检查，直视下观察凸向宫腔的肌瘤分型、大小及部位并能准确的取材活检，对小的黏膜下肌瘤也可以同时予以切除。

3．其他影像学检查　通常采取上述检查可以发现子宫肌瘤，较少采用其他影像学检查，如 CT 或 MRI。MRI 可以清晰显示子宫肌瘤的边界、部位、大小及数目。子宫输卵管碘油造影对于诊断黏膜下肌瘤有一定的价值，可以发现宫腔内充盈缺损。

三、鉴别诊断

（一）妊娠子宫

有较明确的停经史及早孕反应，查体子宫质地较软，B 超下可见胎囊、胎心或胎儿。

（二）卵巢肿瘤

卵巢囊肿不易与子宫肌瘤混淆，较难鉴别的是卵巢实性肿瘤与浆膜下子宫肌瘤，有时需要借助 B 超、CT/MRI 来鉴别。

（三）子宫内膜异位症

卵巢子宫内膜异位囊肿张力大，与子宫黏连、活动度差。子宫内膜异位症通常有宫骶韧带增粗或结节，病史上有痛经、经期肛门坠胀等症状，B 超检查可以协助鉴别。

（四）子宫腺肌病

表现为子宫增大，月经过多，多见于中年女性。临床表现特点是进行性加重的痛经，伴有经期肛门下坠感；阴道检查子宫呈均匀性增大，一般为 10 ～ 12 周妊娠大小，质地坚韧，活动度差。

（五）子宫内膜癌

子宫内膜癌的常见临床表现是不规则阴道出血，伴有子宫增大，好发于绝经期女性。可以通过诊断性刮宫、宫腔镜、B 超、CT/MRI 等协助鉴别。

（六）盆腔炎性包块

患者有盆腔炎病史，查体盆腔包块实性较硬，与子宫紧密黏连，不活动，边界不清，可以有局部压痛等表现，给予抗感染治疗后可好转。B 超、CT/MRI 等协助诊断。

四、治疗

（一）治疗原则

根据患者的年龄，有无症状，肌瘤的部位、大小、数目，患者的婚姻、生育状况以及患者的身体状况等，全面制订相应的治疗方案。

（二）随访观察

主要适用于无症状的子宫肌瘤，尤其是＜ 10 周妊娠子宫大小者，若为近绝经期女性，期待绝经后肌瘤可以自然萎缩。每 3 ～ 6 个月复查 1 次，随诊期间注意有无症状出现、肌瘤是否增大等。

（三）治疗方法

1．药物治疗　对于有症状但患者年龄近绝经，或肌瘤较大、手术前药物治疗缩小肌瘤，以及全身状况不能手术者，可以考虑药物治疗。药物治疗对于短期内改善症状、纠正贫血、缩小肌瘤效果明显。

（1）促性腺激素释放激素类似物（gonadotropin releasing hormone agonist，GnRH-a）：一般用于术前辅助治疗，大肌瘤伴重度贫血，术前用药后肌瘤缩小、闭经，并纠正贫血，在手术中减少出血，并且使原本不能行子宫肌瘤剥除者避免子宫切除。

（2）米非司酮：又称为 RU486，是 19- 去甲睾酮的衍生物，有抗孕激素、抗糖皮质激素的作用。通常米非司酮 12.5 ～ 25 mg，口服，每日 1 次，连续服用 3 ～ 6 个月。可以使子宫肌瘤缩小，达到闭经、改善贫血的目的。

2．手术治疗

（1）手术适应证：①子宫肌瘤合并月经量过多或异常出血，导致贫血；②出现尿频、尿急、排尿排便困难等压迫症状，经药物治疗无效；③子宫肌瘤合并不孕；④特殊部位子宫肌瘤，如宫颈肌瘤、阔韧带肌瘤、浆膜下带蒂肌瘤等；⑤肌瘤生长迅速，可疑恶变。

（2）手术方式

1）肌瘤切除术：年轻未婚或未生育，希望保留生育功能的患者，可行肌瘤切除术。根据肌瘤部位、大小及数目以及患者情况，可选择开腹、经阴道途径或腹腔镜下切除子宫肌瘤。黏膜下肌瘤可在宫腔镜下行肌瘤切除术。

2）子宫切除术：肌瘤较大、症状明显，经药物治疗效果不佳，无保留生育要求，或者疑有恶变者，可行子宫全切术。术前需详细检查宫颈，除外宫颈癌或癌前病变；若术前有不规则出血者，术前应行诊断性刮宫，除外子宫内膜病变。

3．其他微无创治疗　子宫肌瘤的微无创治疗方法还有经导管子宫动脉栓塞术（transcatheter uterine artery embolization，UAE）、高强度超声聚焦消融（high intensity focused ultrosound ablation，HIFUA）、射频消融术（radiofrequency ablation，RFA）、微波消融术（microwave ablation，MWA）以及冷冻治疗等。与传统治疗方法相比，这些方法多数通过缩小肌瘤体积或破坏子宫内膜达到缓解症状，不易取到肌瘤组织进行病理检查，治疗方法各有其优势及局限性。

4．妊娠合并子宫肌瘤的处理　妊娠合并子宫肌瘤的发生率为0.1% ~ 3.9%。孕期无症状者，定期产前检查，无需特殊处理。子宫肌瘤增加了难产率、剖宫产率和早产率。尤其是大的黏膜下肌瘤和胎盘附着处的肌瘤会导致并发症，例如疼痛（肌瘤变性）、阴道出血、胎盘早剥、胎儿生长受限和早产。妊娠期肌瘤性疼痛综合征是妊娠合并子宫肌瘤最常见的并发症，包括肌瘤红色变性、无菌性坏死、恶变及出血梗死。子宫肌瘤红色变性，首选保守治疗，包括卧床休息、补液及一般支持治疗，应用抗生素预防感染，有宫缩者予宫缩抑制剂，必要时予镇静剂、止痛剂。

五、注意事项

1．2014 年美国食品药品管理局（FDA）发表声明：电动旋切器粉碎子宫肌瘤可能会使术前未发现的恶性组织播散，降低患者的生存时限，不建议继续使用肌瘤电动旋切器。子宫肉瘤的发生率及子宫肌瘤的恶变率极低，在手术前根据患者的病史、肌瘤生长快和肌瘤血流丰富，可以有一定的判断。术前与患者充分沟通，可以在保护性标本袋内旋切肌瘤。一种特殊类型的腹膜弥漫性子宫肌瘤，发生率极低，往往在盆腹腔的器官、腹膜上种植，复发率高，在接受全子宫及双侧卵巢切除后可以缩小。

2．有文献报道，子宫肌瘤切除术后的妊娠率为 10% ~ 89%，与年龄、肌瘤数目等相关，大多数在术后 3 年内怀孕。一般主张在术后避孕 1 年，如切除肌瘤未穿透内膜者，也有主张避孕半年。对于术后妊娠的患者需按高危妊娠管理。

（邓　浩）

第二节　子宫内膜增生

一、概述

（一）定义

子宫内膜增生与长期受雌激素刺激、缺乏孕激素有关，是发生在子宫内膜的一组增生性病变，以腺体病变为主，伴有少量间质病变，少数内膜增生可以发展成癌。

（二）分类

目前病理学上有两种分类方法。一种是 WHO 分类法，以增生性病变有无腺上皮细胞的异型性作为子宫内膜增生分类的主要依据。另一种是“EIN”分类法，以组织结构为主要依据的分类法。

1．WHO 分类法　在国内使用的是 WHO 2003 年修订后的分类方法，将子宫内膜增生分为 4 类：增生子宫内膜、单纯性增生、复杂性增生和非典型增生。在 2014 年再次进行修订后分为两类：子宫内膜增生不伴不典型增生、子宫内膜不典型增生。

2．“EIN”分类法　这是在 2000 年相对于子宫颈上皮内瘤样变（cervical intraepithelia neaplasia，CIN）提出的子宫内膜上皮内肿瘤，目前尚未普遍应用。主要分为三类：①良性子宫内膜增生；②癌前病变，相对于 WHO 2014 年分类中的子宫内膜不典型增生；③子宫内膜癌。

（三）病因

子宫内膜增生是雌激素依赖性疾病，又可分为内源性和外源性。

二、诊断要点

（一）病史

1．年轻女性可有多囊卵巢病史，长期无排卵、不孕史。

2．月经失调史。

3．可有功能性卵巢肿瘤病史。

（二）临床表现

1．症状

（1）可以无症状，或因其他疾病行诊断性刮宫时诊断。

（2）阴道不规则出血是最常见的症状，也有少数患者呈月经稀发或闭经后阴道大量出血。

2．妇科检查　子宫常无明显异常，或稍大。

（三）辅助检查

1．影像学检查

（1）B 超：可以测量子宫内膜的厚度，对子宫内膜增生有提示作用。

（2）磁共振成像：可以清楚辨别子宫内膜层的厚度，并判断子宫内膜层与肌层之间的结合带完整性。

2．细胞学检查　各种子宫内膜细胞学样本采集器被用于临床，进行子宫内膜增生及子宫内膜的早期筛查，如子宫内膜刷、Vabra 吸引器、Pipelle 薄塑料管装置等。优势在于操作简便，可用于门诊患者和大样本的筛查。但由于取材较少，而子宫内膜病变在宫腔内不一致，故并不能取代子宫内膜的组织病理学诊断。

3．组织病理学检查

（1）分段诊断性刮宫术：是主要的诊断手段，文献报道诊断性刮宫准确性在 82.2% ~ 89.6%。这是一种有创性操作，盲刮宫腔，容易出现漏刮，尤其是在两侧宫角处的病变。

（2）宫腔镜下子宫内膜活检术：宫腔镜下可以直视宫腔内膜，并直接取子宫内膜做病理检查，理论上宫腔镜下子宫内膜活检优于分段诊刮。

三、鉴别诊断

（一）子宫内膜息肉

子宫内膜息肉属于良性病变，多发生于生育年龄女性，临床表现为不规则出血或排卵期出血，也可无症状。B 超检查表现为子宫内膜增厚或宫腔内回声团，分段诊刮或宫腔镜检查有助于鉴别诊断，但需要警惕二者并存的可能。

（二）子宫内膜癌

临床表现与子宫内膜增生相似，主要通过组织病理学来鉴别。在临床上需要警惕子宫内膜不典型增生与子宫内膜癌并存的可能。

四、治疗

（一）治疗原则

子宫内膜增生应遵循个体化原则，根据患者年龄、生育情况、有无子宫内膜癌发生的危险因素而采取不同的治疗方案。

（二）不伴有不典型子宫内膜增生的治疗

发展为子宫内膜癌的风险较小，有文献报道＜ 5%，通过治疗超过 80% 的患者可以转归。对于长期异常子宫出血、肥胖、应用孕激素受体拮抗剂等高风险患者，建议长期、定期使用孕激素治疗，目的是控制异常子宫出血、逆转子宫内膜及防止少数患者发展为子宫内膜癌。

1．药物治疗

（1）孕激素后半周期序贯治疗：包括醋酸甲羟孕酮 10 ~ 20 mg/d、醋酸甲地孕酮 80 mg/d、黄体酮胶囊 200 ~ 300 mg/d、炔诺酮 5 mg/d、地屈孕酮 10 ~ 20 mg/d。月经第 11 ~ 16 天开始口服，每个周期口服 12 ~ 14 天，连续服用 3 ~ 6 个周期。

（2）孕激素连续治疗：如醋酸甲羟孕酮 10 ~ 20 mg/d、炔诺酮 10 ~ 15 mg/d，连续用药 3 ~ 6 个周期。

（3）含左炔诺孕酮宫内缓释系统（levonorgestrel releasing intrauterine system，LNG-IUS）：连续使用 6 个月至 5 年，在国外推

荐其作为治疗不伴有不典型子宫内膜增生的首选方案。

2．随访　建议接受药物治疗后 3 ～ 6 个月进行一次内膜活检，在至少 2 次活检组织学检查为阴性后可以考虑停止治疗。但对于存在子宫内膜增生风险的患者，可建议 2 次组织学活检阴性后每年活检随访一次。

3．手术治疗　全子宫切除不是首选治疗方案，只有以下情况时才考虑手术：①随访过程中发展为子宫内膜不典型增生而不愿意继续药物治疗；②规范完成孕激素治疗后复发的子宫内膜增生；③规范治疗 12 个月子宫内膜未逆转；④持续的异常子宫出血；⑤不能定期随访、治疗依从性差的患者。

（三）不典型子宫内膜增生的治疗

治疗方式的选择主要根据患者是否有生育要求及年龄来决定。

1．无生育要求的患者　由于不典型子宫内膜增生患者有 14% ～ 30% 可能发展成为子宫内膜癌。因此，如果患者没有生育要求，全子宫切除术是首选治疗方案。

2．有生育要求的患者

（1）药物治疗：首选大剂量孕激素治疗，可选择：①醋酸甲羟孕酮 250 mg，每日 1 次或 2 次口服；②醋酸甲地孕酮 160 mg，每日 1 次或 2 次口服；③含左炔诺孕酮宫内缓释系统。

（2）药物治疗随访：治疗期间每 3 个月进行一次子宫内膜检查，根据对药物的反应情况调整药物剂量或方案，至连续 2 次内膜检查阴性，建议每 6 ～ 12 个月再进行内膜检查。在治疗期间，应去除导致内膜增生的诱因，如肥胖、胰岛素抵抗等；并且观察大剂量孕激素可能出现的不良反应。

（3）在内膜病变逆转后，建议尽快考虑妊娠。由于内膜增生患者有很多存在排卵障碍，建议可以积极促排卵或辅助生殖助孕。对完成生育后的患者，在国外建议尽快切除子宫，在国内尚存在争议。

五、注意事项

1．药物保守治疗过程中，需要注意患者的阴道出血等临床症状，监测患者肝肾功能及血栓风险。

2．子宫内膜不典型增生的患者接受全子宫切除时，是否需要同时切除双侧卵巢应个体化处理。

3．对于不典型子宫内膜增生患者采取药物治疗时，应严格掌握适应证，并充分告知患者保留生育功能的治疗存在的获益及风险。并且在保守治疗之前，需要全面评估，以除外子宫内膜癌和可能合并卵巢癌等可能。

（邓　浩）

第三节　子宫内膜癌

子宫内膜癌为女性生殖道常见的恶性肿瘤之一，近年来发病率有逐年上升和年轻化趋势。

一、诊断要点

（一）病史

1．月经紊乱史，特别是子宫内膜增生史、不孕不育史，长期服用雌激素药物史等。

2．合并肥胖、高血压病、糖尿病，以及内分泌紊乱疾病如多囊卵巢综合征等病史。

（二）临床表现

1．阴道流血　绝经后阴道流血，围绝经期不规则阴道流血，40 岁以下妇女经期延长或月经紊乱。

2．阴道异常排液　呈浆液性或血水样。

3．肿瘤晚期，因癌肿浸润周围组织或压迫神经而引起下腹及腰骶部疼痛。

4．妇科检查　早期患者可无异常发现，稍晚期则子宫增大，有的可扪及转移结节或肿块。

（三）辅助检查

1. 细胞学检查　采用宫颈细胞学涂片，或宫颈管内膜刮取组织，或行子宫内膜细胞学检查，可能提高阳性率。

2. B超或经阴道多普勒超声检查　可了解子宫大小、宫腔内有无占位性病变、子宫内膜厚度、有无肌层浸润以及浸润深度等，有助于病情评估。

3. 分段刮宫　分段刮宫是确诊本病的主要依据。先刮宫颈管，用探针探测宫腔，继之刮宫腔，刮出物分别送病理检查。若刮取的组织量多且呈豆渣样时，内膜癌可能性极大，应立即停止搔刮，以防子宫穿孔或癌灶扩散。

4. 宫腔镜检查　直视下明确宫腔内病变部位、范围，可疑部位做活组织检查，有助于发现较小的和早期的病变，也有助于判定宫颈是否受侵。是首选诊断方法。

5. 宫腔内活体组织病理学检查　是确诊本病的依据。

（四）临床分期

未手术者采用国际妇产科联盟（FIGO）1971年临床分期（表11.1）；手术患者采用2009年FIGO新修订的子宫内膜癌的手术-病理分期（表11.2）。

表11.1　子宫内膜癌的临床分期（FIGO，1971年）

分期	临床特征
Ⅰ期	癌局限于宫体
ⅠA期	宫腔长度≤8 cm
ⅠB期	宫腔长度＞8 cm
Ⅱ期	癌已侵犯宫颈
Ⅲ期	癌扩散至子宫以外，但未超出真骨盆
Ⅳ期	癌超出真骨盆或侵犯膀胱或直肠黏膜
ⅣA期	癌侵犯附近器官，如直肠、膀胱
ⅣB期	癌有远处转移

表 11.2 子宫内膜癌的手术 - 病理分期（FIGO，2009 年）

分期	临床特征
Ⅰ期	癌局限在子宫体
ⅠA 期（G1，G2，G3）	癌局限在子宫内膜或侵犯肌层≤ 1/2
ⅠB 期（G1，G2，G3）	侵犯肌层＞ 1/2
Ⅱ期	癌侵犯宫颈间质
Ⅲ期	癌侵犯子宫以外，但未超出盆腔
ⅢA 期（G1，G2，G3）	癌侵犯浆膜和（或）附件
ⅢB 期（G1，G2，G3）	癌侵犯阴道
ⅢC 期（G1，G2，G3）	盆腔和（或）主动脉旁淋巴结转移
ⅢC1	盆腔淋巴结癌转移
ⅢC2	腹主动脉旁淋巴结癌转移
Ⅳ期	癌超出盆腔或远处转移
ⅣA 期（G1，G2，G3）	癌侵犯膀胱和（或）直肠黏膜
ⅣB 期（G1，G2，G3）	远处转移，包括腹腔内和（或）腹股沟淋巴结转移

二、鉴别诊断

1．无排卵型功血　症状、体征与子宫内膜癌相似，子宫内膜病理学检查可确诊。

2．老年性阴道炎　为血性白带，阴道壁充血，可见黏膜下出血点，B 超检查子宫内膜厚度及血流情况可鉴别。但有时与子宫内膜癌并存。

3．子宫内膜炎、宫腔积脓　扩宫后可见脓液流出，B 超可协助诊断，应注意内膜癌继发感染、积脓。

4．子宫黏膜下肌瘤或内膜息肉　分段做刮宫、宫腔镜检查，以及子宫内膜组织病理检查可鉴别。

三、治疗

（一）治疗原则

根据有无侵肌、宫颈管有无累及、组织类型及分化程度、患者个体情况等高危因素决定治疗方案。可用手术、放疗、化疗及激素药物等综合治疗。

（二）治疗方法

1．手术治疗　为首选治疗方法。凡手术治疗者均应送腹腔冲洗液或腹水做细胞学检查。打开腹腔后，先注入 200 ml 生理盐水冲洗盆、腹腔，然后吸出冲洗液找恶性细胞。继之再探查横膈、肝、脾、胃肠、大网膜、盆腔、腹腔及腹膜后淋巴结。

（1）ⅠA 期高、中分化的子宫内膜样癌：行筋膜外子宫切除及双侧附件切除术。建议有条件医院行子宫内膜癌前哨淋巴结切除术（SLNB）。

（2）ⅠB 期或低分化：行分期手术，即筋膜外子宫切除及双侧附件切除术，同时行盆腔、腹主动脉旁淋巴结切除术。

（3）Ⅱ期：行改良的广泛子宫切除术及双侧附件切除和盆腔及腹主动脉旁淋巴结切除术。也可行筋膜外子宫切除及双侧附件切除术，术后辅助放疗。

（4）Ⅱ期以上：根据情况行肿瘤细胞减灭术。

（5）特殊组织类型（浆液性癌、透明细胞癌、未分化癌等）：应参照卵巢癌行肿瘤细胞减灭术。

2．放射治疗　ⅠB 和Ⅱ期患者、盆腔有转移灶、血管淋巴管间隙受侵，以及盆腔及腹主动脉旁淋巴结者，术后应补充放射治疗。不宜手术的Ⅰ期、Ⅱ期病例，可单行放射治疗。

3．药物治疗

（1）激素治疗：不宜手术和放疗，或治疗后复发等的晚期患者考虑激素治疗，另外年轻的ⅠA 期高分化患者，要求保留生育功能者，也可应用大剂量孕激素治疗。常用药物为：孕激素醋酸甲羟孕酮（MPA）250 ~ 500 mg，或甲地孕酮（MA）160 ~ 320 mg，口服，每日 1 次，连续 3 个月为一疗程。

治疗期间每月行 B 超检查，观察子宫内膜形态。停药后应行诊断性刮宫或宫腔镜下取子宫内膜做病理检查，评估疗效。如子宫内膜转归正常，可助孕治疗。

（2）化学药物治疗：Ⅰ期和Ⅱ期患者手术后病理检查有复发转移高危因素，如血管淋巴管间隙受侵、深肌层受侵、低分化以及特殊组织类型和晚期或复发患者，可进行化疗。方案可选择顺铂联合多柔比星，紫杉醇联合卡铂（顺铂），或紫杉醇、多柔比星和顺铂联合方案。

（王建六）

第四节　子宫肉瘤

子宫肉瘤发病率低，占女性生殖道恶性肿瘤的 1%，占子宫恶性肿瘤的 3% ～ 7%。子宫肉瘤多发生在 40 ～ 60 岁。早期诊断困难，易远处转移，术后复发率高，放疗和化疗不甚敏感，预后较差，5 年存活率为 30% ～ 50%。

一、临床分期

子宫肉瘤目前采用的分期是 2009 年的 FIGO 手术 - 病理分期(表 11.3)。

二、诊断要点

（一）临床表现

1．症状　无特异性。早期症状不明显，随着病情发展可出现下列表现：

（1）阴道不规则出血：最常见，出血量多少不等。

（2）腹痛：肉瘤生长快，子宫迅速增大或瘤内出血、坏死、子宫肌壁破裂，引起急性腹痛。

表 11.3　子宫肉瘤手术 - 病理分期（FIGO　2009 年）

子宫平滑肌肉瘤	
Ⅰ 期	肿瘤局限于子宫体和子宫内膜间质肉瘤（ESS）
ⅠA	≤ 5 cm
ⅠB	> 5 cm
Ⅱ 期	肿瘤侵及盆腔
ⅡA	附件受累
ⅡB	子宫外盆腔组织受累
Ⅲ 期	肿瘤侵及腹腔组织（不包括子宫肿瘤突向腹腔）
ⅢA	一个病灶
ⅢB	一个以上病灶
ⅢC	盆腔淋巴结和（或）腹主动脉旁淋巴结转移
Ⅳ 期	膀胱和（或）直肠，或有远处转移
ⅣA	肿瘤侵及膀胱和（或）直肠
ⅣB	远处转移
腺肉瘤	
Ⅰ 期	肿瘤局限于子宫体
ⅠA	肿瘤局限于子宫内膜或宫颈内膜，无肌层浸润
ⅠB	肌层浸润≤ 1/2
ⅠC	肌层浸润> 1/2
Ⅱ 期	肿瘤扩散至盆腔
ⅡA	附件受累
ⅡB	子宫外盆腔内组织受累
Ⅲ 期	肿瘤扩散到腹腔（不单是突向腹腔）
ⅢA	一个病灶
ⅢB	一个以上病灶
ⅢC	盆腔淋巴结和（或）腹主动脉旁淋巴结转移
Ⅳ 期	膀胱和（或）直肠，或有远处转移
ⅣA	肿瘤侵及膀胱和（或）直肠
ⅣB	远处转移

（3）腹部包块：患者常诉下腹部包块迅速增大。

（4）压迫症状及其他：可压迫膀胱或直肠，出现尿频、尿急、尿潴留、大便困难等症状。晚期患者全身消瘦、贫血、低热或出现肺、脑转移的相应症状。宫颈肉瘤或肿瘤自宫腔脱出至阴道内，常有大量恶臭分泌物。

2．体征　子宫增大，外形不规则。宫颈口可有息肉或肌瘤样肿块，呈紫红色，极易出血，继发感染后有坏死及脓性分泌物。晚期肉瘤可累及骨盆侧壁，子宫固定不活动，可转移至肠管及腹腔，但腹水少见。

（二）辅助检查

因子宫肉瘤临床表现与子宫肌瘤及其他恶性肿瘤相似，术前诊断较困难。辅助诊断可选用阴道彩色多普勒超声检查、盆腔 MRI、诊断性刮宫等。

组织病理学检查：术前诊断困难，多依赖术中及术后组织病理学检查明确诊断。

三、治疗

治疗原则以手术为主。Ⅰ期和Ⅱ期患者行筋膜外子宫及双侧附件切除术。强调应完整切除子宫并取出，术前怀疑肉瘤者，禁用子宫粉碎器。是否行淋巴结切除尚有争议。根据分期和病理类型，术后化疗或放疗有可能提高疗效。Ⅲ期及Ⅳ期应考虑手术、放疗和化疗综合治疗。

（王建六）

第十二章　卵巢肿瘤

卵巢肿瘤是女性常见肿瘤，病因尚不明确，组织学类型复杂。

第一节　卵巢瘤样病变

可为生理性，亦可为病理性。以育龄妇女多见。

一、诊断要点

（一）分类

1．卵巢非赘生性囊肿

（1）卵泡囊肿，黄体囊肿，卵巢冠囊肿，卵巢单纯囊肿。

（2）卵巢子宫内膜异位囊肿。

（3）卵巢生发上皮包涵囊肿。

2．卵巢增生性病变

（1）双侧多囊卵巢综合征。

（2）卵泡膜细胞增生症。

（3）卵巢重度水肿。

（二）临床表现

1．多数患者无临床症状，仅在妇科检查或B超检查时发现。

2．多囊卵巢综合征患者常有月经失调、不排卵、不孕、毛发增多等。

3．妇科检查　可发现子宫一侧或双侧肿块，囊性为主，表面光滑，直径通常不超过5 cm。

（三）辅助检查

1．B 超检查　一侧或双侧卵巢囊性增大。

2．内分泌测定。

3．腹腔镜检查，必要时做活组织检查以明确诊断。

二、鉴别诊断

主要与卵巢真性肿瘤相鉴别，卵巢瘤样病变直径多小于 5 cm，且可能随月经周期有变化。

三、治疗

1．一般需观察 2 ~ 3 个月后复查，多数可自行消失。

2．有以下情况者应行剖腹探查或腹腔镜检查：

（1）囊肿直径超过 5 cm。

（2）出现急腹症症状：发生扭转、破裂。

（3）观察 3 ~ 6 个月，囊肿持续存在。

（4）绝经后妇女。

（5）不能排除阑尾炎、异位妊娠、卵巢真性肿瘤。

（李　艺）

第二节　卵巢上皮性肿瘤

一、病因

1．家族遗传因素　20% ~ 25% 的卵巢恶性肿瘤患者有家族史。遗传性卵巢癌综合征分以下三种情况：

（1）遗传性乳腺癌 - 卵巢癌综合征。

（2）Lynch Ⅱ综合征。

（3）遗传性特异位点卵巢癌。

2．可能有关的因素　接触滑石粉、初潮年龄较早、绝经年龄较晚、初次分娩年龄大于35岁、激素替代疗法、未生育、诱发排卵药物、未经过哺乳、种族背景以及社会环境等。

3．可能的保护因素　口服避孕药、有遗传性卵巢癌综合征病史者进行预防性附件切除。

二、病理

2014年世界卫生组织对于卵巢肿瘤的组织学分类进行了修订。卵巢上皮性肿瘤是最常见的一类卵巢肿瘤，各类上皮性肿瘤又有良性、交界性和恶性之分，见表12.1。

表12.1　2014年WHO卵巢上皮性肿瘤分类

浆液性肿瘤
良性
浆液性囊腺瘤
浆液性腺纤维瘤
浆液性表面乳头状瘤
交界性
浆液性交界性肿瘤/不典型增生性浆液性肿瘤
浆液性交界性肿瘤-微乳头亚型/非浸润性低级别浆液性癌
恶性
低级别浆液性癌
高级别浆液性癌
黏液性肿瘤
良性
黏液性囊腺瘤
黏液性腺纤维瘤
交界性
黏液性交界性肿瘤/不典型增生性黏液性肿瘤
恶性
黏液腺癌
子宫内膜样肿瘤
良性

续表

子宫内膜样囊肿
子宫内膜样囊腺瘤
子宫内膜样腺纤维瘤
交界性
子宫内膜样交界性肿瘤 / 不典型增生性内膜样肿瘤
恶性
子宫内膜样癌
透明细胞肿瘤
良性
透明细胞囊腺瘤
透明细胞腺纤维瘤
交界性
透明细胞交界性肿瘤 / 不典型增生性透明细胞肿瘤
恶性
透明细胞癌
Brenner 肿瘤
良性
Brenner 瘤
交界性
交界性 Brenner 瘤 / 不典型增生性 Brenner 瘤
恶性
恶性 Brenner 瘤
浆液黏液性肿瘤
良性
浆液黏液性囊腺瘤
浆液黏液性腺纤维瘤
交界性
浆液黏液性交界性肿瘤 / 不典型增生性浆液黏液性肿瘤
恶性
浆液黏液性癌

三、诊断要点

(一) 临床表现

“卵巢癌三联征”，即年龄 40 ~ 60 岁、卵巢功能障碍、胃肠道症状，可提高对卵巢癌的警戒。

1．症状

（1）早期常无症状。

（2）胃肠道症状。

（3）下腹包块。

（4）压迫症状。

（5）腹痛。

（6）月经异常。

（7）恶病质。

2．体征

（1）全身检查：特别注意乳腺、区域淋巴结、腹部膨隆、肿块、腹水及肝、脾、直肠检查。

（2）盆腔检查：双合诊和三合诊检查子宫及附件，注意附件肿块的位置、侧别、大小、形状、边界、质地、表面状况、活动度、触痛及子宫直肠窝结节等。以下情况应注意为恶性：①实性；②双侧；③肿瘤不规则、表面有结节；④粘连、固定、不活动；⑤腹水，特别是血性腹水；⑥子宫直肠窝结节；⑦生长迅速；恶病质，晚期可有大网膜肿块、肝脾肿大及消化道梗阻表现。

(二) 辅助检查

1．彩色多普勒超声　通常卵巢癌的血流丰富，且为低阻（RI < 0.45）。

2．颈部、胸部、盆腔或（和）腹部增强 CT 及 MRI 或 PET-CT 检查目的是判断有无卵巢周围脏器的浸润、淋巴转移、胸腔积液、肺转移和肠梗阻、肝脾转移，对评估手术有参考价值。特别是盆腔增强 MRI，对判断卵巢肿瘤性质及与周围脏器的关系有重要帮助。PET-CT 对卵巢癌及其转移的诊断，特别是复发性卵巢癌的诊断具有较高的价值。

3．细胞学检查　抽取腹水、胸腔积液，行细胞学检查找癌细胞，有助诊断。

4．腹腔镜检查

（1）取得活体组织，进行组织病理学诊断，从而明确诊断。

（2）判断肿瘤播散转移程度，对评估为很难达到满意的肿瘤细胞减灭者应该选择新辅助化疗。

5．血清肿瘤标志物检测

（1）CA125：对浆液性癌更具有特异性，临床符合率达 80% ~ 90%。

（2）HE4：即人附睾分泌蛋白 4，早期卵巢癌表达率和特异性略高于 CA125，敏感性与 CA125 相似。在诊断卵巢癌方面，二者具有互补作用。

（3）CA19-9：在胰腺和胆道系统的恶性肿瘤中升高明显，对检测卵巢黏液性腺癌和透明细胞癌有一定的敏感性。

（4）CEA：阳性表达可见于结肠癌、乳腺癌、肺癌等恶性肿瘤患者及某些非肿瘤患者。妇科恶性肿瘤中，卵巢黏液性腺癌 CEA 阳性率最高。

（5）AFP：对卵巢卵黄囊瘤有特异性，对未成熟畸胎、无性细胞瘤有参考意义。

（6）β-hCG：对卵巢原发绒癌有意义，对胚胎癌有参考意义。

（7）性激素：颗粒细胞瘤、卵泡膜细胞瘤均可产生较高水平的雌激素；黄素化时，亦可有睾丸素分泌。浆液性、黏液性或纤维上皮瘤，也可分泌一定的雌激素。

6．必要时选择以下检查

（1）纤维结肠镜、胃镜检查：提供是否有胃肠道原发性癌、卵巢癌转移的证据。

（2）肾图、肾血流图、静脉肾盂造影或 CT 泌尿系统重建：观察肾的分泌及排泄功能，了解泌尿系压迫或梗阻情况。

（三）鉴别诊断

卵巢恶性肿瘤的诊断需与如下疾病鉴别：①子宫内膜异位症；②结核性腹膜炎；③生殖道以外的肿瘤；④转移性卵巢肿瘤；⑤慢性盆腔炎。

（四）手术－病理分期

卵巢癌必须经规范的手术，并经组织病理学检查才能确定分期，称为手术 - 病理分期。现多采用国际妇产科联盟（FIGO）制订的统一标准，见表 12.2。

四、治疗

原则上卵巢肿瘤均需手术治疗。其指征为：①绝经后妇女发现盆腔肿物；②附件肿物直径 5 cm 左右，观察 2 个月不缩小者；③附件实性肿物；④附件肿物直径 6 ～ 7 cm 以上者；⑤盆腔肿物诊断不明者。

（一）良性肿瘤

1．年轻患者可行肿瘤剥出术或患侧附件切除术。

2．45 岁以上患者可行患侧附件切除术。

3．绝经前后的患者多行全子宫及双侧附件切除术。

（二）卵巢交界性肿瘤

卵巢交界性肿瘤占全部卵巢肿瘤的 10% ～ 20%，在组织学上处于良性及恶性之间。诊断主要依据病理检查，以浆液性、黏液性交界性瘤常见。

1．手术原则

（1）有生育要求：I 期卵巢交界性肿瘤可行患侧附件切除术；囊肿剥除术仅限于双侧交界性卵巢肿瘤或已有一侧卵巢切除的患者。浆液性肿瘤同时行大网膜切除术或活检术，黏液性肿瘤同时切除阑尾，术后要求密切随访。对有生育要求的晚期卵巢交界性肿瘤患者可以行保留生育功能的手术，应尽可能切除所有肉眼可见的病灶，其余范围同早期卵巢癌的保留生育功能的手术。

表 12.2 卵巢癌、输卵管癌、原发性腹膜癌的手术 - 病理分期（FIGO，2013 年）

Ⅰ期：肿瘤局限于卵巢或输卵管
Ⅰa：肿瘤局限于一侧卵巢（包膜完整）或输卵管，卵巢和输卵管表面无肿瘤；腹水或腹腔冲洗液未找到癌细胞
Ⅰb：肿瘤局限于双侧卵巢（包膜完整）或输卵管，卵巢和输卵管表面无肿瘤；腹水或腹腔冲洗液未找到癌细胞
Ⅰc：肿瘤局限于单或双侧卵巢 / 输卵管，并伴有如下任何一项：
Ⅰc1：手术导致肿瘤破裂
Ⅰc2：手术前肿瘤包膜已破裂或卵巢 / 输卵管表面有肿瘤
Ⅰc3：腹水或腹腔冲洗液发现癌细胞
Ⅱ期：肿瘤累及一侧或双侧卵巢或输卵管并有盆腔扩散（在骨盆入口平面以下）或原发性腹膜癌
Ⅱa：蔓延和（或）转移到子宫和（或）输卵管和（或）卵巢
Ⅱb：蔓延至盆腔其他组织
Ⅲ期：肿瘤累及一侧或双侧卵巢、输卵管或原发性腹膜癌，伴细胞学或组织学证实的盆腔外腹膜转移或证实存在腹膜后淋巴结转移
Ⅲa
Ⅲa_1：仅有腹膜后淋巴结阳性（细胞学或组织学证实）
Ⅲa_1（i）期：转移灶最大直径≤ 10 mm
Ⅲa_1（ii）期：转移灶最大直径＞ 10 mm
Ⅲa_2：显微镜下盆腔外腹膜受累，伴或不伴腹膜后阳性淋巴结
Ⅲb：肉眼可见盆腔外腹膜转移，病灶最大直径≤ 2 cm，伴或不伴腹膜后阳性淋巴结
Ⅲc：肉眼可见盆腔外腹膜转移，病灶最大直径＞ 2 cm，伴或不伴腹膜后阳性淋巴结（包括肿瘤蔓延至肝包膜和脾，但未转移到脏器实质）
Ⅳ期：超出腹腔外的远处转移
Ⅳa：胸腔积液中发现癌细胞
Ⅳb：腹腔外器官实质转移（包括肝实质转移和腹股沟淋巴结及腹腔外淋巴结转移）

（2）已完成生育：Ⅰ期交界性肿瘤患者，标准术式是分期手术。Ⅱ、Ⅲ、Ⅳ期者可行肿瘤细胞减灭术。

2．辅助治疗　卵巢交界性肿瘤一般不需要辅助治疗。化疗仅用于手术后有残留病灶和存在腹膜浸润性种植的患者。

3．预后与复发　交界性瘤恶性程度低、预后好，复发晚，复发率随时间推移而增加。复发时绝大多数病理形态仍为交界性，再次手术仍可达到较好的结果。

4．随访　同卵巢上皮性癌。

（三）卵巢上皮性癌

早期应首选手术，晚期则以手术为主，加用化疗、靶向治疗等综合治疗。

1．手术治疗

（1）分期手术：适用于Ⅰ期卵巢癌。包括以下内容：行腹部纵切口（从耻骨联合至脐上4横指）；留腹水或腹腔冲洗液检查癌细胞；经仔细探查并行横膈、肝表面、可疑腹膜等部位细胞学刮片后，进行全子宫切除术、双侧附件切除术、大网膜大部切除术、腹主动脉旁和盆腔淋巴结切除术、阑尾切除术。对可疑病灶及易转移部位也可多处取材送病理检查。有经验的医生可以做腹腔镜手术。

（2）肿瘤细胞减灭术：对Ⅱ期以上的晚期患者，手术目标是尽可能切除原发及转移病灶，使残留病灶直径＜1 cm，最好无肉眼残留（满意的肿瘤细胞减灭术）。除分期手术的范围外，还可行肠切除、部分横膈或腹膜剥除、脾切除、部分肝切除、胆囊切除、胃部分切除、膀胱部分切除、输尿管膀胱种植、胰尾切除、阑尾切除等。如肿瘤残余较大，可不必进行盆、腹腔淋巴结切除术。

（3）保留生育功能的手术：最常见的术式为保留健侧附件及子宫。对于某些患者，切除双侧附件保留子宫也可以作为保留生育功能的选择。临床判断早期患者和（或）低风险恶性肿瘤（ⅠaG1的上皮性卵巢癌，Ⅰc期和透明细胞癌要特别慎重保留生育，Ⅰb期可以保留子宫），在进行全面的手术分期以排除更晚期疾病后，可以选择保留生育功能的手术。

（4）间歇性肿瘤细胞减灭术：对于某些晚期卵巢癌，术前评估或术中评估或腹腔镜下评估难以达到满意的肿瘤细胞减灭，则可先行新辅助化疗后，再行间歇性肿瘤细胞减灭术。可以减低手术难度，减少围术期并发症，也不失为一种可选择的治疗手段。但是并不能提高卵巢癌患者的总生存率。

（5）预防性手术：针对与遗传性乳腺癌有关的基因（*BRCA*）或遗传性乳腺癌 - 卵巢癌综合征患者，可以考虑做降低卵巢癌风险的双附件切除术。

2．化疗　化疗是卵巢癌的重要治疗措施，除ⅠaG1 者外，几乎所有患者均需化疗。卵巢癌化疗包括术前新辅助化疗及术后化疗。化疗疗程视病情而定，晚期患者一般需 6 个疗程。

（1）卵巢上皮性癌的一线化疗方案：TC（紫杉醇、卡铂）静脉化疗、TP（紫杉醇 + 顺铂）腹腔静脉联合化疗、DC（多西紫杉醇、卡铂）静脉化疗、剂量密集型 TC 静脉化疗（dd-TC）、TC（紫杉醇 + 卡铂）低剂量周疗静脉化疗、TC 静脉化疗联合贝伐珠单抗、PLD-C（脂质体多柔比星、卡铂）。国内应用的 PC（顺铂 + 环磷酰胺）对于某些经济困难的患者仍有价值（表 12.3）。卵巢黏液性腺癌除了以上一线方案外，还可以使用消化道肿瘤的化疗方案：5-FU + 四氢叶酸 + 奥沙利铂或卡培他滨 + 奥沙利铂。化疗途径有静脉全身给药、腹腔化疗等。

年龄大于 70 岁的老年患者或因并发症经临床医生评估耐受常规一线化疗困难的卵巢癌患者可以考虑以下方案：①卡铂 AUC 5 静脉化疗，每三周一疗程；②紫杉醇 135 mg/m^2 + 卡铂 AUC 5 静脉化疗，每三周一疗程；③紫杉醇 60 mg/m^2 + 卡铂 AUC 2 静脉化疗，每周一次，三周为一疗程。

（2）卵巢癌的新辅助化疗：对新辅助化疗后行间歇性细胞减灭术的做法目前仍有争议。对于肿瘤较大、无法手术的Ⅲ～Ⅳ期卵巢癌可考虑进行新辅助化疗（1 类），但须由妇科肿瘤专科医生确定。化疗前必须有明确的病理诊断结果（可通过细针抽吸、活检或腹水

表 12.3　卵巢上皮性癌常用联合化疗方案

方案	药物	剂量及方法	疗程间隔
TP	紫杉醇（T）	D1：135 mg/ m^2，静脉滴注，超过 3 小时或 24 小时；D8：60 mg/m^2 腹腔	3 周
	顺铂（P）	D2：75 ～ 100 mg/m^2 腹腔	
TC	紫杉醇（T）	D1：175 mg/m^2，静脉，超过 3 小时	3 周
	卡铂（C）	D1：AUC 5 ～ 6 静脉，超过 1 小时	
DC	多西他赛（D）	D1：60 ～ 75 mg/m^2，静脉，超过 1 小时	3 周
	卡铂（C）	D1：AUC 5 ～ 6，静脉，超过 1 小时	
dd-TC	紫杉醇（T）	D1、D8、D15：80 mg/m^2，静脉，超过 1 小时	3 周
	卡铂（C）	D1：AUC 5 ～ 6 静脉，超过 1 小时	
PLD-C	脂质体多柔比星（PLD）	D1：30 mg/m^2，静脉	4 周
	卡铂（C）	D1：AUC 5，静脉	
T C - BEV	紫杉醇（T）	D1：D1：135 mg/m^2，静脉滴注，超过 3 小时	3 周
	卡铂（C）	D1：AUC 5 ～ 6，静脉，超过 1 小时	
	贝伐珠单抗（BEV）	D1：7.5 mg/kg，静脉，30 ～ 90 分钟，从化疗的第二程开始，化疗完成后再进行 12 个疗程或 D1：15 mg/kg，静脉，30 ～ 90 分钟，从化疗的第二程开始，化疗完成后再继续应用至 22 个疗程	
PC	顺铂（P）	D1：70 mg/ m^2，静脉滴注	3 ～ 4 周
	环磷酰胺（C）	D1：700 mg/ m^2，静脉滴注	

穿刺获得）。新辅助化疗一般 3 个疗程。新辅助化疗的临床意义主要是可以明显改善手术质量，但是并不能提高患者的总生存率。

（3）腹腔热灌注化疗（hyperthermic intraperitoneal chemotherapy HIPEC）：对于Ⅲ期卵巢癌，推荐在行间歇性肿瘤细胞减灭术时使用腹腔热灌注化疗（顺铂 100 mg/m^2）。

3．内分泌治疗　交界性上皮肿瘤和 G1（低级别）浆液性 / 内膜样癌，可以采用内分泌治疗。包括芳香化酶抑制（如阿那曲唑、来曲唑）、亮丙瑞林、他莫昔芬。

4．放射治疗　放疗多不甚敏感，仅用于局部复发的姑息治疗。

5．靶向治疗　目前临床已广泛应用的靶向药物包括两大类。第一类是抗血管生成药物，如贝伐珠单抗。可以单用或与化疗联合应用。第二类是聚腺苷二磷酸 - 核糖聚合酶（PARP）抑制剂，有 *BRCA1* 和 *BRCA2* 基因突变或者同源重组基因缺陷的患者效果更好。

6．卵巢癌的维持治疗　卵巢癌的维持治疗是近年来卵巢癌治疗中最大的进展。推荐胚系或体系 *BRCA* 基因突变阳性的晚期卵巢癌患者，经过标准一线治疗（手术 + 辅助化疗）达到完全或部分缓解，可以使用奥拉帕利作为单药维持治疗。如果在一线化疗中或复发后的化疗中已加入贝伐珠单抗，化疗结束后可继续使用贝伐住单抗作为维持治疗。

五、注意事项

1．遗传风险评估　推荐所有卵巢上皮性癌的女性（包括输卵管癌和原发性腹膜癌）及有乳腺癌或卵巢癌个人或家族史的女性，应接受遗传咨询并接受基因检测。

2．随访　术后 2 年内，每 3 个月随访 1 次；术后 2 ～ 5 年，每 6 个月随访 1 次；5 年以上者，每年随访 1 次。

（李　艺）

第三节　卵巢生殖细胞肿瘤

卵巢生殖细胞肿瘤的发病率仅次于卵巢上皮性肿瘤，其临床特点：①多发生于年轻的妇女及幼女。②多数生殖细胞肿瘤是单侧的。③即使复发也很少累及对侧卵巢和子宫。④有很好的肿瘤标志物

（AFP、hCG）。⑤对化疗敏感。大部分患者可行保留生育功能的治疗。

一、病理

卵巢生殖细胞肿瘤的病理见表 12.4。

表 12.4　2014 年 WHO 卵巢生殖细胞肿瘤分类

生殖细胞肿瘤
无性细胞瘤
卵黄囊瘤
胚胎性癌
非妊娠性绒毛膜癌
成熟性畸胎瘤
未成熟性畸胎瘤
混合性生殖细胞肿瘤
单胚层畸胎瘤和起源于皮样囊肿的体细胞型肿瘤
良性甲状腺肿
恶性甲状腺肿
类癌
甲状腺肿类癌
黏液性类癌
神经外胚层型肿瘤
皮脂腺肿瘤
皮脂腺瘤
皮脂腺癌
其他罕见的单胚层畸胎瘤
癌（起源于皮样囊肿的体细胞型肿瘤）
鳞状细胞癌
其他
生殖细胞 - 性索 - 间质肿瘤
性腺母细胞瘤，包括性腺母细胞瘤伴恶性生殖细胞肿瘤
不能分类的混合性生殖细胞 - 性索 - 间质肿瘤

二、临床表现

1．年龄　好发于儿童及年轻妇女。

2．临床症状

（1）下腹部肿块：多为单侧。多为实性肿物。

（2）腹胀、腹痛、腹水。

（3）内分泌紊乱：儿童半数以上性早熟，青春期后有闭经、阴道不规则出血，少数有男性化，如多毛。

（4）贫血、发热：卵黄囊瘤时，由于肿瘤坏死出血，患者可出现贫血、发热。

3．体征

（1）下腹部实性肿块。

（2）可合并胸腔积液、腹水。

4．肿瘤标记物　卵黄囊瘤测定甲胎蛋白（AFP），胚胎癌测定AFP、人绒毛膜促性腺激素（HCG），绒毛膜癌测定（HCG），均有诊断价值，并可作为预后的观察指标。

三、诊断与鉴别诊断

1．诊断　根据年龄、病史、体征、肿瘤标记物，最终依据病理诊断。

2．鉴别诊断　主要与其他类型的卵巢恶性肿瘤鉴别。上皮性癌多为囊实性肿物伴腹水；转移性癌多为双侧、肾形、活动度大的实性肿物，有消化道癌病史或有消化道症状。

3．恶性生殖细胞肿瘤的FIGO分期　同卵巢上皮癌。

四、治疗

以手术治疗为主，恶性患者需术后辅以化疗。

（一）手术治疗

1．良性肿瘤　对年轻患者，如为单侧卵巢肿瘤，可行肿瘤剥除术；当肿瘤较大时，可做患侧附件切除；双侧卵巢均有肿瘤时，也要保留部分正常卵巢组织。

2．恶性肿瘤　对年轻患者，原则上无论肿瘤分期如何，都可以行保留生育功能的手术。因恶性生殖细胞肿瘤大多为单侧，术中对侧卵巢正常时，I 期患者可行患侧附件切除及全面分期手术。临床判断早期的儿童或青春期早期恶性生殖细胞肿瘤可以不进行分期手术。不需保留生育功能的患者，手术原则可与卵巢上皮癌相同。

（二）辅助治疗

恶性生殖细胞肿瘤，除ⅠA 期的无性细胞瘤和ⅠA 期 1 级的未成熟畸胎瘤外，都需要化疗。化疗多采用 PEB 方案（顺铂、依托泊苷、博来霉素）、PVB 方案（顺铂、长春新碱、博来霉素）和 VAC 方案，见表 12.5，采用 3 ～ 6 个疗程。对年轻、要求保留生育功能的患者，化疗前 2 周可注射 GnRH-a，以保护卵巢功能，利于后续完成生育。一般不采用放疗。

表 12.5　卵巢恶性生殖细胞肿瘤的常用化疗方案

方案	药物	剂量及方法	疗程间隔
BEP	博来霉素（B）	15 mg/m^2，第 2 日，每周 1 次，静脉滴注或肌内注射	3 周
	依托泊苷（E）	100 mg/（$m^2\cdot d$）×3 d，静脉滴注	
	顺铂（P）	30 ～ 35 mg/（$m^2\cdot d$）×3 d，静脉滴注	
BVP	博来霉素（B）	15 mg/m^2，第 2 日，每周 1 次，深部肌内注射	3 周
	长春新碱（V）	1 ～ 1.5 mg/ m^2 ×2 d，静脉滴注	
	顺铂（P）	20 mg/（$m^2\cdot d$）×5 d，静脉滴注	
VAC	长春新碱（V）	1.5 mg/m^2，静脉滴注	4 周
	放线菌素 D（A）	200 μg/（$m^2\cdot d$）×5 d，静脉滴注	
	环磷酰胺（C）	200 mg/（$m^2\cdot d$）×5d，静脉滴注	

（三）预后

卵黄囊瘤、胚胎癌、原发性绒癌是恶性度极高的肿瘤，预后差。

（李　艺）

第四节　卵巢性索间质肿瘤

一、病理

卵巢性索间质肿瘤的病理类型见表12.6。

二、诊断要点

（一）临床表现

1．盆腔肿块，实质性。

2．内分泌紊乱　根据肿瘤产生的激素不同而表现不一。支持间质细胞瘤的患者常表现男性化：毛发增生、出现胡须、阴蒂肥大、声音低沉。颗粒-卵泡膜细胞瘤因产生雌激素而表现女性化表现。青春期表现为性早熟，乳房增大，出现阴毛及腋毛，内、外生殖器发育，无排卵月经；生育期妇女表现为不规则阴道流血，或短期闭经后有大量阴道流血；绝经后妇女则出现绝经后阴道流血。

3．腹胀、腹痛。

4．其他症状　有的患者可伴梅格斯综合征，有胸腔积液、腹水。伴环状小管的性索肿瘤常合并口唇黏膜黑色素沉着-胃肠道息肉综合征。

5．妇科检查　发现子宫一侧有肿块，实性或囊实性，大小不一，多为中等大。

（二）辅助检查

1．B超检查。

2．激素测定　颗粒-卵泡膜细胞瘤患者血、尿雌激素水平升高，支持间质细胞瘤患者的血睾酮、尿17-酮升高。

表 12.6　2014 年 WHO 卵巢性索 - 间质肿瘤分类

单纯间质性肿瘤
纤维瘤
富细胞纤维瘤
卵泡膜细胞瘤
黄素化卵泡膜细胞瘤伴硬化性腹膜炎
纤维肉瘤
硬化性间质瘤
印戒细胞型间质瘤
微囊性间质瘤
莱迪（间质）细胞瘤
类固醇细胞瘤
恶性类固醇细胞瘤
单纯性索肿瘤
成年型粒层细胞瘤
幼年型粒层细胞瘤
支持细胞瘤
环小管性索肿瘤
混合性性索 - 间质肿瘤
支持 - 间质细胞肿瘤
高分化
中分化
伴异源性成分
低分化
伴异源性成分
网状型
伴异源性成分
非特异性性索 - 间质肿瘤

3．诊断性刮宫　除外子宫内膜增生及子宫内膜癌。

（三）分期

同卵巢上皮性癌。

三、治疗

1．手术治疗　良性性索间质肿瘤（如纤维瘤、卵泡膜细胞瘤、支持细胞瘤、硬化性间质瘤等）应切除患侧附件。

恶性的性索间质肿瘤，手术方案如下：

（1）对于Ⅰ期、年轻的患者，由于多数肿瘤是单侧发生，可行单侧附件切除术及分期手术，保留生育功能。

（2）对于已经完成生育或期别较晚的患者，行全子宫双附件切除进行手术分期，或行肿瘤细胞减灭手术。

2．化疗　仅在存在低度恶性转移灶和残余肿瘤时才有化疗的指征。可以使用 4 ~ 6 个周期的 TC 方案（紫杉醇、卡铂）、EP 方案（依托泊苷、顺铂）或 PEB 方案（顺铂、依托泊苷、博莱霉素）。因为分化不良的或Ⅱ期或以上期别的支持细胞间质细胞肿瘤，更有可能复发，所以术后需要行辅助化疗。

3．随访　这类肿瘤多数具有低度恶性、晚期复发的特点，故应坚持长期随诊。

4.预后　颗粒细胞肿瘤的患者10年存活率为90%,20年存活率为75%。支持细胞、间质细胞肿瘤的患者 5 年存活率为 70% ~ 90%。

（李　艺）

第五节　卵巢转移性肿瘤

最常见的原发肿瘤部位为乳腺、胃肠道，其次为生殖道、泌尿道及身体其他部位。

一、诊断要点

（一）病史

胃病史（如胃痛、胃饱胀、反酸、呕血等），肠道疾病史（如慢性腹泻、黑粪等），胃肠道肿瘤手术史，乳癌手术史。

（二）临床表现

1．腹胀、腹块，常为双侧性。

2．腹水。

3．内分泌症状。

4．晚期可出现消瘦、贫血、疲乏等恶病质表现。

5．腹部检查　可扪及下腹肿块，多为双侧性、实性、表面尚光、活动。伴腹水者腹部转移性浊音阳性。

6．妇科检查　扪及子宫旁双侧性肿块，实质性，表面尚光滑，活动。

（三）辅助检查

1．B 超检查　双侧卵巢呈实质性肿块，表面光滑，周围无黏连，伴腹水。

2．胃镜、纤维结肠镜检查可发现原发胃肠道肿瘤。

3．病理组织学检查可明确诊断。

二、治疗

1．治疗原发肿瘤。

2．目前多主张手术切除全子宫及双侧附件，加大网膜切除，术后化疗，以延长患者生命；广泛转移或恶病质者不宜手术。

（李　艺）

第六节　卵巢肿瘤合并妊娠

一、病理类型

良性肿瘤 90% 以上为成熟性囊性畸胎瘤及浆液性或黏液性囊腺瘤。恶性肿瘤合并妊娠较少见，占妊娠合并卵巢肿瘤的 5%，年轻孕妇常为无性细胞瘤，其次为胚胎癌、未成熟畸胎瘤及内胚窦瘤。40 岁左右孕妇以上皮性卵巢癌较多见。

二、危害

早期妊娠可因肿瘤嵌入盆腔引起流产；中期妊娠时随子宫增大，肿瘤易发生蒂扭转，成为急腹症；妊娠晚期可导致胎位异常，分娩时可引起肿瘤破裂或出现梗阻性难产。由于妊娠盆腔充血，肿瘤增长迅速，恶性肿瘤易扩散。

三、治疗

1．高度怀疑为恶性肿瘤，为保全孕妇性命，应尽早手术治疗，而不以妊娠作为主要考虑。

2．当考虑为良性肿瘤时，可参考下列情况进行处理：

（1）早期妊娠：如卵巢肿瘤小于 5 cm，不能完全排除妊娠期黄体囊肿，可密切观察其消长情况。

（2）中期妊娠：妊娠 14 ~ 16 周，最宜施行手术，可根据情况在腹腔镜或开腹条件下行单侧附件切除或单纯肿瘤剔除术，术后应注意保胎，防止流产。

（3）妊娠 28 周以后：手术易引起流产，最好能等待至胎儿成熟或产后进行。

（4）妊娠晚期：如肿瘤已被推至盆腔外，无阻塞产道的可能，可在产后手术。如肿瘤阻塞产道，可根据情况行剖宫产同时切除肿瘤。

（5）卵巢肿瘤并发症：如卵巢肿瘤扭转、破裂，均应手术。

（李　艺）

第十三章　输卵管肿瘤

第一节　输卵管良性肿瘤

输卵管良性肿瘤十分罕见，少数因体积增大或合并炎症或发生扭转、破裂就诊时发现，多数在其他术中偶然发现，术后经病理确诊。治疗方法为肿瘤切除术或患侧输卵管切除术，预后良好。

第二节　输卵管恶性肿瘤

一、概述

输卵管恶性肿瘤是少见的妇科恶性肿瘤，占女性生殖系统肿瘤的 0.5% ~ 1%，以输卵管癌最常见，分为原发性和继发性，后者占 90%。继发性输卵管恶性肿瘤多由其他女性生殖道恶性肿瘤转移而来，如卵巢癌、子宫内膜癌。发病高峰年龄 52 ~ 57 岁。生物学行为及治疗与卵巢癌相似，病理类型、临床分期与卵巢恶性肿瘤类似。

二、诊断要点

（一）病史

33% ~ 60% 的患者有不孕史。

（二）临床表现

早期多无症状，难以发现。晚期多因妇科检查时发现附件肿块、活动受限，少部分患者出现输卵管“三联症”，表现为阴道排液（5%）、腹痛（30% ~ 49%）和盆腔肿块。阴道淡黄色浆液性或浆液血水性排液。阴道出血和阴道排液患者占 50% ~ 60%。文献报道患者间歇性阴道大量排液后，痉挛性腹痛减轻，盆腔肿块缩小。10% 的患者出现腹水，晚期出现恶病质表现。

（三）辅助检查

1．影像学检查　妇科彩超、盆腹腔增强 CT、盆腔增强 MRI 有助于术前诊断和分期。

2．血清 CA125　可作为参考指标，但特异性不高。

3．对有阴道排液的绝经后女性，为排除子宫内膜恶性病变，可行诊断性刮宫。

4．腹腔镜检查　直接观察有助于输卵管癌的诊断。

三、鉴别诊断

附件炎性包块、卵巢肿瘤、子宫内膜癌。

四、治疗

（一）治疗原则

手术为主,化疗、放疗为辅的综合治疗,强调首次治疗的彻底性。

（二）治疗方法

1．手术治疗　是最主要的治疗手段，早期应行全面分期手术，晚期行肿瘤细胞减灭术。

2．化疗　与卵巢癌相似，多以铂类和紫杉醇为主的联合化疗方案。

3．放疗　少用。

五、注意事项

1．原发性输卵管癌的诊断标准应非常严格。在诊断原发性输卵管癌时，卵巢和子宫内膜外观大致正常；当卵巢和子宫也存在恶性病灶，应通过它们的大小和分布来判断是转移还是原发灶。参考以下诊断标准：如果卵巢、输卵管均有肿瘤，输卵管肿瘤大；如果输卵管黏膜受累，应表现为乳头型；如果输卵管壁完全受累，镜下应该可见到输卵管上皮从良性到恶性的转化区；此外，卵巢和子宫应该正常或者病变比输卵管要少。

2．输卵管癌的生物学行为、转移途径及治疗与卵巢癌相似，参照 2020 NCCN 卵巢癌临床实践指南。

（唐志坚）

第十四章　妊娠滋养细胞疾病

第一节　葡萄胎

一、定义

葡萄胎因妊娠后胎盘绒毛滋养细胞增生、间质水肿，而形成大小不一的水泡，水泡间借蒂相连成串，形如葡萄而名之，也称水泡状胎块。葡萄胎可分为完全性葡萄胎和部分性葡萄胎两类。

二、诊断

（一）病史及临床表现

凡有停经后不规则阴道流血病史，妇科查体子宫异常增大、变软，子宫大于停经月份者，要考虑葡萄胎可能。若在早期妊娠出现妊娠呕吐，子痫前期、甲亢、腹痛，阴道排出葡萄样水泡组织，卵巢黄素化囊肿等支持诊断。

（二）辅助检查

1．超声检查　完全性葡萄胎的典型超声图像为子宫大于相应孕周，无妊娠囊或胎心搏动，宫腔内充满不均质密集状或短条状回声，呈“落雪状”，水泡较大时则呈“蜂窝状”。

2．人绒毛膜促性腺激素（human chorionic gonadotropin，β-HCG）测定　在葡萄胎时，血清 β-HCG 滴度常明显高于正常孕周的相应值，而且在停经 8 ～ 10 周以后继续持续上升。

3．DNA 倍体分析流式细胞计数　完全性葡萄胎的染色体核型为二倍体，部分性葡萄胎为三倍体。

4．母源表达印迹基因检测　可区别完全性和部分性葡萄胎。

5．其他检查 如 X 线胸片、血细胞和血小板计数、肝肾功能及血型筛查。如果 Rh 阴性，需要给予抗 D 免疫球蛋白。

6．组织学检查 这是最终诊断依据。

三、鉴别诊断

流产、双胎妊娠，B 型超声检查可鉴别。

四、治疗

（一）清宫

葡萄胎诊断一经成立，应及时清宫。有选用吸刮术，应在手术室内进行，在输液、备血准备下，充分扩张宫颈管，选用大号吸管吸引。待葡萄胎组织大部分被吸出、子宫明显缩小后，改用刮匙轻柔刮宫。为减少出血和预防子宫穿孔，可在术中应用缩宫素静脉滴注。在充分扩张宫颈管和开始吸宫后使用缩宫素。子宫小于妊娠 12 周可以一次刮净，子宫大于妊娠 12 周或术中感到一次刮净有困难时，可于一周后行第二次刮宫。

在清宫过程中，若发生滋养细胞进入子宫血窦造成肺动脉栓塞，甚至出现急性呼吸窘迫、急性右心衰竭时，要及时给予心血管及呼吸功能支持治疗，一般在 72 小时内恢复。刮出物须送组织学检查。取材应注意选择近宫壁种植部位、新鲜无坏死的组织送检。

（二）卵巢黄素化囊肿的处理

囊肿在葡萄胎清宫后会自行消退，一般不需处理。若发生急性蒂扭转，可在 B 型超声或腹腔镜下作穿刺吸液，囊肿也多能自然复位。若扭转时间较长发生坏死，则需作患侧附件切除术。

（三）合并子痫前期或心衰的处理

如症状严重，需先对症治疗，待患者情况稍微好转后再清除葡萄胎，心衰者要区分是否合并肺栓塞。

（四）合并甲状腺功能亢进的处理

宜在葡萄胎排除前，先用 β- 肾上腺素受体阻滞剂（如 propanolol），以减少手术时发生甲亢危象的可能。

（五）双胎之一为葡萄胎的处理

一般建议早孕期终止妊娠，对于有强烈生育要求的患者，可以考虑在严密监护下继续妊娠，但必须向孕妇强调孕期发生阴道出血、早产以及其他严重孕期并发症的可能，还需要告知出现妊娠滋养细胞肿瘤的可能。需严密监测胎儿有无发育异常，基因有无异常，分娩后需仔细监测胎盘，并送病理检查，同时进行血清 HCG 的动态监测，若合并严重的并发症则需终止妊娠。

（六）预防性化疗

1．预防性化疗的适应证　仅适用于以下有高危因素和随访困难的完全性葡萄胎患者，发生葡萄胎后滋养细胞肿瘤（GTN）的高危因素包括：年龄＜ 20 岁或＞ 40 岁，HCG ＞ 100 000 U/L，子宫明显大于妊娠月份，黄素化囊肿直径＞ 6 cm，重复葡萄胎病史。一般采用多疗程化疗至 HCG 阴性。部分性葡萄胎不做预防性化疗。

2．预防性化疗方案　预防性化疗应在葡萄胎排空前 1 ～ 2 天或清宫后第 1 天实施，可以考虑在清宫时给予放线菌素 D（Act-D）、甲氨蝶呤（MTX）、5 氟尿嘧啶（5-FU）或依托泊苷（VP-16）单药化疗。

（七）子宫切除术

年龄接近绝经、无生育要求者可行全子宫切除术，两侧卵巢可以保留。

五、注意事项

（一）随访

1．定期 HCG 测定，葡萄胎清宫后每周一次，直至连续 3 次阴性，以后每个月一次共 6 个月，然后再每 2 个月一次共 6 个月，自第一次阴性后共计 1 年。

2．询问病史，包括月经状况，有无阴道流血、咳嗽、咯血等症状。妇科检查，必要时可选择 B 型超声、X 线胸片或 CT 检查等。

（二）避孕及治疗后妊娠

葡萄胎患者随访期间应可靠避孕 1 年。HCG 成对数下降者阴性后 6 个月可以妊娠，但对 HCG 下降缓慢者，应延长避孕时间。避孕方法可选用避孕套或口服避孕药。不选用宫内节育器，以免混淆子宫出血的原因或造成穿孔。

HCG 自然将至正常后 6 个月，可以尽早妊娠，6 个月前提前妊娠，结局通常良好，妊娠可继续，化疗者停化疗（单药）1 年后，可再妊娠。妊娠后，应在妊娠早期作 B 型超声和 HCG 测定，以明确是否正常妊娠，产后也需 HCG 随 1 访至正常。

（沈晓燕　李小平）

第二节　侵蚀性葡萄胎和绒毛膜癌

一、定义

妊娠滋养细胞疾病是一组来源于胎盘滋养细胞的疾病。组织学根据形态特征将其分为葡萄胎、侵蚀性葡萄胎、绒毛膜癌（简称绒癌）及胎盘部位滋养细胞肿瘤等，其中侵蚀性葡萄胎、绒癌和胎盘部位滋养细胞肿瘤等又统称为妊娠滋养细胞肿瘤。

临床上，由于侵蚀性葡萄胎和绒癌在临床表现、诊断和处理原则等方面基本相同，故将两者合称为妊娠滋养细胞肿瘤，但胎盘部位滋养细胞肿瘤在临床表现、发病过程及处理上与妊娠滋养细胞肿瘤明显不同，故另列一类。

妊娠滋养细胞肿瘤 60% 继发于葡萄胎妊娠，30% 继发于流产，10% 继发于足月妊娠或异位妊娠，其中侵蚀性葡萄胎全部继发于葡萄胎妊娠，绒癌（choriocarcinoma）可继发于葡萄胎妊娠，也可继发于非葡萄胎妊娠。

二、诊断

（一）诊断要点

血 HCG 明显升高，葡萄胎排空后或流产、足月分娩、异位妊娠后出现阴道流血的病史和（或）转移灶及其相应症状和体征，应考虑妊娠滋养细胞肿瘤的可能。

（二）临床表现

1. 无转移滋养细胞肿瘤大多数继发于葡萄胎妊娠，有阴道流血、子宫复旧不全或不均匀性增大、卵巢黄素化囊肿、腹痛、假孕症状等症状。

2. 转移性养细胞肿瘤更多见于非葡萄胎妊娠后或为经组织学证实的绒癌。肿瘤主要经血行播散，转移发生早而且广泛。最常见的转移部位是肺（80%），其次是阴道（30%），以及盆腔（20%）、肝（10%）和脑（10%）等。各转移部位症状的共同特点是局部出血。

（1）肺转移：可无症状，仅通过 X 线胸片或肺 CT 作出诊断。典型表现为胸痛、咳嗽、咯血及呼吸困难。

（2）阴道转移表现为有转移灶，出血。

（3）肝转移：为不良预后因素之一，多同时伴有肺转移。病灶较小时可无症状，也可表现为右上腹部或肝区疼痛、黄疸等，若病灶穿破肝包膜，可出现腹腔内出血，导致死亡。

（4）脑转移：预后凶险，为主要的致死原因。一般同时伴有肺转移和（或）阴道转移。转移初期多无症状。

（5）其他转移：包括脾、肾、膀胱、消化道、骨等，其症状视转移部位而异。

（6）全面体格检查：不推荐对下生殖道可见病灶进行活检。

（三）辅助检查

1. 血清 HCG 测定　HCG 水平是妊娠滋养细胞肿瘤的主要诊断依据。影像学证据支持诊断，但不是必需的。对于葡萄胎后滋养细胞肿瘤，凡符合下列标准中的任何一项且排除妊娠物残留或再次妊娠，即可诊断为妊娠滋养细胞肿瘤。

（1）β-HCG 测定 4 次高水平，呈平台状态（±10%），并持续 3 周或更长时间，即 1，7，14，21 日。

（2）β-HCG 测定 3 次上升（≥10%），并至少持续 2 周或更长时间，即 1，7，14 日。

（3）β-HCG 水平持续异常达 6 个月或更长时间。

非葡萄胎后滋养细胞肿瘤的诊断标准：足月产、流产和异位妊娠后 HCG 多在 4 周左右转为阴性，若超过 4 周血清 HCG 仍持续高水平，或一度下降后又上升，在除外妊娠物残留或再次妊娠后，可诊断妊娠滋养细胞肿瘤。

2．超声检查。

3．X 线胸片。

4．CT 和磁共振检查　对 X 线胸片阴性者，应常规检查胸部 CT。对 X 线胸片或胸部 CT 阳性者，应常规检查脑、肝 CT 或磁共振。

5．PET-CT　有助于区分坏死组织和活性肿瘤。

6．其他检查　全血细胞分析、肝肾功能、甲状腺功能和生化检查等。

7．组织学诊断　在子宫肌层内或子宫外转移灶组织中若见到绒毛或退化的绒毛阴影，则诊断为侵蚀性葡萄胎；若仅见成片滋养细胞浸润及坏死出血，未见绒毛结构者，则诊断为绒癌。若原发灶和转移灶诊断不一致，只要在任一组织切片中见有绒毛结构，均诊断为侵蚀性葡萄胎。

组织学证据对于妊娠滋养细胞肿瘤的诊断不是必需的，但有组织学证据时应以组织学诊断为准。

（四）临床分期

采用国际妇产科联盟（Federaion International of Gynecology and Obstetncs，FIGO）妇科肿瘤委员会制订的临床分期，该分期包含了解剖学分期和预后评分系统两个部分（表 14.1，表 14.2），其中规定预后评分≤ 6 分者为低危，≥ 7 分者为高危。例如，一患者为滋养细胞肿瘤肺转移，预后评分为 6 分，此患者的诊断应为“妊娠滋养细胞肿瘤（Ⅲ：6)”。预后评分是妊娠滋养细胞肿瘤治疗方案制订和预后评估的重要依据，而解剖学分期有助于明确肿瘤进程和各医疗单位之间比较治疗效果。

表 14.1 滋养细胞肿瘤解剖学分期（FIGO，2000 年）

Ⅰ期	病变局限于子宫
Ⅱ期	病变扩散，但仍局限于生殖器官（附件、阴道、阔韧带）
Ⅲ期	病变转移至肺，有或无生殖系统病变
Ⅳ期	所有其他转移

表 14.2 FIGO/WHO 预后评分系统（2000 年）

评分	0	1	2	4
年龄（岁）	＜ 40	≥ 40	–	–
前次妊娠	葡萄胎	流产	足月妊娠	–
距前次妊娠时间（月）	＜ 4	4 ～＜ 7	7 ～ 12	＞ 12
治疗前血 HCG（U/L）	≤ 10^3	＞ 10^3 ～ 10^4	＞ 10^4 ～ 10^5	＞ 10^5
最大肿瘤大小（包括子宫）	＜ 3 cm	3 ～＜ 5 cm	≥ 5 cm	–
转移部位	肺	脾、肾	胃肠道	肝、脑
转移病灶数目	–	1 ～ 4	5 ～ 8	＞ 8
先前失败化疗	–	–	单药	两种或两种以上药物

注：每个预后因素的评分相加得出的总分为 FIGO 预后得分，≤ 6 分为低危，≥ 7 分为高危

三、治疗

（一）治疗原则

为采用以化疗为主，手术、放疗和免疫治疗为辅的综合治疗。必须在明确临床诊断的基础上，根据病史、体征及各项辅助检查的结果，作出正确的临床分期，并根据预后评分将患者评定为低危或高危（低危通常包括≤ 6 分的Ⅰ～Ⅲ期患者，高危通常包括≥ 7 分的Ⅰ～Ⅲ期和Ⅳ期患者），再结合骨髓功能、肝肾功能及全身情况等评估，制订合适的治疗方案，以实施分层治疗。

（二）治疗方法

1．化疗　常用的一线化疗药物有甲氨蝶呤（MTX）、放线菌素 D（Act-D）或国产放线菌素 D（更生霉素，KSM）、氟尿嘧啶（5-FU）、环磷酰胺（CTX）、长春新碱（VCR）、依托泊苷（VP-16）等。低危患者选择单一药物化疗，高危患者选择联合化疗（EMA-CO，5-FU/FUDR 为主的联合化疗）。

（1）单一药物化疗：目前常用的单药化疗药物及用法见表 14.3。

表 14.3　推荐常用单药化疗药物及其用法

药物		剂量、给药途径、疗程日数	每疗程间隔
MTX	MTX + CVF8 天方案	MTX 1 mg/（kg·d）（50 mg）肌内注射，第 1，3，5，7 日四氢叶酸（CVF），0.1 mg/（kg·d）肌内注射，第 2，4，6，8 日（24 小时后用）	14 天（包括用药时间）
	MTX	0.4 mg/（kg·d）（≤ 25 mg）肌内注射，连续 5 日	14 天
	每周一次 MTX	50 mg/m² 肌内注射	1 周
	MTX 冲击方案	100 mg/m²，静脉推注，1 天；200 mg/m²，静脉滴注，12 小时，1 天，四氢叶酸，15 mg，肌内注射 ×4 天	14 天
Act-D	5 天方案	500 μg [10 ～ 12 μg/（kg·d）] 静脉滴注，连续 5 日	14 天
	1 天方案	1.25 mg/m²（≤ 2 mg），静脉滴注，1 天	14 天
5-FU/FUDR		28 ～ 30 mg/（kg·d），连续 8 ～ 10 天，静脉滴注	* 间隔（休息）12 ～ 14 天
VP-16		100 mg/（m²·d），静脉滴注，第 1 ～ 5 天； 250 mg/（m²·d），静脉滴注，1 天，3 天	14 天

疗程间隔一般指上一疗程化疗的第 1 日至下一疗程化疗的第 1 日之间的间隔时间。这里特指上一疗程化疗结束至下一疗程化疗开始的间隔时间。

（2）联合化疗：首选 EMA-CO 方案或氟尿嘧啶为主的联合化疗方案（表 14.4）。

（3）疗效评估：在每一疗程化疗结束后，应每周一次测定血清 β-HCG，并结合妇科检查和影像学检查。在每疗程化疗结束至 18 日内，血 β-HCG 下降至少 1 个对数称为有效。

（4）不良反应防治：化疗的主要不良反应为骨髓抑制，其次为消化道反应，肝、肾功能损害及脱发等。用药期间严密观察，注意防治。

（5）停药指征：为 β-HCG 连续 3 次阴性后，低危患者至少给予 1 个疗程的化疗，而对于化疗过程中 β-HCG 下降缓慢和病变广泛者可给予 2 ～ 3 个疗程的化疗；高危患者继续化疗 3 个疗程，其中第 1 个疗程必须为联合化疗。

2．手术　主要用于辅助治疗。对控制大出血等各种并发症（手术切除，血管介入）、切除耐药病灶、减少肿瘤负荷和缩短化疗疗程（化疗不耐受）等方面有作用，在一些特定的情况下应用。

（1）子宫手术：子宫切除的适应证如下：①对于无生育要求的无转移患者在初次治疗时可选择全子宫切除术，并在术中给予单药单疗程辅助化疗，也可多疗程至血 HCG 水平正常。②对于大病灶、耐药病灶或病灶穿孔出血者，可在化疗的基础上行全子宫切除术，生育期年龄妇女应保留卵巢。对于有生育要求者可作病灶切除加子宫修补术。

（2）转移灶切除术（肺切除、开颅术、肝叶切除术等）：对于多次化疗未能吸收的孤立的肺叶耐药病灶，血 β-HCG 水平不高，可考虑做肺叶切除。

（3）姑息性手术：危及生命的大出血时行姑息性手术。

3．放射治疗　应用较少，主要用于肝、脑转移和肺部耐药病灶的治疗。

表 14.4　联合化疗方案及用法

方案		剂量、给药途径、疗程日数	*疗程间隔
EMA-CO			2 周
	第一部分 EMA		
	第 1 日	VP-16 100 mg/m^2，静脉滴注	
		Act-D 0.5 mg，静脉注射	
		MTX 100 mg/m^2，静脉注射	
		MTX 200 mg/m^2，静脉滴注 12 小时	
	第 2 日	VP-16 100 mg/m^2，静脉滴注	
		Act-D 0.5 mg，静脉注射	
		四氢叶酸（CVF）15 mg，肌内注射	
		（从静脉注射 MTX 开始算起 24 小时给药，每 12 小时 1 次，共 2 次）	
	第 3 日	CVF 15 mg 肌内注射，每 12 小时 1 次，共 2 次	
	第 4 ～ 7 日	休息（无化疗）	
	第二部分 CO		
	第 8 日	VCR 1.0 mg/m^2 静脉注射	
		CTX 600 mg/m^2，静脉注射	
5-FU + KSM			3 周 *
		5-FU 26 ～ 28 mg/（kg · d），静脉滴注 8 日	
		KSM 6 μg/（kg · d），静脉滴注 8 日	

* 特指上一疗程化疗结束至下一疗程化疗开始的间隔时间

4．免疫治疗　PD-1/PD-L1 阻断剂，GTN 强烈表达 PD-L1。耐药性 GTN 的免疫治疗如下述。

（1）Pembrolizumab（帕姆单抗）：阻断 PD-1，用法：2 mg/kg，每 3 周 1 次，巩固 5 疗程，75% 有效（3/4）。

（2）抗 PDL1 的单克隆抗体 Avelumab，在研究中，10 mg/kg，静脉注射，每 2 周 1 次，HCG 正常后巩固 3 个疗程，80% 有效（4/5）。

5．超高危病例的治疗　超高危指预后评分＞ 12 分，肝、脑或广泛转移，对一线多药联合化疗反应不良，合并严重疾病患者，应先使用较低剂量和减少频率的方案 PE（依托泊苷 100 mg/m^2 + 顺铂 20 mg/m^2，1 ～ 2 天 / 周，治疗 1 ～ 3 周）或 AE（依托泊苷 100 mg/m^2 + KSM 500 μg），1 ～ 3 天 / 周。后用常规化疗方案。

6．耐药复发病例的治疗

（1）治疗前进行准确分期和评分，给予规范的化疗方案，以减少耐药和复发。

（2）采用由有效二线化疗药物组成的联合化疗方案，常用药物有异环磷酰胺、铂类、博来霉素、紫杉醇等，由这些药物组成的化疗方案主要有 EP-EMA（EMA-CO 中的 CO 被顺铂和依托泊苷所替代），EMA/EP，5-FU 为主的联合化疗方案（FAV，FAEV，FME），PVB（顺铂、长春新碱、博来霉素），BEP（博来霉素、依托泊苷、顺铂），VIP（依托泊苷、异环磷酰胺、顺铂或卡铂），TE/TP，AE（vp-16 + KSM），含顺铂的联合化疗（Taxol、吉西他滨、卡培他滨）等。

（3）采用综合治疗和探索新的治疗手段。

四、注意事项

1．隔日查血常规，化疗中测体重，化疗中监测胃肠道反应，停化疗后每周复查 HCG 和肝肾功能。

2．化疗过程中化疗终止的指征：血常规 WBC ＜ 3.0×10^9/L，ANC ＜ 1.5×10^9/L，PLT ＜ 75（50）$\times 10^9$/L；胃肠道反应重，腹泻 3 次 / 日及以上。

3．化疗疗效的评估时机　停化疗 1 周左右开始检测血 β-HCG；每周测定一次血 β-HCG；化疗过程中不检测；将化疗前一天或当天的 β-HCG 和下一疗程化疗前一天或当天的数值进行比较，用于评估疗效。

4．更改化疗方案的指征

（1）经过 2 疗程化疗后，血清 β-HCG 下降不满意（未呈对数下降）。

（2）出现了新的转移灶。

（3）病灶增大。

（4）不良反应过重：①肝功能异常重，不用 MTX，用间隔长的方案；②腹泻重，不用含 5-FU/FUDR 的方案；③血象抑制重，依发生时间的早晚而定，无法完成长方案者，改短方案，短方案无法按时化疗者，改长方案。

5．高危 GTN 患者停药指征　β-HCG 正常后，需继续化疗 3 ～ 4 疗程（6 ～ 8 周），超高危，耐药复发，巩固 4 疗程（8 周）。不再考虑影像学结果。

6．随访　治疗结束后应严密随访，第 1 次在出院后 3 个月，然后每 6 个月 1 次至 3 年，此后每年 1 次直至 5 年，以后可每 2 年 1 次。随访内容同葡萄胎。随访期间应严格避孕，一般于化疗停止 12 个月后方可妊娠。

7．随访过程中若 HCG 升高但影像学检查没有发现疾病证据，考虑可能存在幻影 HCG；若 HCG 升高但高糖基化 HCG 正常，则可以诊断静止期 GTN，不需要治疗。

（沈晓燕　李小平）

第三节　胎盘部位滋养细胞疾病

一、定义

胎盘部位滋养细胞肿瘤（placental trophoblastic tumor，PSTT）是指起源于胎盘种植部位的一种特殊类型的滋养细胞肿瘤，肿瘤几乎完全由中间型滋养细胞组成。临床罕见，多数不发生转移，预后良好。但少数病例可发生子宫外转移，预后不良。

二、诊断

（一）诊断要点

症状、体征不典型，容易误诊，确诊依靠组织学检查，可通过刮宫标本作出组织学诊断，但要全面、准确判断瘤细胞侵入子宫肌层的深度和范围，必须依靠手术切除的子宫标本。

（二）辅助检查

1．血 HCG 水平多数阴性或轻度升高，但血 HCG 游离 β 亚单位升高。

2．血人胎盘泌乳素（HPL）水平一般为轻度升高，但免疫组化通常阳性。

3．影像学检查均缺乏特异性，超声、MRI、CT 等检查可用于辅助诊断。

（三）分期

PSTT 采用 GTN 的解剖学分期，但不适用预后评分，HCG 水平与肿瘤负荷、疾病转归也无相关性。

一般认为，当出现下列情况之一者为高危 PSTT，预后不良：有丝分裂指数＞5 个 /10 个高倍视野；距前次妊娠时间＞2 年；有子宫外转移病灶。也有报道，FIGO 晚期、病程大于 4 年及出现胞浆透亮的肿瘤细胞是独立的不良预后因素。

三、治疗

（一）治疗原则

治疗主要取决于是否有远处转移以及是否合并高危因素。

（二）治疗方法

1．手术　是首选的治疗方法，原则是切除一切病灶。

（1）对于病灶局限者，推荐行全子宫切除术 ± 盆腔淋巴结活检术。尤其对于病灶较大、深肌层浸润的患者可考虑行淋巴结活检术。术前通过刮宫或组织活检诊断为 PSTT 者，行影像学检查（如盆腔 MRI 或 CT）评价病灶大小、肌层浸润深度和盆腔淋巴结情况。如影像学评估淋巴结有异常，无论是否合并高危因素，均建议行淋巴结活检术；如影像学检查正常，合并高危因素者（如病灶较大、深肌层浸润）可以考虑行淋巴结活检；如二者均无异常，可以不行淋巴结活检。

（2）年轻妇女若病灶局限于子宫，卵巢外观正常，可保留卵巢。

（3）对于孤立的转移病灶，尤其是肺转移者，应当行转移病灶切除术。对于非高危 PSTT 患者，手术后不必给予任何辅助治疗。

2．化疗　主要作为高危患者子宫切除后的辅助治疗，对于有转移病灶者应当给予化疗，而无转移但合并任何以上所说不良预后因素者应当考虑行化疗。因 PSTT 对化疗的敏感性不及滋养细胞肿瘤，故应选择联合化疗，化疗方案为 EMA-CO，也可选择含铂 / 依托泊苷的方案，如 EMA/EP 或 TP/TE，实施化疗的疗程数同高危滋养细胞肿瘤。

3．保留生育功能治疗　对年轻、渴望生育、低危且病灶局限的 PSTT 患者，可在充分知情同意的前提下，采用彻底刮宫、子宫病灶切除和（或）联合化疗等方法。病变弥漫者不适用保守性治疗。保守性治疗后若出现持续性子宫病灶和 HCG 水平异常，则应考虑子宫切除术。

四、注意事项

1．随访　内容基本同滋养细胞肿瘤，但由于 HCG 水平常不高，影像学检查更为重要。有条件的医疗单位可选择 MRI 检查。

2．治疗后，如 HCG 升高不明显，不能作为可靠的肿瘤标志物者，需进行影像学随访；如 HCG 在治疗前有升高者，随访时需定期检测 HCG。

（沈晓燕　李小平）

第四节　上皮样滋养细胞肿瘤

一、定义

上皮样滋养细胞肿瘤（epithelioid trophoblastic tumor，ETT）起源于绒毛膜型中间型滋养细胞，可与绒癌或 PSTT 合并存在。ETT 非常罕见，但育龄妇女多见，常继发于足月妊娠，临床表现与 PSTT 相似，约 70% 出现阴道流血，血 HCG 水平中度升高。手术是 ETT 主要的治疗手段，化疗不敏感，可直接选择 EP-EMA 等二线方案。

二、诊断

由于缺乏特异的临床表现，发病罕见，ETT 的术前诊断非常困难，常常是术后于病理中意外发现。

（一）临床诊断

1．ETT 与既往妊娠相关，可继发于各种妊娠，包括足月分娩、葡萄胎妊娠、自然流产和宫外孕，或继发于前次 GTN（绒癌或 PSTT）；也有一些病例并无明确的前次妊娠史。发病距离前次妊娠的间隔时间从 2 周至 30 年不等。

2．临床表现　缺乏特异性，主要表现为异常阴道流血，少数患者可无异常阴道流血，仅以下腹胀痛或停经及阴道分泌物异常为主诉就诊；个别病例以转移症状为首发症状；也有患者无临床症状，仅为意外发现。

（二）辅助检查

1．血 HCG 血清 β-HCG 一般较低，70% 的病例 β-HCG 在 2500 U/L 以内，β-HCG 水平在诊断时为阴性和＞1 万 U/L 者均少见（6.8% 和 7.1%）。

2．影像学 超声、CT、磁共振成像（MRI）、PET-CT。

3．病理检查 ETT 的诊断主要依靠病理明确诊断，需要进行免疫组化查相关指标进行鉴别，如 P63、P16、P40、HCG、hPL 等。对于可疑滋养细胞肿瘤而诊断证据不足的患者，或者其他妇科肿瘤临床表现不典型的患者，应尽量通过手术获取组织标本，以尽早明确诊断。

（三）分期

GTN 临床分期可用于 ETT 分期，但其预后评分系统并不适用。ETT 发病部位可为子宫或子宫外，约 70% 的 ETT 位于子宫。肺是最常见的转移部位（42%），其他转移部位包括阴道、盆腹腔腹膜、小肠、肝、胰腺、皮肤、骨，可以单一或多部位同时存在，淋巴结转移少见。由此推测，疾病的主要转移方式为血行转移。

三、治疗

由于 ETT 的发病率极低，目前的治疗尚缺乏统一的规范。

1．手术 手术是目前比较公认的有效治疗方式。

（1）对于病灶局限者，推荐行全子宫切除术 ± 盆腔淋巴结活检术。术前影像学或术中探查提示有盆腔淋巴结增大者，可以考虑行淋巴结切除术，但不推荐常规进行淋巴结切除。

（2）对于孤立的转移病灶，尤其是肺转移者，应当行转移病灶切除术。

（3）对于局限于子宫的病灶，全子宫切除或广泛性全子宫切除完整切除病灶后，疾病可完全缓解。对于有转移的患者，手术切除所有病灶仍然对改善预后有积极意义。对于是否保留卵巢，可根据患者年龄决定，年轻患者可保留卵巢。

2．化疗　应用于 ETT 患者的化疗方案也尚未统一。对于有转移病灶者应当给予化疗，而无转移但合并不良预后因素者应当考虑行化疗。

（1）不推荐术前化疗。

（2）术后辅助化疗：选择含铂 / 依托泊苷的方案，如 EMA/EP（放线菌素 + VP-16 + 甲氨喋呤 + 顺铂）或 TP/TE，也有用 EMA-CO（放线菌素 + VP-16 + 甲氨蝶呤 + 环磷酰胺 + 长春新碱）、FEAV（长春新碱 + 氟尿嘧啶 + 放线菌素 + VP-16）、PEB（顺铂 + 博来霉素 + VP-16）、MICE（异环磷酰胺 + 卡铂 + VP-16）等。

四、注意事项

1．如 HCG 治疗前升高者，仍将 HCG 作为随访监测的指标。

2．虽然生长缓慢，但相比 PSTT 而言，ETT 的恶性程度明显升高，一旦出现转移或复发，常常治疗效果较差。手术对于疾病的治疗有重要作用，术后辅助化疗仍无规范可寻。

3．不良预后因素　子宫多发病灶，病灶侵及子宫全层并累及浆膜层，细胞低分化、细胞异型、核分裂指数高或存在血管侵袭则易迅速发生全身多脏器转移，病情持续进展，死亡率高，预后差。另外，距离前次妊娠间隔时间＞ 4 年也是不良预后因素。病变局限于子宫并完全切除子宫者预后良好。

4．随访　按照 GTN 方式随访，治疗结束后 3 个月复查，此后 3 年内每 6 个月随访 1 次，3 ～ 5 年每年随访 1 次，此后每 2 年随访。随访内容包括血清 HCG 水平，月经是否规律，有无异常阴道流血，有无咳嗽、咯血及其他转移灶症状，并做妇科检查，必要时做超声、CT 等检查。

第五节 滋养细胞肿瘤的化疗方案

滋养细胞肿瘤的化疗方案见表 14.5、表 14.6。

疗程间隔一般指上一疗程化疗的第 1 日至下一疗程化疗的第 1 日之间的间隔时间。这里特指上一疗程化疗结束至下一疗程化疗开始的间隔时间，MTX 和 Act-D 2 种方案是常用的单药化疗方案。

表 14.5 滋养细胞肿瘤常用单药化疗药物及其用法

药物		剂量、给药途径、疗程日数	疗程间隔
MTX	MTX + CVF 8 天方案	MTX 1 mg/（kg · d） 或 50 mg 肌内注射，第 1，3，5，7 日四氢叶酸（CVF），0.1 mg/（kg · d）或 1/10 MTX 剂量肌内注射，第 2，4，6，8 日（24 小时后用）	14 天（包括用药时间）
	MTX	0.4 mg/（kg · d）（≤ 25 mg），静脉或肌内注射，连续 5 日	14 天
	每周一次 MTX	50 mg/m² 肌内注射	1 周
	MTX 冲击方案	100 mg/m²，静脉推注，1 天；200 mg/m²，静脉滴注，12 小时，1 天，CVF，15 mg，肌内注射 ×4 天	14 天
Act-D	5 天方案	500 μg[10 ~ 12 μg/（kg · d）] 静脉注射，连续 5 日	14 天
	1 天方案	1.25 mg/m²（≤ 2 mg），静脉滴注，1 天	14 天
5-FU/FUDR		28 ~ 30 mg/（kg · d），连续 8 ~ 10 天，静脉滴注	间隔（休息）12 ~ 14 天

表 14.6　滋养细胞肿瘤常用联合化疗方案及用法

化疗方案	药物	剂量与溶剂	用法
VCR + 5-FU/FUDR + Act-D（FAV）	VCR	2 mg + NS 20 ml	静脉注射，化疗前 3 h（第 1 天用）床旁化药
	5-FU/FUDR	5-FU 24 ～ 26 mg/（kg · d）+ 5 % GS 500 ml，或 FUDR 24 mg/（kg · d）+ 5 % GS 500 ml	静脉滴注，每日 1 次（匀速，8 h）
	Act-D	4 ～ 6 μg/（kg · d）+ 5 % GS 250 ml	静脉滴注，每日 1 次（1 h）
注意事项		6 天为 1 个疗程，间隔 17 ～ 21 天	
VCR + 5-FU/FUDR + Act-D + Vp-16（FAEV）	VCR	2 mg + NS 20 ml	静脉注射，化疗前 3 h（第 1 天用）床旁化药
	VP-16	100 mg/（m^2 · d）+ NS 500 ml	静脉滴注，每日 1 次（1 h）
	Act-D	200 μg/（m^2 · d）+ 5 % GS 250 ml	静脉滴注，每日 1 次（1 h）
	5-FU/FUDR	5-FU 800 ～ 900 mg/（m^2 · d）+ 5 % GS 500 ml，或 FUDR 800 mg/（m^2 · d）	静脉滴注，每日 1 次（匀速，8 h）
注意事项		5 天为 1 个疗程，间隔 17 ～ 21 天，有脑转移用 10 % GS	
EMA-CO EMA			
第 1 天	Act-D	500 μg + 5 % GS 250 ml（体重小于 40 kg 用 400 μg）	静脉滴注（1 h）

续表

化疗方案	药物	剂量与溶剂	用法
	VP-16	100 mg/m^2 + NS 500 ml	静脉滴注（1 h）
	MTX	MTX 100 mg/m^2 + NS 30 ml	静脉注射
	MTX	MTX 200 mg/m^2 + NS 1000 ml	静脉滴注（12 h）
注意事项		水化 2 天，日补液总量 2500 ～ 3000 ml，记尿量，尿量应＞ 2500 ml/d	
第 2 天	Act-D	500 μg + 5 % GS 250 ml	静脉滴注（1 h），体重小于 40 kg 用 400 μg
	VP-16	100 mg/m^2 + NS 500 ml	静脉滴注（1 h）
	CVF	15 mg + NS 4 ml	肌内注射，从静脉注射 MTX 开始算起 24 小时后给药，每 12 小时 1 次，共 4 次
CO			
第 8 天	VCR	2 mg + NS 20 ml	静脉注射，化疗前 3 h（第 1 天用），床旁化药
	CTX	600 mg/m^2 + NS 500 ml	静脉滴注（2 h）
	或 IFO	1600 ～ 1800 mg/m^2 + NS 500 ml	

续表

化疗方案	药物	剂量与溶剂	用法
注意事项		补液 1500 ~ 2000 ml（用 CTX 者不需大量补液），IFO 时用美司钠解救，用法：20 % IFO 的量（一般为 400 mg），0、4 和 8 h	
第 15 天	重复下一疗程第 1 天		
EAM/EP			
EMA			
第 1 天	同 EMA/CO 方案第 1 天用药		
第 2 天	CVF 解救		
EP			
第 8 天	VP-16	150 mg/m^2（最大剂量 200 mg）+ NS 500 ml	静脉滴注
	DDP（水剂）	75 mg/m^2（最大剂量 100 mg）+ NS 500 ml	静脉滴注
	DDP 需水化		
第 15 天	重复下一疗程第 1 天		
VP-16+Act-D（AE）	VP-16	100 mg/（m^2· d）+ NS 500 ml	静脉滴注，每日 1 次（1 h），化疗第 1 ~ 3 天用

续表

化疗方案	药物	剂量与溶剂	用法
	Act-D	500 μg + 5 % GS 250 ml	静脉滴注，每日 1 次（1 h），化疗第 1 ～ 3 天用
注意事项		3 天一个疗程，间隔 9 ～ 12 天	
TE/TP			
第 1 天	地塞米松	20 mg	口服，化疗前 12 h 和 6 h
	西咪替丁	30 mg + NG 100 ml	静脉注射＞ 30 min
	紫杉醇	135 mg/m^2 + NS 250 ml	静脉注射＞ 3 h
	10 % 甘露醇	500 ml	静脉注射＞ 1 h
	DDP	60 mg/m^2（最大剂量 100 mg）+ NS 1000 ml	静脉注射＞ 3 h
	水化液	5 % GS 1000 ml	静脉注射
第 15 天	地塞米松	20 mg	口服，化疗前 12 h 和 6 h
	西咪替丁	30 mg + NG 100 ml	静脉注射＞ 30 min
	紫杉醇	135 mg/m^2 + NS 250 ml	静脉注射＞ 3 h
	VP-16	150 mg/m^2（最大 200 mg）+ NS 1000 ml	静脉滴注（1 h）
注意事项		TE 和 TP 2 周交替，4 周为 1 个疗程	

（沈晓燕　李小平）

第十五章　妇科急腹症

第一节　异位妊娠

一、概述

（一）定义

异位妊娠是指种植于子宫体腔以外的妊娠，发生率约占所有妊娠的 2%，为常见的妇科急腹症。

（二）发病年龄

育龄期女性（尤其是年龄＞ 35 岁者）。

（三）高危因素

1 次异位妊娠病史、手术后输卵管损伤、盆腔炎性疾病、不孕症、吸烟、体外受精（in vitro fertilization，IVF）

（四）分类

根据受精卵种植部位不同，分为输卵管妊娠、宫颈妊娠、卵巢妊娠、子宫剖宫产切口处瘢痕妊娠、腹腔妊娠、阔韧带妊娠。以输卵管妊娠最为多见，约占 90% 以上。

（五）病理生理

受精卵在输卵管壶腹部种植最多，其次为峡部、伞部及间质部。受精卵着床后，输卵管壁出现蜕膜反应，但由于输卵管管腔狭小，管壁较薄，蜕膜形成较差，不利于胚胎发育，往往较早发生输卵管妊娠流产。输卵管肌层不如子宫肌层厚与坚韧，胚胎滋养细胞容易侵入，甚至穿透输卵管壁而引起输卵管破裂。

二、诊断要点

（一）临床表现

1．症状 典型症状为停经、阴道流血、腹痛。

（1）停经：一般停经 6 ～ 8 周。

（2）阴道流血：短暂停经后出现不规则阴道流血，一般流血时间长，少于正常月经量，部分患者因不规则阴道流血而无明显停经史；约 5% 的患者表现为大量阴道流血，当出现大量阴道流血时要重点考虑宫颈妊娠及子宫剖宫产切口处瘢痕妊娠。

（3）腹痛：异位妊娠未破裂时，下腹部隐痛或胀痛；异位妊娠破裂时，患侧下腹部撕裂样疼痛。宫颈妊娠及剖宫产切口瘢痕妊娠时为下腹坠痛，无撕裂样疼痛。

（4）晕厥和休克。

2．体征

（1）腹部体征：与出血量相关。出血量少时，患侧下腹压痛、反跳痛，轻度肌紧张；出血量多时，全腹压痛及反跳痛，叩诊移动性浊音可（+）。

（2）盆腔体征：后穹隆饱满触痛、宫颈举痛摇摆痛、患侧附件区扪及压痛性包块。

（二）辅助检查

1．超声检查 可疑异位妊娠患者的首选诊断方法。大部分输卵管妊娠患者在接受初次超声检查时可被诊断。经阴道超声诊断异位妊娠敏感度为 87.0% ～ 99.0%，特异度为 94.0% ～ 99.9%。典型声像图表现：子宫内膜增厚，宫腔内未见妊娠囊；一侧卵巢旁见边界不清、回声不均的混合包块，包块内可见或未见周边偏强囊区，部分囊区内可见卵黄囊及胎芽胎心；直肠子宫陷凹处积液。

2．妊娠试验 测定人绒毛膜促性腺激素（β-HCG）为早期诊断的常用手段。多数异位妊娠的血清 β-HCG 水平低于 1000 U/L。

三、鉴别诊断

根据病史和体征，异位妊娠的鉴别诊断应包括流产、黄体破裂、卵巢囊肿蒂扭转、卵巢子宫内膜异位囊肿破裂、急性盆腔炎、急性阑尾炎。

（一）流产

有停经史，初期少量阴道出血，同时伴下腹部阵发性胀痛，尿或血 HCG（+），超声提示宫腔内可见妊娠囊。

（二）黄体破裂

无停经史，黄体期突发下腹一侧剧痛，伴肛门坠胀，无阴道流血。尿 HCG（–）。超声检查：卵巢黄体囊肿，盆腔积液。

（三）卵巢囊肿蒂扭转

卵巢囊肿病史，突发下腹一侧剧痛，伴恶心呕吐。尿 HCG（–）。超声检查：卵巢囊肿，周边无明显血流信号。

（四）卵巢子宫内膜异位囊肿破裂

子宫内膜异位症病史，突发下腹一侧剧痛，伴肛门坠胀，无阴道流血。尿 HCG（–）。超声检查：卵巢非纯囊肿物，透声差，盆腔内非纯囊游离液。后穹隆穿刺可见巧克力样液体。

（五）急性盆腔炎

突发下腹痛，可伴体温增高。尿 HCG（–）。超声检查：子宫宫旁充血，盆腔可见游离液。血常规、C- 反应蛋白（CRP）等相关检验可协助诊断。

（六）急性阑尾炎

转移性右下腹痛为典型的临床表现，炎症加重可出现全腹压痛、反跳痛、肌紧张等腹膜刺激症状。尿 HCG（–）。超声检查：子宫双附件无异常，盆腔可有积液。

四、治疗

（一）治疗原则

早期诊断、早期治疗。

（二）治疗方法

1．手术治疗

（1）适应证：当患者有异位妊娠破裂的症状（如盆腔疼痛）或腹腔内出血征象，血流动力学不稳定时，立即手术治疗。对于病情稳定的异位妊娠患者，需根据临床表现、实验室和影像学检查以及患者知情选择来决定是否手术治疗。

（2）手术方式：一般采用腹腔镜输卵管切除术或腹腔镜输卵管开窗术，术中根据患者的生育要求以及输卵管损伤程度决定是否切除输卵管。开腹手术适用于血流动力学不稳定、大量腹腔内出血者以及腹腔镜检查中视野受限者。

2．药物治疗

（1）适应证：一般情况良好，无腹腔内活动性出血；附件包块最大直径＜ 3 cm；血 β-HCG ＜ 2 000 U/L；超声未见胚胎原始血管搏动；无使用甲氨蝶呤（MTX）的禁忌证。

（2）药物治疗方式：MTX 是首选，MTX 有多种给药方案，单剂量肌内注射（50 mg/m^2）是最常用的方案。多个随机对照研究显示，MTX 与腹腔镜手术对输卵管妊娠有相似的治疗成功率。

3．期待治疗

（1）适应证：适用于病情稳定的异位妊娠患者、血清 β-HCG 呈下降趋势且初始血清 β-HCG 水平低于 1500 U/L。

（2）治疗疗效：期待治疗成功率与血清 β-HCG 水平成反比，初始血清 β-HCG 水平越高，其成功率越低。研究报道，血清 β-HCG 水平低于 2000 U/L 和低于 1000 U/L 时，期待治疗的成功率分别为 60% ～ 67%、80% ～ 90%。血清 β-HCG 水平呈下降趋势也是期待治疗成功的预测指标。期待治疗前要与患者详细沟通，告知风险并请患者签字。

五、注意事项

1．对于无典型症状的患者，例如无明显停经史，无明显腹痛，月经期间阴道出血但量少于月经的患者，一定要首先排除异位妊娠。

2．对于停经时间短，血清 β-HCG 升高，超声宫腔内外无明显妊娠表现，采用期待治疗，定期复查超声及血 HCG 指标。

（耿　京）

第二节　黄体破裂

一、概述

黄体破裂是妇科常见的急腹症之一，好发于育龄期女性。

（一）定义

卵巢黄体自发或在某些因素作用下发生破裂，血液溢出至腹腔，严重者可造成腹腔内大量出血。

（二）分类

依据发病原因，分为自发性破裂和外伤性破裂两类。

（三）病因

1．在卵巢黄体血管化期间，功能不全，易发生黄体内毛细血管出血，使囊内压增加，继而引起黄体破裂、出血。

2．血液系统基础疾病或自主神经系统使卵巢功能变化或卵巢酶系统功能过度增强，造成凝血机制障碍，呈出血倾向。

3．下腹受到撞击　剧烈跳跃、奔跑，用力咳嗽、排便，以及性交过程中下腹受到强烈冲击等。

二、诊断要点

（一）病史

通常无停经史，多在月经周期中后期发病（排卵后 7 ～ 8 日，相当于月经周期第 21 ～ 22 日左右），常有性交、外伤或用力大便等诱因，部分患者有血液病病史。

（二）临床表现

1．症状　突发一侧下腹疼痛，伴恶心、呕吐、肛门坠胀感，短时间内发展为持续性下腹坠痛；可无阴道出血或阴道出血如月经量；严重者可出现头晕、心悸、眼花、晕厥等休克症状。

2．体征

(1) 一般情况：贫血貌，血压下降，脉搏快，四肢厥冷等休克表现。

(2) 腹部查体：下腹压痛、反跳痛，以患侧为著；内出血多者，移动性浊音阳性。

(3) 妇科检查：宫颈举痛，后穹隆饱满，触痛；子宫大小正常，患侧附件区可触及边界不清的包块，压痛明显。

(三) 辅助检查

1．血常规　白细胞正常或稍高，血红蛋白下降。

2．血或尿 HCG 测定　阴性，若妊娠黄体破裂，HCG 可阳性。

3．妇科 B 超　患侧卵巢增大，周围可及不规则包块，盆腔可见游离液。

4．阴道后穹隆穿刺　可抽出暗红色不凝血液。

5．腹腔镜检查　诊断不清时可行腹腔镜探查术，可见卵巢表面破口，常伴活动性出血，盆腔内可见暗红色血液及血块。

三、鉴别诊断

(一) 异位妊娠破裂

有停经史，常表现为突发撕裂样一侧下腹痛，并向全腹扩散，伴阴道少量流血，可有蜕膜管型排出。血、尿 HCG 阳性；B 超提示患侧附件区低回声包块，部分可见妊娠囊样回声或胎芽、胎心搏动。

(二) 卵巢肿物蒂扭转

部分患者有卵巢肿物病史，常在体位改变或妊娠期、产褥期子宫位置改变时发病，表现为一侧下腹部突发剧烈疼痛，呈阵发性，与体位变动有关，无内出血症状及体征；查体可及附件区肿物，边界清楚，张力较大，压痛明显；超声可探及附件区囊性或其他肿瘤样包块，彩超下肿瘤血管蒂弯曲或呈螺旋状，且无血流信号。

（三）急性阑尾炎

常表现为转移性右下腹疼痛，伴体温升高、呕吐和中性粒细胞增多等表现；腹膜刺激征明显，无内出血症状和体征，妇科检查无明显宫颈举痛。

（四）急性盆腔炎

部分患者可有盆腔炎病史，常表现为下腹痛、发热，白细胞升高；妇科检查阴道分泌物白细胞增多，宫颈举痛明显，子宫及附件区压痛明显；超声一般无特殊表现或仅有少量盆腔积液，部分患者附件区见不均质包块，边界不清，输卵管积液或积脓时可见管状异常回声。

四、治疗

（一）保守治疗

内出血少，生命体征平稳者，可保守治疗。

1．持续心电监护，吸氧，半卧位休息。

2．开放静脉通路，补液扩容，静脉输注止血药物，抗生素预防感染。

3．监测血常规及凝血功能，积极纠正贫血及凝血功能障碍。

4．出现病情进展，如腹痛持续不缓解或加重，休克指数增加，血红蛋白进行性下降，复查 B 超盆腔游离液显著增多等，积极手术治疗。

（二）手术治疗

急性发病、腹痛、内出血症状重或伴休克者，可积极抗休克的同时行手术治疗。

1．术前准备　开放静脉通路，积极抗休克，完善术前检查，备血（条件允许时术中可行自体血回输）。

2．手术途径及手术方式　条件允许者建议行腹腔镜探查术，如需开腹手术，取下腹正中纵切口；术中尽量保留卵巢功能，术中剔除破裂的黄体后缝合卵巢创面止血，切除组织送病理检查，彻底清理盆腹腔积血，留置盆腔引流管。

3、注意事项　①保持引流管通畅，鼓励患者坐起或下床活动，促进盆腔液体引流；②积极纠正贫血及凝血功能异常；③提前告知患者术后阴道出血可能。

（张　果）

第三节　卵巢肿物蒂扭转

一、概述

（一）定义

为常见的妇科急腹症，居妇科急腹症第五位，也是卵巢囊肿最常见的一种并发症，约 10% 的卵巢囊肿或肿瘤发生蒂扭转。

（二）发病年龄

卵巢扭转呈双峰型年龄分布，主要发生在年轻女性（15 ～ 30 岁）和绝经后女性。注意：大约 20% 的病例发生在妊娠期间，早孕期、有促排卵史的孕妇发生附件扭转的风险最高（孕早期 55%，中期 34%，晚期 11%）。

（三）病因

好发于瘤蒂长、中等大、活动度良好、重心偏于一侧的肿瘤（如畸胎瘤）。常在患者突然改变体位时，或妊娠期、产褥期子宫大小、位置改变时发生蒂扭转。

（四）分类

根据扭转程度不同，分为：

1．不全扭转　扭转不足 360° 时称不全扭转，有自然松解复位的可能。

2．完全扭转　扭转 360° 以上则成为完全扭转，此时多不能复位。

（五）肿瘤性质

大多系良性的卵巢囊肿或输卵管、卵巢旁囊肿，25% 为良性功能性卵巢囊肿，30% 为良性畸胎瘤。恶性病变少有出现，在成人附件扭转中，恶性肿瘤仅占 3%，儿童病例占 0 ~ 6%。

二、诊断要点

（一）病史

部分患者既往自己扪及下腹可活动包块，或妇科检查触及附件区包块，或体检发现卵巢肿物。既往可能曾经有过类似的腹痛发作病史。

（二）临床表现

1．症状　通常为严重的非特异性下腹和盆腔疼痛，呈间歇性或持续性，一般无放射性疼痛。

（1）典型症状是体位改变后突然发生一侧下腹剧痛，呈持续性、阵发性加重，常伴恶心、呕吐甚至休克。

（2）扭转的附件具有侧别倾向，右侧附件扭转多于左侧（66%）。

（3）发热：10% 的患者由于组织缺血坏死伴发热症状。

（4）若为不全扭转，则疼痛轻微或间歇性，有时不全扭转可自然复位，腹痛随之缓解。

2．体征　双合诊检查可扪及张力大、压痛的肿块，以蒂部最明显。

（1）下腹肿块：60% ~ 90% 的成人以及 20% ~ 36% 的儿童可触及下腹部肿块。

（2）腹膜刺激征：罕有发生（3% ~ 27%）。

（三）辅助检查

尚无确切的实验室指标可以确诊附件扭转。

1．超声检查　目前最常用的影像学检查手段。彩色多普勒血流量减少或卵巢总体积增加以及出现异常附件体积比都可能提示附件扭转，但手术与否不应仅仅取决于超声检查结果。可进一步了解肿物的部位、大小、形态及性质，提示肿瘤囊性或是实性，良性或恶性，并与其他疾病鉴别。附件扭转后超声表现：卵巢增大和多普勒血流减少或缺失。

2．MRI 与 CT　非特异性，其正常表现的卵巢图像有助于鉴别诊断。

3．血常规与 C- 反应蛋白　非特异性，20% ~ 56% 的病例出现白细胞计数不断升高，但白细胞分类多正常。

三、鉴别诊断

根据病史和体征，附件扭转的鉴别诊断应包括未扭转的盆腔囊肿或肿瘤、盆腔炎、异位妊娠、阑尾炎、肠道憩室炎和尿石症。一些患者延迟就诊，或误以为外科疾病，是临床漏诊或误诊的原因。

（一）异位妊娠

有停经史或无明确的停经史，突发下腹一侧疼痛或下坠、阴道出血，尿或血 HCG 阳性，超声可见一侧附件双环征等。排除异位妊娠时需要与妊娠黄体破裂鉴别。

（二）出血性输卵管炎

下腹痛伴发热、下坠，可以发生在月经周期的任何时期，无停经史，腹部压痛、反跳痛、肌紧张（+），白细胞总数升高、中性粒细胞比例升高、血色素下降，血或尿 HCG（–），超声提示：盆腔积液。

（三）卵巢肿物破裂

既往有盆腔肿物的病史，突发下腹一侧的疼痛、下坠，伴腹膜刺激征，体征如黄体破裂，既往附件包块缩小或消失。辅助检查：超声可见盆腔积液、盆腔肿物消失或缩小，血红蛋白正常或略降低。尿或血 HCG（–）。

四、治疗

（一）治疗原则

缩短接诊至确诊时间，一经确诊，尽快手术探查，可以减少可疑扭转卵巢的损伤和缺血。

（二）治疗方法

1．手术治疗　根据发病年龄、肿物性质与复位血流再灌注后卵巢血流恢复情况决定。

手术方式：腹腔镜探查可作为附件扭转的首选手术方法。腹腔镜治疗具有术后发热率较低、住院时间较短等优势。但卵巢肿块>10 cm或疑为恶性肿瘤者，不主张腹腔镜手术。切除患侧附件，不采取患侧附件复位，目的是为了避免卵巢静脉内已形成的血栓脱落发生肺动脉栓塞的风险。完整切除后剖视标本，若考虑恶性或交界性肿瘤，应做冰冻病理检查，根据年龄、肿瘤性质决定进一步手术方案。个别情况下，非绝经后女性、良性肿瘤且扭转程度较轻，卵巢尚未梗死，肿瘤表面尚未变成紫黑色，也可考虑复位后行卵巢肿瘤剥除，并保留正常卵巢组织。

2．治疗方案　附件扭转（AT）治疗需综合考虑患者年龄、生育要求、发病情况及既往病史等。从AT发生到手术治疗间隔时间越长，卵巢受损可能性越大，因此一旦确诊附件扭转，需急症手术干预。附件血供中断至不可逆卵巢损害的时间尚不明确，虽有研究认为，附件扭转72小时以上，卵巢功能尚有恢复的可能，但大多认为48 ～ 72小时后卵巢功能开始急剧下降。早期迅速手术干预是保护卵巢功能和生育力的最佳时机。对于初诊高度可疑AT者，快速诊断、及时手术能够更多地保护卵巢功能，而并非完全依赖于影像学明确诊断后再进行手术干预。参照《女性附件扭转治疗的中国专家共识（2020年版）》诊疗流程，见图15.1。

（1）扭转复位术及附件切除术的选择：选择扭转复位或附件切除，年龄因素是关键。对绝经前患者，即使术中肉眼观察卵巢黑色变，也应常规扭转复位。绝经后患者，卵巢功能已严重降低，附件肿块恶性概率相对较高，应考虑进行附件切除术。

既往大多数学者的主观倾向性观点认为，术中发现卵巢外观变黑意味着卵巢“坏死”，扭转附件复位会增加血栓栓塞事件的发生率，加之担心扭转组织快速病理准确性偏倚，甚至在个别情况下不具备行快速病理诊断的条件，手术治疗时大多选择患侧附件切除术。

（2）手术路径：关于AT的手术路径，腹腔镜手术与开腹手术在手术安全性、疾病预后等方面无明显差异。腹腔镜具有创伤小、术后并发症少、恢复快等优势，推荐腹腔镜探查作为AT的首选手术方法。若卵巢肿瘤直径>10 cm或疑为恶性肿瘤时，医生的临床

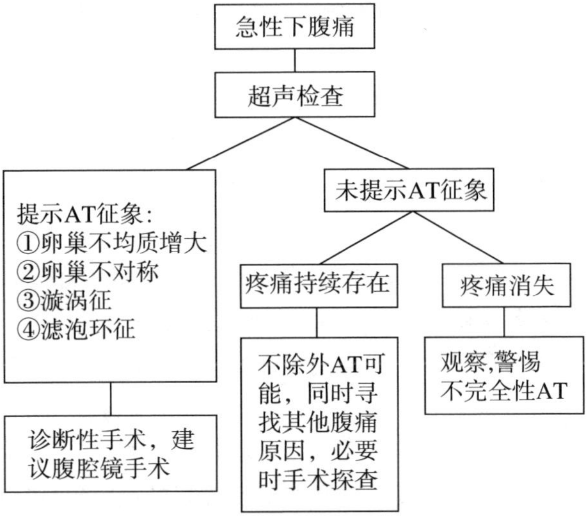

图 15.1 女性附件扭转诊疗流程

技能是决策手术路径的重要因素。熟练掌握腹腔镜手术的妇科医生，可尝试腹腔镜手术；否则宜选择开腹手术。

术前应充分告知患者复发性附件扭转的风险，甚至 AT 因严重水肿无法被一次性切除，以及因肿瘤为恶性，存在需扩大手术范围的可能。如同时行附件肿物切除，还需充分告知患者术中快速冰冻病理诊断的必要性及局限性。

（3）扭转复位后附件肿块的处理：根据术中探查情况进行评估，如扭转附件颜色正常，无明显水肿，可复位后同时行卵巢囊肿 / 肿瘤剥除术；当附件严重水肿、质地变脆、颜色异常，强行进行卵巢囊肿剥除术有可能导致严重的卵巢组织损伤、出血，增加卵巢切除的风险，可仅行扭转复位术，在患者家属知情同意的前提下，动态观察复位后情况，后行囊肿剥除或附件切除，结合患者的实际情况个体化选择处理方式。术中还需鉴别卵巢单纯水肿与卵巢病理性或生理性包块。术前及术中预判附件扭转可能的依据有，低热、白细胞轻度升高、浑浊性或“洗肉水”样盆腔积液。有主张 AT 伴有卵巢囊肿者，手术仅进行附件复位，待 6 ~ 12 周后重新进行影像学检查，评估卵巢囊肿是否存在，以避免为单纯生理性囊肿时对卵巢的损伤。单纯生理性囊肿一般在 6 ~ 8 周可自然消失。若囊肿持续存在，为避免再次发生扭转，可择期行卵巢囊肿剥除术。术后应用口服避孕药或醋酸甲羟孕酮抑制排卵，以预防生理性囊肿复发。绝经后患者，推荐附件切除术。

（4）附件固定术：对 AT 手术中是否进行附件固定术有争议。其一，因 AT 本身复发率较低（总体复发率 2% ~ 12%）；其二，附件固定术是否可降低复发风险尚无定论。有文献报道，即使复位后行附件固定术，术后 AT 复发率也可达 5.2%。因此，附件扭转复位后建议术后密切随访，附件固定术并不作为常规推荐术式。但对于先天性卵巢韧带过长、反复扭转或无明确扭转原因等特殊情况，可考虑行附件固定术。

3．预后与防治

（1）因扭转导致恶变的风险非常低，且肿瘤多为良性，预后一般良好。

（2）卵巢囊肿或肿瘤扭转主要的预防措施是定期行妇科体检，做到早发现、早诊断、早治疗。

五、注意事项

1．附件扭转临床表现缺乏特异性，常导致诊断和手术治疗的延迟。

2．对因急腹症就诊的女性，应考虑到附件扭转的可能，尤其是伴有间歇性疼痛，有胃肠道症状如恶心、呕吐和发热等，更应警惕附件扭转的可能。超声多普勒异常有助于协助诊断附件扭转。

3．国外有观点认为，除非绝经后妇女，均应首选保守手术治疗附件扭转。因国内尚无高质量的前瞻性随机对照研究，在倡导保留生理功能的个性化医疗大背景下，遵循指南和合理运用指南就显得尤为重要。

（谢　冰）

第十六章　早孕和流产相关问题

第一节　早　孕

一、定义

早期妊娠（early pregnancy）简称早孕，指的是早期宫内妊娠；宫内妊娠分为三个阶段：妊娠未达 14 周称为早期妊娠（first trimester）；第 14 ～ 27 $^{+6}$ 周称为中期妊娠（second trimester）；第 28 周及以后称为晚期妊娠（third trimester）。

二、诊断要点

（一）临床表现

1．停经　育龄期、有性生活史的健康妇女，平素月经规律，月经如有过期，应首先考虑是否妊娠。临床上可能遇到否认性生活史经追问后承认者；或者自诉采取避孕措施，有可能因为避孕措施不当而怀孕者。对于月经周期不规律的女性，可能不容易判断停经。也有少部分女性，在预期的月经期或临近月经期有和平时类似的阴道出血或点滴出血，因而忽略了停经史。

2．早孕反应　停经后出现的头晕、乏力、嗜睡、食欲不振、恶心、厌恶油腻、呕吐等症状，称为早孕反应。多在停经 12 周左右自行消失。

3．乳房变化　早孕女性经常自觉乳房胀痛。如为哺乳期妇女，可表现为乳汁明显减少。

4．尿频　部分女性有尿频的主诉，但不伴有尿痛，是前倾增大的子宫在盆腔内压迫膀胱所致，当子宫增大超出盆腔后，解除了对膀胱的压迫，尿频症状自然缓解。

5．其他症状　轻度子宫绞痛 / 不适，常类似痛经表现，为子宫充血增大所致；轻度腹胀、腹痛、腰痛、白带增多但无异味、便秘、食欲增加、情绪变化、睡眠困难、皮肤色素沉着增加（面部、腹白线和乳晕）等。

（二）体格检查

1．子宫变化

（1）子宫增大：妊娠子宫随着孕周增加不断增大。在体格检查时，妊娠子宫柔软、呈球形。子宫大小与孕龄的相关性是根据经验得出的，停经 8 周时，子宫为非孕时的 2 倍；停经 12 周，为非孕时的 3 倍，在耻骨联合上方腹部可触及。也有用水果形容子宫大小（例如，对于单胎妊娠：6 ～ 8 周大小 = 美国李子，8 ～ 10 周大小 = 橙子，10 ～ 12 周大小 = 葡萄柚），但这种方法并不准确。如果合并子宫肌瘤、肥胖、多胎、子宫畸形等，可能影响对子宫大小的判断。

（2）子宫变软：妊娠约 6 周时，子宫和子宫颈开始变软，峡部变软使子宫体朝向宫颈屈曲，双合诊检查感觉子宫颈与宫体似不相连，称为黑加征（Hegar sign）。

2．外阴、阴道黏膜及宫颈阴道部充血呈紫蓝色。

3．乳房检查　乳房略增大、丰满且可能有轻压痛；可能有明显的静脉显露；乳头增大，乳头乳晕颜色深。乳晕周围皮脂腺增生出现深褐色结节，称为蒙氏结节。

（三）实验室检查

1．妊娠试验　通常指的是检查尿液中的人绒毛膜促性腺激素（human chorionic gonadotropin，HCG），临床上多用早孕试纸法检测尿液，结果阳性可提示妊娠，但要确定是否为宫内妊娠，尚需超声检查。

2．血 HCG 检查　受精卵着床（排卵后约 6 天）后，HCG 分泌进入母体循环中，这是标准血清 HCG 检测最早可检测到的时间。对于宫内活胎，受精卵着床后 30 天内，HCG 浓度每 29 ～ 52 小时增加一倍；若浓度上升缓慢提示异常妊娠（异位妊娠或早期胚胎死亡——胎停育）。

HCG 的浓度在 8 ～ 10 周时达到峰值，平均为 60 000 ～ 90 000 mIU/ml，但正常范围很宽（5000 ～ 150 000 mIU/ml 或以上）；因而除受孕后 1 ～ 3 周以外，HCG 值对估计孕龄没有什么帮助。妊娠 8 ～ 10 周以后，HCG 水平下降，在 20 周时下降至中位浓度，约为 12 000 mIU/ml，正常范围较宽：2000 ～ 50 000 mIU/ml 或更高。妊娠约 20 周至孕足月期间，HCG 水平保持相对恒定。

3．超声检查　孕早期检查超声主要目的是确定是否宫内妊娠，排除异位妊娠和滋养细胞疾病。妊娠早期阴道超声检查较腹部超声检查更敏感，可提供清晰准确的图像。阴道超声检查首次出现的时间：停经 35 天，宫腔内可见圆形或椭圆形妊娠囊；停经 5 ～ 6 周时，可见卵黄囊，持续存在至约 10 周；停经 5.5 ～ 6 周可见有心脏活动的胎芽，但此时的胎芽过小，不能充分测量。通过测量头臀径（crown-rump lenth，CRL）评估孕龄：妊娠 8^{+6} 周之前测定的 CRL 是计算妊娠时间最准确的指标（±5 天），在妊娠 9^{+0} 周至 13^{+6} 周时，CRL 的准确性轻微下降，误差范围 ±7 天：当 CRL 小于 25 mm 时，孕龄（天数）=CRL（mm）+ 42；如果 CRL 大于 84 mm，应使用双顶径（biparietal diameter，BPD）评估孕龄。

三、治疗

1．孕前开始至妊娠 3 个月补充小剂量叶酸预防神经管畸形：叶酸 400 μg/d，或含叶酸的妊娠期复合维生素。

2．早期准确估算孕龄　根据平素月经周期、停经天数、子宫大小、血中 HCG 水平及其翻倍速度、超声测量数值判断实际妊娠周数，尤其是无明显停经史或月经周期不规律的女性。

3．评估并识别母亲或胎儿并发症和死亡风险升高的妊娠，结合既往病史，如有剖宫产史则注意胎囊位置与剖宫产瘢痕的关系，警惕有无剖宫产瘢痕妊娠；如既往有复发性流产史，则根据病因酌情使用保胎药物。

4．初始产检　早孕期开始产前检查，检查的内容包括恰当的病史采集、体格检查和实验室检查，识别内科并发症、妊娠并发症或胎儿异常风险升高的女性。

（1）病史：详细的病史采集，包括既往产科史、手术史，个人和家族病史，月经婚育史，本次妊娠史，潜在的有毒环境、物质的暴露史，社会心理等信息。

（2）体格检查：测量基础血压、体重及身高，计算体质指数。指导妊娠期合理增重。

（3）超声检查：确定宫内妊娠以及核对妊娠周数，排除异位妊娠、滋养细胞疾病、胎停育等。

（4）实验室检查：ABO及Rh血型及抗体筛查、血常规、尿常规（尿蛋白筛查，取中段尿）、宫颈癌筛查［TCT和（或）HPV］、感染四项、衣原体筛查、生化检查、甲状腺功能检查、TORCH（有争议）、细菌性阴道病、滴虫、真菌性阴道炎检查。

四、注意事项

1．预产期（estimated date of confinement，EDC）的推算　从末次月经（last menstrual period，LMP）来潮开始，EDC为280天后。不借助工具：将LMP的月份减3或加9，日数加7，可估算出预产期。如果是通过体外受精胚胎移植后受孕的女性，第3天卵裂期胚胎移植，则移植日减17天为末次月经日；如果移植的囊胚（第5～7天胚胎），末次月经为移植日减19天，然后推算出相应的预产期。

2．孕周的计算　从末次月经开始计算，将末次月经至目前的日期总天数除以7＝孕周数＋剩余的天数

3．孕期保健咨询　早孕期间为胎儿发育的敏感时期，要戒烟、戒酒，遵医嘱使用处方药，不要暴露于电离辐射；不要摄入生肉或未煮熟的肉或未灭菌的奶酪；通过一些措施降低孕妇受感染的风险。若孕妇有某种疾病或正在使用可能不利于妊娠的药物，应及时与医生讨论。

（韩红敬）

第二节　早期妊娠出血

一、概述

早期妊娠期间阴道出血较为常见，20% ~ 40% 的早期妊娠女性会出现。出血量可多可少，间断性或持续性、无痛或有痛。其中主要的原因包括异位妊娠、自然流产（先兆、难免、不全、完全流产）、妊娠着床、宫颈、阴道或子宫病变（如息肉、炎症 / 感染、滋养细胞疾病）。

临床上早孕女性发生阴道出血时经常会因惊慌焦虑而就诊，需要医生冷静的判断，并给予科学的指导以及心理安抚。

二、诊断与评估

早期妊娠阴道出血的确切病因常难以确定，评估的目的是尽可能寻找病因，排除异位妊娠。

（一）病史

询问并了解出血量，是否有血块，是否伴头晕或晕倒，伴或不伴腹痛及腹痛部位和程度，是否有组织排出？结合既往是否有宫外孕史、手术史；是否发生过 2 次以上的自然流产史；同时询问是否有促排卵史或通过辅助生殖技术后妊娠，如有则要考虑到宫内妊娠合并宫外孕的风险增加。

（二）体格检查

阴道出血量大者应注意一般状况的检查，测量血压和心率，判断有无重度失血及病情严重程度。

重视腹部检查，检查有无压痛、反跳痛、移动性浊音；同时警惕合并非妇科病因的可能，如麦氏点压痛及反跳痛，可能妊娠合并阑尾炎。

截石位妇科检查时，首先检查外生殖器，评估出血量及来源，放入阴道窥器检查，如果存在凝血块或妊娠组织，可消毒后钳夹取出，同时送病理检查，确定妊娠组织的存在并排除滋养细胞疾病。

少数情况下可能发现：出血来自阴道撕裂伤、阴道肿瘤、阴道疣、阴道分泌物、宫颈息肉 / 肿瘤 / 外翻、脓性宫颈分泌物 / 宫颈出血、宫颈肿瘤。观察宫颈口是否扩张；如果宫颈口紧闭，且没有明显出血，则行双合诊盆腔检查：注意有无宫颈举痛、附件区压痛、附件区包块及子宫大小。

（三）经阴道超声

确定妊娠部位，是宫内还是宫外，宫内妊娠胎儿是否存活，是否是滋养细胞疾病、多胎妊娠中的一胎胎心消失，对于有促排卵史或经辅助生殖技术后妊娠者，应警惕宫内妊娠合并宫外孕的可能。

（四）实验室检查

如果阴道超声确定宫内妊娠，就没有必要测定 HCG 浓度。当妊娠早期，超声不能确定妊娠部位时，动态监测 HCG 变化有助于判断：HCG 水平升高速度正常时（99.9% 的活胎表现为 48 小时内 HCG 升高超过 35%），最可能是宫内活胎妊娠，但 21% 的异位妊娠也可表现为 HCG 水平升高；如果 HCG 浓度下降或者升高缓慢（48 小时内上升少于 35%），则提示异位妊娠或异常宫内妊娠。

如有血流动力学不稳定情况，应检查血常规和凝血功能。

三、鉴别诊断及处理

病史询问、体格检查、超声检查及实验室检查有助于确定诊断并制订治疗计划，同时做好鉴别诊断，避免误诊及漏诊。

（一）异位妊娠

对早期妊娠出血伴腹痛者首先应想到宫外孕的可能，尤其是停经后少量阴道出血伴一侧下腹痛者，既往有宫外孕病史或输卵管手术史者宫外孕的风险增加。阴道超声检查，当 HCG 浓度大于 2000 U/L 时，如果宫内未见胎囊，则高度提示宫外孕的可能，如果子宫内外均未看到包块，应该动态观察。需要警惕宫内妊娠合并宫外妊娠，尤其是通过促排卵或辅助生殖技术后怀孕的女性。

（二）先兆流产

停经后少量阴道出血，伴或不伴轻度下腹痛，最常见的原因是先兆流产：窥器检查可见宫颈口闭合，出血少量并来自宫颈口；推测子宫出血的原因可能是母胎界面蜕膜血管破裂导致，超声可见宫内妊娠囊,又可见绒毛膜下血肿。没有明确的治疗措施,可期待治疗,或者检查血雌二醇（E2）、孕酮（P）水平，酌情给予黄体酮支持治疗，黄体酮 20 ~ 40 mg 肌内注射，每日 1 次，或口服地屈孕酮 10 mg 每日 2 次，或给予中药治疗。

（三）难免流产

出血量大，宫颈口已扩张，通常伴有阵发性下腹痛，检查可见妊娠组织堵塞宫颈口，则判断为难免流产，视出血情况，采用期待、药物或手术干预促使流产完成,对于出血量大者建议急诊清宫手术,以避免大量失血。

（四）完全流产

停经后阴道出血，伴下腹痛，妊娠组织排出后出血量减少，腹痛缓解，检查发现宫颈口闭合或扩张，阴道出血不多，子宫接近正常大小。超声提示宫内无妊娠组织残留，同时宫外未见包块，提示完全流产的可能；但对于既往没有超声提示宫内妊娠的，或没有发现绒毛组织排出的情况，需要动态监测 HCG 直至低于正常水平。

（五）不全流产

停经伴阴道出血，检查可见宫颈口扩张，可能见到妊娠组织堵塞宫颈口，子宫小于孕周，子宫收缩差，出血量多少不定，有可能因大出血导致失血性休克；可伴下腹疼痛；超声见宫腔内组织残留，通常需要急诊清宫手术。

（六）稽留流产

又称过期流产。指胚胎或胎儿已死亡、滞留宫腔内未能及时自然排出者。表现为早孕反应减轻，可能伴有少量阴道出血。超声检查宫内可见妊娠囊，伴或不伴胎芽，但无胎心搏动。目前临床上常称为胎停育。根据判断胚胎停止发育的时间，判断是采用期待治疗等待其自然排胎（如判断已经停止发育超过两周，则不建议等待自然排胎），或者是选择药物 / 手术干预终止妊娠。很多专家推荐检查绒毛染色体，尤其曾经有 2 次以上自然流产史的女性，推荐采用微陈列比较基因组杂交（a-CGH）或二代测序（NGS）方法检测绒毛染色体以解释这次胎停育的原因。

（七）胎儿减灭

指的是双胎妊娠中的一胎很早期丢失导致的单胎妊娠，可以是自然发生，也可能是人为减胎术后，可伴有阴道出血；与晚期妊娠并发症增加有关。处理上无特殊，可应用黄体酮治疗。

（八）阴道炎、创伤、肿瘤、疣、息肉、肌瘤

以上情况需要行窥器检查，直视下可见，必要时可行辅助检查，即对自诉阴道出血的患者要重视妇科检查。

（九）宫颈外翻

宫颈内口外翻使得柱状上皮暴露于阴道环境，很容易发生接触性出血，因而行窥器检查或双合诊检查时要尽量轻柔。无需特殊处理。

（十）生理性出血或着床出血

这是经过以上询问及检查后的排除性诊断，常表现为受精后10 ~ 14 天（应该正常出现月经的时候）出现少量出血或点滴出血，推测可能与受精卵在蜕膜着床有关。无需特殊干预。可向病人解释情况，缓解其焦虑情绪。

四、预后

研究表明早期妊娠出血与妊娠后期出现不良结局（如流产、早产、胎膜早破、胎儿宫内生长受限）有关。妊娠早期（妊娠 6 周前）少量阴道出血，预后较好；如出血量大或延续至中期妊娠，预后较差。鉴于目前尚缺乏有效的干预手段，医生在排除异位妊娠及胎停育后，应该给患者解释病情，同时缓解其焦虑情绪。对早期妊娠出血的女性，通常无需额外的处理；应该强调没有必要卧床休息，因卧床休息不会影响结局，却可能增加静脉血栓形成的风险。

（韩红敬）

第三节　妊娠剧吐

一、概述

恶心、伴或不伴呕吐症状，是妊娠早期常见的表现，通常症状轻至中度，不影响孕妇的日常生活，属于正常生理反应。但如果妊娠期间出现重度的恶心、呕吐，伴体重下降超过妊娠前体重的5%，从而影响正常生活及工作，称为妊娠剧吐。

二、诊断及评估

（一）诊断

妊娠期重度的恶心、呕吐，影响日常生活和工作，需排除其他原因的持续性呕吐，伴体重下降超过妊娠前体重的5%及酮尿。

（二）评估

评估内容包括测量体重、血压和心率，实验室检查，产科超声检查。

实验室检查以评估血容量/代谢状态，确定疾病的严重程度，排除其他诊断。内容包括血清电解质、尿酮体和尿比重；根据疾病严重程度酌情选择如下检查：血尿素氮、肌酐、全血细胞计数、肝功能检测、甲状腺功能检测、淀粉酶/脂肪酶、血磷、血镁和血钙水平。

若怀疑肝病，应进行肝的超声检查；若怀疑阑尾炎，则考虑其他影像学检查。

（三）鉴别诊断

妊娠期剧吐为排除性诊断，诊断依据为妊娠早期发病，数周内逐渐好转。妊娠10周后出现的恶心呕吐多由其他原因引起，需根据伴随症状，如胆汁反流性呕吐、腹痛、发热、头痛、腹泻、便秘、甲状腺肿等，提示内科合并症的存在；多胎妊娠和葡萄胎与妊娠剧吐有关。妊娠期甲状旁腺功能亢进，高钙血症可引起呕吐，但不常见。

三、治疗

治疗方法包括改变饮食 / 生活方式；药物治疗；低血容量或妊娠剧吐的女性于门诊治疗失败后，应该住院行胃肠外补液治疗。

（一）饮食改变

适用于恶心和呕吐不伴有低血容量的患者。

1．少吃多餐，判断自己可以耐受的食物；避免辛辣刺激性食物和过酸过甜的食物；选择高蛋白、低脂肪、清淡食物，如椒盐饼干、苏打饼干、烤面包片等。

2．进食之前或之后 30 分钟饮水，每次要少量饮水，可选择含电解质的运动饮料。

3．避免触发因素，如刺激性气味、房间不通风、热、潮湿、噪音等。

（二）药物治疗

适用于恶心和呕吐不伴有低血容量的患者。

1．维生素 B_6　可改善恶心，安全性好，不良反应小。推荐每 6 ~ 8 小时口服 10 ~ 25 mg，对妊娠女性最大治疗剂量是 200 mg/d。

2．多西拉敏 - 维生素 B_6 片　每片含 10 mg 多西拉敏和 10 mg 维生素 B_6，睡前服用 2 片；严重者可增加剂量，每日 4 片（早晨 1 片、下午三点 1 片、睡前 2 片）。

3．针灸治疗或穴位按压（内关穴）。

4．如恶心伴呕吐，但未发生低血容量（无疲乏、体位性头晕、口渴、心动过速、尿量减少等；实验室检查血尿素氮、电解质、酸碱平衡接近正常），经上述处理无效，首先停用多西拉敏 - 维生素 B_6，再开始使用另一种抗组胺药物，如苯海拉明，每 4 ~ 6 小时口服 25 ~ 50 mg；也可按需每 4 ~ 6 小时静脉给予 10 ~ 50 mg。苯海拉明常用于治疗妊娠期恶心呕吐以及过敏症状和失眠，没有发现致畸性；异丙嗪每 4 小时口服 / 直肠给药或肌内注射 12.5 ~ 25 mg。辅助用抑酸药物如雷尼替丁和西咪替丁。

（三）补液治疗

对于出现呕吐伴低血容量症状：疲乏、体位性头晕、口渴、心动过速、尿量减少和排尿频率降低，或者因呕吐导致 12 小时以上不能留住食物者，应急诊评估，给予补液治疗。大多数情况下静脉补液和肠道短时间休息后再进食进饮和药物治疗是有效的。

1．补充液体和电解质　首先 3 ～ 5 小时静脉输注入最高 2 000 ml 的乳酸林格液，并补充适当的电解质和维生素。之后可慢速输注葡萄糖盐水 + 氯化钾。注意初始补液时最好避免使用葡萄糖，因为缺乏维生素 B_1 时输注葡糖糖理论上可诱发 Wernicke 脑病。一般在补充维生素 B_1 之后，再开始输注葡萄糖。

2．维生素　在初始补液时静脉给予维生素 B_1 100 mg，随后的 2 ～ 3 天每日给予 100 mg。早期给予维生素 B_1 有助于预防罕见的 Wernicke 脑病；于液体中加入维生素 B_6 25 mg；适当补充镁离子和钙离子，先补硫酸镁，待镁浓度恢复正常后再次评估钙浓度，如钙浓度仍低，可补充葡萄糖糖酸钙。

3．必要时给予肠内营养或胃肠外营养支持。

（韩红敬）

第四节　复发性流产

一、定义

复发性流产（recurrent pregnancy loss，RPL）的定义有多种，不同学会、不同国家的定义不同。2016 年我国的《复发性流产诊治的专家共识》中，将 3 次或 3 次以上在妊娠 28 周之前的胎儿丢失称为复发性流产。但大多数专家认为，连续发生 2 次流产即应重视并予以评估，因其再次出现流产的风险与 3 次者相近。2017 年欧洲人类生殖与胚胎学学会制定复发性流产指南：定义为 2 次或 2 次以上的妊娠 24 周以内的妊娠丢失。

分为原发和继发复发性流产。原发复发性流产是指既往没有超过 28 周（或 24 周）的持续妊娠（有生机儿的妊娠）；继发复发性流产是指曾经有一个或多个 28 周（或 24 周）以上的妊娠。

二、诊断及评估

需要详细、全面地了解病史（内外科疾病、遗传病及家族史）、体格检查、化验检查，同时包括心理健康评估。

（一）病史

既往流产的孕周及超声有无胎芽胎心；月经周期；有无溢乳；家族史；环境毒素暴露；抗磷脂综合征相关的血栓病史；既往的检查结果。

（二）体格检查

全面身体评估，注意内分泌问题（如多毛、溢乳）和盆腔器官异常（如子宫畸形、宫颈撕裂伤）等。

（三）评估

1．染色体核型　夫妇双方染色体核型检查（发现染色体易位）；绒毛染色体检查推荐采用 aCGH 或 NGS 方法。

2．子宫评估　酌情选择子宫输卵管造影、阴道超声检查、宫腔镜检查；必要时采用 MRI（可疑子宫畸形）。

3．抗心磷脂抗体和狼疮抗凝物质　检测抗心磷脂抗体（IgG 和 IgM），β_2 糖蛋白（IgG 和 IgM），狼疮抗凝物质；检查 2 次，间隔 6 ~ 8 周。

4．甲状腺功能测定及甲状腺自身抗体测定　促甲状腺激素（thyroid-stimulating hormone，TSH）和甲状腺过氧化物酶（thyroid peroxidase，TPO）抗体检测。

5．卵巢储备功能评估　抗苗勒管激素（anti-müllerian hormone，AMH）测定；基础血清卵泡刺激素（follicle stimulating hormone，FSH）、窦卵泡计数（antral follicle count，AFC）进行评估。

6．高凝状态　对遗传性易栓症的筛查有争议，目前常开展的项目包括蛋白 C、蛋白 S、同型半胱氨酸；选择性地检查亚甲基四氢叶酸还原酶（MTHFR）、因子V突变、凝血酶原G20210A、抗凝血酶AT。

7. 宫颈衣原体和支原体。

8. 自身抗体和免疫功能　对抗核抗体的检查存争议；不推荐检查外周NK细胞（因不能预测子宫NK细胞）。

9. 糖尿病筛查　限于有糖尿病临床表现的女性。

10. 孕激素水平　单次或多次测定的血清孕激素水平不能预测将来的妊娠结局。

11. 子宫内膜活检　不作常规推荐。

三、治疗

治疗原则是根据RPL评估结果，确定病因，给予相应治疗，强调情感支持。

（一）夫妇染色体核型异常

如果夫妇一方或双方或流产的胚胎染色体有异常，需要接受遗传咨询。告知并讨论后代染色体发生异常的概率及风险。可选择的方式：产前遗传学检查（羊膜腔穿刺术或绒毛活检术）、体外受精及植入前遗传学检测，后者可改善RPL病史的易位携带者的妊娠结局，减少孕妇因胚胎染色体异常再次终止妊娠的风险。但对高龄女性，植入前遗传学检测存在争议。

（二）子宫异常

常见的子宫异常包括子宫纵隔、宫腔黏连、黏膜下肌瘤、子宫内膜息肉等，宫腔镜手术可以改善预后。对RPL合并正常宫颈的双子宫（双角子宫），不推荐手术；对单角子宫不推荐手术。

（三）抗磷脂综合征

对于RPL的抗磷脂综合征（antiphospholipid syndrome，APS）患者，一旦确诊，即开始低剂量阿司匹林75 ~ 100 mg每日1次口服；妊娠试验阳性，开始加用低分子肝素4 000 IU每日1次皮下注射；同时可建议患者免疫科就诊，协助管理。

（四）其他疑似免疫功能障碍

目前没有明确可用于预测的免疫指标，同时缺乏高质量的治疗研究，因而没有明确结论：除推荐 APS 治疗之外，如淋巴细胞免疫治疗，静脉免疫球蛋白、糖皮质激素等对疑似免疫功能障碍的患者的疗效，没有明确结论。

（五）甲状腺功能不全和糖尿病

对于符合临床诊断的甲状腺功能不全和糖尿病的患者建议积极治疗，正常后备孕。

1．甲状腺功能减退（简称甲减）者应使用左旋甲状腺素治疗，妊娠期 T4 需求增加，应该增加左旋甲状腺素的剂量；促甲状腺素水平维持在当地孕期时的特定参考值，或推荐的上限为：孕早期 < 2.5 mU/ml，孕中期 < 3.0 mU/ml，孕晚期 < 3.5 mU/ml。

2．亚临床甲减或甲状腺自身抗体阳性的 RPL 患者再次妊娠时，应该在孕早期（7 ~ 9 周）评估 TSH，甲减者应该应用甲状腺素治疗。

3．目前没有足够的证据支持对合并甲状腺抗体阳性但甲状腺功能正常的 RPL 患者使用左甲状腺素进行治疗（除非临床研究）。

（六）多囊卵巢综合征、高泌乳素血症患者

多囊卵巢综合征患者的自然流产率为 20% ~ 40%，高于普通产科人群；二甲双胍用于治疗益处尚待证实。对高泌乳素血症患者应给予药物治疗，根据泌乳素水平调整溴隐亭剂量，1.25 ~ 5 mg/d，注意泌乳素水平维持正常后小剂量维持，妊娠后停药。

（七）遗传性易栓症

国内部分医院开展遗传性易栓症筛查，对高风险人群给予妊娠期抗凝治疗，目前国内和国外的指南尚存在争议。

（八）不明原因 RPL

没有最佳的治疗方式，推荐可采用的方法包括改变生活方式、黄体酮治疗、HCG 应用、IVF-PGT、捐卵、代孕。无效或未经证实的疗法不予推荐：阿司匹林、低分子肝素、静脉免疫球蛋白（IVIG）、糖皮质激素。

四、注意事项

复发性流产病因复杂，对于每一对经历反复流产的夫妇来说均面临着情感创伤及压力，以及担心再次发生的恐惧和焦虑；接近50% 的 RPL 为不明原因，且缺乏有效的治疗手段，临床处理非常棘手；好在 RPL 的预后良好，大多数的女性最终能获得良好的妊娠结局。诊断性评估结果正常和异常的 RPL 夫妇中，随后的妊娠总体活产率分别为 77% 和 71%。治疗方法取决于潜在的 RPL 病因。所有情况下，情感支持对这些经常焦虑的夫妇十分重要，并可能提高治疗的成功率。

（韩红敬）

第十七章　不孕不育

第一节　不孕症

一、概述

（一）定义

育龄夫妇有正常性生活未避孕 1 年及以上未能受孕者，称为不孕症。年龄对生育能力影响较大，年龄超过 35 岁的女性，未避孕未孕超过 6 个月，建议进行全面评估。年龄超过 40 岁，有生育要求，建议立即进行全面评估。

（二）分类

原发性不孕症指从未妊娠者，继发性不孕症为曾有过妊娠（包括任何形式的妊娠）而后又不孕者。

（三）发病率

我国北方不孕症的发病率为 13.6%。在不孕症夫妇中，女方因素占 40% ～ 55%，男方因素占 25% ～ 40%，男女双方共同因素占 20% ～ 30%，不明原因性不孕占 10%。

二、诊断要点

（一）病史

1．同居、性生活状况，针对排卵、输卵管、精液常规等，了解既往诊疗情况。

2．既往病史　有无急慢性盆腔炎、阑尾炎、结核病、子宫内膜异位症、盆腔手术史，有无异位妊娠史等。

3．月经史　初潮年龄、月经周期、经期、经量、痛经情况。

4．婚育史：婚姻状况、配偶生育情况、妊娠次数、流产或刮宫的次数以及术后恢复的情况。

（二）体格检查

身高、体重、生长发育状况，有无多毛、溢乳，第二性征的检查等。常规妇科检查。

（三）辅助检查

1．男方精液常规检查。

2．女方检查

（1）超声影像学检查：检查子宫、卵巢有无器质性病变。超声检查子宫大小、形态、内膜情况、双侧卵巢大小、基础窦卵泡数，判断卵巢储备功能。

（2）基础内分泌功能测定：包括卵泡刺激素（follicle stimulating hormone，FSH）、黄体生成素（luteinizing hormone，LH）、雌二醇（estracliol，E2）、催乳素（prolactin，PRL）、睾酮（testosterone，T）、孕激素（progesterone，P）。基础内分泌水平检测是在月经第 2 ～ 4 天检测，能反映卵巢的储备功能或某些异常状态。

（3）排卵监测：有基础体温测定、宫颈黏液评分、B 超监测卵泡发育、排卵的情况以及孕酮水平测定等。

（4）卵巢储备功能评估：包括年龄、基础内分泌水平测定、基础窦卵泡数和抗苗勒氏激素（anti-mullerian hormone，AMH）。随着年龄的增加，卵巢储备功能下降。女性 32 岁以后生育能力下降，37 岁以后下降加剧。基础 FSH 大于 10 U/L，AMH 小于 1.1 ng/ml，基础窦卵泡数小于 7 个，考虑卵巢储备功能下降。卵巢低反应（poor respone，POR）是指卵巢对促性腺激素刺激反应不良的病理状态。POR 诊断标准为满足以下 3 条中的 2 条即可：①高龄（≥ 40 岁）或存在卵巢反应不良的其他危险因素；②前次体外受精（in vitro fertilization，IVF）周期卵巢低反应，即常规方案获卵数≤ 3 个；③卵巢储备功能下降。

（5）甲状腺功能检查：三碘甲状腺原氨酸（TT3）、甲状腺素（TT4）、超敏促甲状腺激素（TSH）、游离 T3（FT3）、游离 T4（FT4）、甲状腺过氧化物酶抗体（TPO-Ab）、甲状腺球蛋白抗体（TG-Ab）。

（6）输卵管通畅试验：包括输卵管通液术、子宫输卵管造影术、宫腔镜下输卵管插管通液术、腹腔镜直视下输卵管通液术。

三、治疗

1．一般治疗　加强体育锻炼，增强体质；戒烟、戒酒，养成良好的生活习惯；普及受孕知识和进行排卵期监测，指导同房。

2．针对不同病因，采用不同治疗。详见有关章节。

3．辅助生殖技术　详见有关章节。

四、注意事项

1．年龄对生育能力影响较大，年龄超过 35 岁或 40 岁的女性，建议尽早或立即进行全面评估。

2．不孕症诊断相对简单，但是重在寻找导致不孕的原因。针对病因、积极治疗是确保成功的关键。

（鹿　群）

第二节　排卵障碍

一、概述

（一）定义

成熟卵子自卵巢排出依赖于下丘脑 - 垂体 - 卵巢轴的正常功能，是实现妊娠的必要条件。若因下丘脑 - 垂体 - 卵巢轴各个环节出现异常而导致排卵功能障碍引起的不孕，称排卵障碍性不孕症。

（二）分类

排卵障碍引起的不孕占 25% ~ 35%。导致排卵障碍的原因是下丘脑 - 垂体 - 卵巢轴功能紊乱或病变以及全身因素。根据促性腺激素和雌激素水平，将排卵障碍分为三型。Ⅰ型：低促性腺激素性无排卵；FSH 和 LH 均小于 5 U/L，雌激素为卵泡期低限，提示病变在下丘脑、垂体；Ⅱ型：正常促性腺激素性无排卵。FSH 和 LH 多在 5 ～ 10 U/L，雌激素为卵泡期水平，提示下丘脑 - 垂体 - 卵巢轴功能失调，较为常见；Ⅲ型：高促性腺激素性无排卵；年龄 40 岁以下，FSH 超过 25 U/L，为早发性卵巢功能不全；FSH 超过 40 U/L 为卵巢早衰。

二、诊断要点

（一）病史

生育年龄的女性出现月经失调，表现为月经稀发、闭经，或月经过多，功能失调性子宫出血等；不孕、溢乳、多毛、痤疮等。少数患者表现为月经周期正常。

（二）体格检查

身高、体重、生长发育状况，有无多毛、溢乳，第二性征的检查等和常规妇科检查。

（三）辅助检查

1．基础体温测定（basal body temperature，BBT） 正常月经周期中，由于排卵后孕酮的作用，体温较排卵前升高 0.3℃ ～ 0.5℃ 并持续约 14 天，称为双相型基础体温，提示可能排卵。若 BBT 为单相型，提示无排卵。

2．血清性激素的测定 在月经周期第 2 ～ 4 天取静脉血查 FSH、LH、E2，协助判断卵巢储备功能；月经前 3 ～ 10 天查血孕酮（P）水平，若 P 浓度＞ 15.9 nmol/L，提示有排卵可能。血 LH 峰测定，排卵前 36 小时左右血液中可测得 LH 峰，尿的 LH 峰比血的 LH 峰迟出现 8 ～ 20 小时。

3．B 超监测卵泡发育 B 超动态监测卵泡的发育和排卵情况，能明确卵泡发育、排卵是否正常。还可以观察子宫内膜情况。

4．尿 LH 峰的测定 尿 LH 峰多在下午出现。尿 LH 出现微弱阳性后，每隔 6 ～ 8 小时检测一次；若为强阳性，预示 24 ～ 48 小时内排卵。

5．代谢紊乱检测　肥胖、胰岛素抵抗常与排卵障碍密切相关，建议进行血糖、血脂以及胰岛素水平检测，必要时进行糖耐量试验。

6．影像学检查　当催乳素水平高于 100 μg/ml，应行 CT 或 MRI 检查，明确是否存在垂体腺瘤。

7．子宫内膜病理学检查　在月经来潮前 3 天内或来潮 12 小时内，进行子宫内膜活检。若子宫内膜呈分泌期改变，提示有排卵可能；若呈增生期改变，提示无排卵。非月经期内膜活检应除外妊娠的可能。

三、治疗

针对不同的病因，采用不同的处理措施。对于合并肥胖或者胰岛素抵抗者，建议改变生活方式，减轻体重，纠正胰岛素抵抗。对于内分泌异常引起的排卵障碍，建议先纠正内分泌异常，再给予诱导排卵治疗。选择诱导排卵药物的原则：Ⅰ型无排卵，长期的低雌激素闭经者，因子宫小、内膜薄，应先用人工周期促进子宫发育至接近正常，再诱导排卵。由于同时缺乏 FSH 和 LH，建议使用人绝经期促性腺激素（human menopausal gonadotropin，HMG），或者同时使用 FSH 和 LH 制剂。Ⅱ型无排卵，以多囊卵巢综合征多见。Ⅲ型无排卵，如果是卵巢功能衰竭，不建议使用诱导排卵药物；如果是卵巢储备功能下降或早发性卵巢功能不全，需要使用较大剂量的促排卵药物。

常用诱导排卵的药物有：

1．氯米芬（clomiphene citrate，CC）　能够与下丘脑的雌激素受体结合，阻断雌激素对下丘脑的负反馈性作用，使促性腺激素释放激素（gonadotropin releasing hormone，GnRH）分泌，促进垂体分泌 FSH 和 LH，刺激卵泡发育。适用于体内有一定雌激素水平的患者。从月经来潮的第 2 ～ 5 天开始用药，每天 50 mg，共 5 天，B 超监测卵泡发育。若无排卵，下一周期可增加剂量，最大剂量为 150 mg/d 可连续应用 6 个周期。如果剂量达到 150 mg/d，依然没有排卵，为 CC 抵抗。建议排查其他原因。

2．来曲唑（letrozole，LE）　是人工合成的第三代芳香化酶抑制剂，能特异性阻断雄激素转化为雌激素，降低体内雌激素水平，以此来降低雌激素对下丘脑的负反馈性作用，刺激卵泡发育。适应证同 CC。从月经来潮的第 2 ~ 5 天开始用药，每天 2.5 ~ 5 mg，共 5 天，B 超监测卵泡发育。若无排卵，下一周期可增加剂量，最大剂量为 7.5 mg/d。近年来来曲唑的应用逐渐增加，已经成为多囊卵巢综合征的首选诱导排卵药物。

3．促性腺激素　分为人绝经期促性腺激素（human menopausalgonadotropin，HMG）和卵泡刺激素（follicle stimulation hormone，FSH）。方案有递增、递减以及递增 - 递减联合方案。常用的为小剂量递增方案：自月经来潮的第 3 ~ 5 天起，每天 37.5 ~ 75 U，B 超监测卵泡发育，连续用药 1 周。如果卵泡无生长，逐步增加药物剂量，直至卵泡发育。根据卵泡发育的情况调整 HMG 或 FSH 用量，达到诱导单卵泡发育或少量卵泡发育的目的。如果发育卵泡多，大于 15 mm 的卵泡超过 3 个，建议放弃本周期。

4．人绒毛膜促性腺激素（human chorionicgonadotropin，HCG）有类似黄体生成素的作用，可使成熟卵泡排卵。当优势卵泡达到 1.8 cm 时，肌内注射 HCG 5000 ~ 10 000 U，一般在注射后 36 ~ 48 小时排卵。对于上述诱导排卵周期或自然周期监测发现 LUFS 患者，可应用 HCG 诱发排卵。

5．促性腺激素释放激素激动剂（gonadotrophin-releasing hormone agonist，GnRHa）促进垂体释放黄体生成素，使成熟卵泡排卵。当优势卵泡达到 1.8 cm 时，注射短效 GnRH-a 0.1 ~ 0.2 mg，一般在注射后 36 ~ 48 小时排卵。由于 LH 半衰期短，易出现黄体功能不全，建议进行黄体支持。

四、注意事项

1．来曲唑因诱导单个卵泡发育率高、妊娠率高，逐渐成为多囊卵巢综合征的首选促排卵药物。

2．低促性腺激素性无排卵不能使用 CC 和来曲唑诱导排卵。推荐使用 HMG。由于卵子生长发育需要三个周期的时间，在用药的第一到二个诱导排卵周期，可能不敏感。如果没有卵泡发育，建议终止治疗，诱导月经来潮，下周期再开始诱导排卵。在诱导排卵期间，不推荐使用过大剂量的促性腺激素。

（鹿　群）

第三节　输卵管性不孕症

一、概述

（一）定义

输卵管具有运送精子、摄取卵子及将受精卵运送到子宫腔的作用，如果输卵管功能障碍或管腔不通，会导致不孕，称为输卵管性不孕症。

（二）发病率

输卵管性不孕占女性不孕症的 20% ～ 30%。

二、诊断要点

（一）病史

间断发作的慢性下腹隐痛、坠痛或腰骶部疼痛，白带增多，常常于月经期、性交后或劳累后加重。急性发作时，出现下腹剧痛，伴发热、白细胞升高等急性感染症状。有些患者症状不明显，也可伴有月经失调。

（二）既往史

急性、慢性盆腔炎、阑尾炎病史，子宫内膜异位症，性传播疾病如淋球菌、沙眼衣原体、支原体等感染，结核病史以及流产史、宫外孕史、盆腔外科手术史等。

（三）体格检查

腹部检查有无揉面感，有无包块。妇科检查：注意尿道口及其旁腺处是否有脓液流出，如果有流出液，应做革兰氏染色检查及细菌培养；阴道分泌物的性质，宫颈举痛，子宫位置、活动度，宫体及附件区压痛，附件区包块等。

（四）辅助检查

1．输卵管通畅试验

（1）输卵管通畅度检查指征：①未避孕未孕1年以上者；②既往有盆腔炎治疗史；③各种输卵管手术后评价。

（2）评价输卵管通畅度的方法：主要有子宫输卵管通液术、子宫输卵管造影术、超声声学造影术、宫腔镜下输卵管插管通液术、腹腔镜下输卵管通液术。最常用的是子宫输卵管造影术。

1）子宫输卵管造影术：一般在月经干净的第3～7天进行。建议造影时，动态观察造影剂通过输卵管的情况；术后30分钟，拍弥散片了解盆腔造影剂弥散的情况，了解是否有盆腔粘连。

2）腹腔镜下输卵管通液术：有检查和治疗的作用。

2．实验室检查　怀疑特异性感染，如结核、沙眼衣原体、支原体感染，应行病原体培养和血清学诊断。

3．影像学检查　胸、腹部X线片了解有无结核病灶。超声检查明确有无包块，并判断其性质。

三、治疗

（一）保守治疗

对于轻度的慢性输卵管炎，不孕时间短，可以试行保守治疗。治疗方法包括应用抗生素、理疗以及中药治疗。使用抗生素时，应采用广谱抗菌药物，并且需要与抗厌氧菌药物联合应用，治疗时需要注意足量、疗程达到14天。

（二）输卵管性不孕的手术治疗

1．适应证　①输卵管性不孕症；②女方年龄在40岁以下，卵巢储备功能良好，有规律排卵；③精液分析示正常或接近正常；④体外受精和胚胎移植（IVF-ET）术前；⑤无手术禁忌证。

2．输卵管重建手术的禁忌证　①生殖道及盆腔急性炎症；②存在不适合手术的全身性疾病。

3．手术方式　严重输卵管损伤的患者因手术后宫内妊娠率低，宫外孕发生率高，故不勉强行输卵管重建手术，建议直接行体外受精 - 胚胎移植。而输卵管轻度损伤者，可行腹腔镜下输卵管重建术。

（1）输卵管近端病变的处理；①腹腔镜监视下宫腔镜近端输卵管疏通术；②输卵管峡部结节性炎症：腹腔镜下输卵管部分切除再吻合；③输卵管近端闭锁性纤维症：结扎或切除患侧输卵管。

（2）输卵管中段病变的处理：①绝育后输卵管再通术：行双侧输卵管吻合术；②宫外孕保守治疗或开窗术后中段阻塞：输卵管吻合。

（3）输卵管远端病变的处理：①输卵管远端非闭锁性病变：输卵管黏连分解术；②输卵管远端闭锁性病变：输卵管薄壁积水的处理：输卵管远端造口；输卵管厚壁积水的处理：结扎或切除患侧输卵管。

（三）体外受精 – 胚胎移植术

输卵管性不孕症是体外受精 - 胚胎移植术（in vitro fertilization and embryo transfer，IVF-ET）的指征，详见本章第六节。输卵管积水者，尤其是 IVF 治疗失败后，建议预防性切除输卵管。

四、注意事项

1．输卵管手术前建议评价卵巢储备功能，行精液常规检查。

2．输卵管手术可能会影响卵巢储备功能，患者术前要知情同意。

3．IVF 是治疗输卵管性不孕症的有效方法。

（鹿　群）

第四节　子宫内膜异位症相关的不孕症

一、概述

（一）定义

因子宫内膜异位症导致的不孕症，称为子宫内膜异位症相关的不孕症（endometriosis-assoicated infertility）。

（二）发病率

子宫内膜异位症在不孕症患者中的发病率为 30% ～ 50%。

二、诊断要点

详见子宫内膜异位症相关章节。

三、治疗

应根据患者的病变程度、年龄、卵巢储备功能以及是否合并其他不孕原因等，权衡利弊，采用个体化的方案。年轻的（35 岁以下）轻度子宫内膜异位症、不孕病史较短、卵巢储备功能良好的患者，可期待治疗。手术治疗可以明确诊断、分期，还可以去除可见病灶，纠正盆腔异常的解剖关系，改善盆腔环境，能提高各期子宫内膜异位症患者的自然妊娠率。但是手术治疗可能损伤卵巢，导致卵巢储备功能下降。反复手术会加重对卵巢的损伤，不推荐二次手术。辅助生殖技术已成为治疗子宫内膜异位症相关不孕症的重要方法。辅助生殖技术包括宫腔内人工授精（intrauterine insemination，IUI）和体外受精 - 胚胎移植。

四、注意事项

1．治疗子宫内膜异位症相关的不孕症前，要评估卵巢储备功能和做精液常规检查。

2．手术是诊断和治疗子宫内膜异位症相关的不孕症的有效方法，但是在没有恶性病变的情况下，不推荐二次手术。

3．体外受精 - 胚胎移植是子宫内膜异位症相关的不孕症获得妊娠的有效方法。

（鹿　群）

第五节　男性不育症

一、概述

（一）定义

有正常性生活、婚后未避孕未孕1年，由于男性原因造成女方不孕者，称为男性不育症。

（二）分类

临床上将男性不育症分为性功能障碍和性功能正常两类，后者依据精液分析结果可分为无精子症、少精子症、弱精子症、畸形精子症和精浆异常等。

（三）病因

导致男性不育的主要原因有精液异常，包括无精子症、少精子症、弱精子症、精液不液化或液化不全；生精障碍，包括睾丸本身疾病、染色体异常以及精子发生异常等；精子、卵子结合障碍，包括精道梗阻、逆行射精、外生殖器异常（如先天性阴茎缺如、阴茎过小、男性假两性畸形、尿道上裂或下裂等）、男性性功能障碍（阳痿、早泄、不射精等）；以及全身性因素等。

二、诊断要点

（一）病史

包括不育的时间、妊娠史、生育史和夫妇双方的就诊治疗经过。主要包括性行为习惯和性交时间、儿童时期疾病（发热、腮腺炎、外伤）、外源性因素、手术史、性早熟及青春期延迟、性传播疾病史等。

（二）体格检查

男性不育症患者的体格检查应该包括全身的体检，重点在生殖系统上。必要时进行肛门指检。

（三）实验室检查

1．精液常规分析　精液分析包括精液量、颜色、pH、液化时间、黏稠度、精子活动率、精子前向活动力、精子密度、总精子数、精子形态学分析、非精子细胞成分分析、精浆分析等。精液标本采集时间应为禁欲 2 ～ 7 天。需要 2 ～ 3 次精液标本检查，才能较准确地判断精液的状况；2 次精液检查间隔时间应大于 7 天、小于 21 天。

关于精液的分析和诊断推荐阅读第 5 版《WHO 人类精液检验与处理实验室手册》。结果判断见表 17.1，根据精液分析结果对男性不育症进行诊断分类见表 17.2。

2．附属性腺功能的生物化学分析

（1）前列腺的分泌功能：精液中的锌、柠檬酸或酸性磷酸酶的含量是检测前列腺分泌功能的可靠指标。

（2）精囊的分泌功能：精液中的果糖可反应精囊的分泌功能。

3．精子受精能力检测　精子受精能力检测评估的是精子完成受精的能力，包括严格的形态学分析、计算机辅助精子分析、低渗膨胀检测、精子存活率染色分析、宫颈黏液 / 精子交互作用分析、精子获能分析、甘露糖 - 配体受体分析以及顶体反应分析、精子穿透试验、活性氧自由基分析等。推荐有条件的单位开展此项检测。

4．生殖内分泌激素的测定：检测 FSH、LH、催乳素、睾酮，判断性腺轴的功能状态。结合精液分析和体检，可以提供不育症的原因。

5．抗精子抗体检查　免疫不育占男性不育症的 2.7% ～ 4%。

附录 1：第四版 WHO 人类精液及精子宫颈黏液相互作用实验室检验手册精液质量判断标准

精液量：≥ 2.0 ml；

pH 值：7.2 ～ 8.0 ；

精子密度：≥ 20×10^6/ml；

精子总数：≥ 40×10^6/ 每次射精；

精子活动率：前向直线运动精子（a+b）≥ 50%；

或快速前向直线运动精子（a）≥ 25%（射精后 1 小时内）；

精子存活率：75% 或以上（活体染色）；

精液外观：均质、灰白色、乳白色、淡黄色；

精液液化时间：在 60 分钟内；

精液黏滞度：拉丝长度不超过 2 cm。

表 17.1　精液参数的参考值下限（第 5 百分位，95% 置信区间）

参数	参考低值
精液体积（ml）	1.5（1.4 ~ 1.7）
精子总数（10^6/ 次）	39（33 ~ 46）
精子密度（10^6/ml）	15（12 ~ 16）
总活力（PR + NP%）	40（38 ~ 42）
前向运动（PR%）	32（31 ~ 34）
存活率（存活的精子 %）	58（55 ~ 63）
精子形态（正常形态 %）	4（3.0 ~ 4.0）
其他公认参考值	
pH	≥ 7.2
过氧化物酶阳性白细胞（10^6/ml）	< 1.0
MAR 试验（混合凝集试验 %）	< 50
免疫珠试验（被包裹的活动精子 %）	< 50
精浆锌（每次 μmol）	≥ 2.4
精浆果糖（每次 μmol）	≥ 13
精浆中性葡萄糖苷酶（每次 μmol）	≥ 20

改编自第 5 版《WHO 人类精液检验与处理实验室手册》

三、治疗

包括药物治疗、外科手术治疗以及辅助生殖技术。

1．药物治疗　药物治疗针对病因。生殖道感染引起的不育以抗炎治疗为主，辅以提高精子活力的药物。无精子症、少精子症及特发性不育，应以性激素类药物进行内分泌治疗为主。精子活力低下者，以提高精子活力的药物治疗为主。中医中药在男性不育的治疗中有一定的效果。

表 17.2　男性不育诊断分类

诊断	说明
无精液症	没有精液（不射精或逆行射精）
弱精子症	前向运动的精子的百分率低于参考值下限
弱畸精子症	前向运动和形态正常的精子的百分率均低于参考值下限
无精子症	射出精液中无精子（所提供的评估方法无法检测到样本中的精子）
隐匿精子症	在新制涂片中无精子，但离心后可见精子
血精症	精液中存在红细胞
白细胞精子症（脓精症）	精液中含有的白细胞高于正常值下限
死精子症	精液中精子存活比例低，非运动精子所占比例高于参考值下限
正常精子症	精子的总数（或是采取上述方法所报告的密度）、前向运动和正常形态精子的百分率等于或高于参考低值
少弱精子症	精子的总数（或是采取上述方法所报告的密度）和前向运动精子的百分率均低于参考低值
少弱畸精子症	精子的总数（或是采取上述方法所报告的密度）、前向运动和正常形态精子的百分率均低于参考低值
少畸精子症	精子的总数（或是采取上述方法所报告的密度）和正常形态精子的百分率均低于参考低值
少精子症	精子的总数（或是采取上述方法所报告的密度）低于参考值下限
畸精子症	正常形态精子的百分率低于参考低值

改编自第 5 版《WHO 人类精液检验与处理实验室手册》

2．手术治疗　生殖道梗阻引起的男性不育采用输精管附睾吻合术、输精管吻合术及射精管口梗阻经尿道电切开术等手术方式。伴有精液常规分析异常的精索静脉曲张者需行精索静脉高位结扎术，隐睾或睾丸下降不全者可行睾丸下降固定术，以促进睾丸的生精功能。

3．辅助生殖技术　精子获取和优化处理、宫腔内人工授精、体外受精 - 胚胎移植、卵母细胞质内单精子注射（intracytoplasmic sperm injection，ICSI）等辅助生殖技术是治疗男性不育的有效手段。

四、注意事项

1．男性因素不孕症占 25% ~ 40%，对有不孕症的夫妇，要首先进行男性精液常规检查。

2．辅助生殖技术是治疗男性不育症的有效方法。

（鹿　群）

第六节　辅助生殖技术

一、概述

（一）定义

辅助生殖技术（assisted reproductive technology，ART）是指运用医学技术和方法对配子、合子、胚胎进行人工操作，以达到受孕的目的。

（二）分类

包括人工授精（artificial insemination，AI）技术和体外受精-胚胎移植技术（in vitro fertilization and embryo transfer，IVF-ET）及其衍生技术。随着 ART 技术的发展和普及，已经成为不孕症患者的主要治疗措施。

二、常用辅助生殖技术

（一）人工授精

AI 是指采用人工方法将精液注入女性体内以取代性途径使其妊娠的一种方法。常用的是宫腔人工授精（intrauterine insemination，IUI）。根据精液来源分为夫精人工授精（artificial insemination by husband，AIH）和供精人工授精（artificial insemination by donor，AID）。

夫精人工授精的指征：①轻度少弱精症、精液液化不良、逆行射精；②性功能障碍和心理因素、生殖道畸形所致的不能进行性行为等；③宫颈因素不孕症；④免疫性不孕症；⑤不明原因不孕症。

供精人工授精的指征：①不可逆的无精、严重的少精子症、弱精子症、畸精子症；②男方携有不宜生育的严重遗传性疾病；③母儿血型不合，多次出现新生儿溶血症死亡。由于供精人工授精实施中存在很多伦理问题，所以卫健委规定这项技术要在经特殊审批的机构进行；为了防止近亲婚配，严格规定每位供精者的精液最多只能使 5 位妇女受孕。

（二）体外受精－胚胎移植

体外受精 - 胚胎移植是指从妇女体内取出卵子，在体外与精子受精，培养至早期胚胎，然后移植回妇女子宫内，使其着床、发育成胎儿的过程，俗称“试管婴儿”。包括 IVF-ET、卵细胞浆内单精子注射（ICSI）、植入前胚胎遗传学诊断 / 筛查（preimplantation genetic diagnosis / screening，PGD/PGS）等。随着 IVF-ET 技术的应用，人们逐渐接受了这一技术，但由于这一技术仍存在一些并发症，所以要严格掌握适应证，谨慎实施。

1．IVF-ET　主要适用于①输卵管性不孕症；②排卵障碍；③子宫内膜异位症；④少、弱精子症；⑤不明原因不孕症；⑥免疫因素不孕症。

主要步骤如下：

（1）控制性超促排卵（controlled ovarian hyperstimulation，COH）：根据年龄、基础内分泌水平、卵巢基础窦卵泡数等选择超促排卵方案，主要有 GnRHa 降调节的超促排卵方案（长方案、短方案、超短方案及超长方案）、GnRH 拮抗剂方案等。以获取适量的优质卵母细胞。

（2）取卵：在注射 HCG 34 ～ 36 小时后，经阴道穿刺成熟卵泡而获取卵母细胞。

（3）体外授精：取出的卵母细胞与优化处理的精子混合授精，授精 16 ～ 18 小时后观察是否出现双原核。如出现双原核，提示受精。

（4）胚胎移植：将受精卵继续培养 2 ～ 5 天后，发育到 4 细胞到囊胚阶段，将胚胎移植到宫腔内。

（5）黄体支持：一般用黄体酮或 HCG 支持黄体功能，以提高妊娠率。

（6）随诊：胚胎移植后 2 周行血或尿 HCG 检查，胚胎移植后 35 日 B 型超声检查确定临床妊娠。

2．ICSI 是在显微镜下将单个精子直接注射到卵细胞胞浆内，使卵子受精。适用于严重少、弱、畸形精子症和 IVF 未受精的患者等。ICSI 技术规避了人类生殖的自然选择，会将患者携带的遗传缺陷传给下一代；并且该技术是一种侵袭性操作，可能会增加子代出生缺陷的发生，因此要严格掌握适应证。

3．PGD / PGS 利用显微操作和现代分子生物学技术，通过对极体、卵裂球或囊胚的滋养细胞进行活检、遗传学检测，排除携有致病基因的胚胎后，再移植。主要是解决患严重遗传性疾病的夫妇的优生问题。常用的遗传学检测方法有荧光原位杂交、PCR 技术和全基因组分析等。目前 PGD/PGS 的适应证也扩展至反复流产以及反复胚胎种植失败的患者。

三、辅助生殖技术并发症

1．卵巢过度刺激综合征（ovarian hyperstimulation syndrome，OHSS） OHSS 是促排卵药物刺激卵巢发生的严重并发症，是医源性疾病。OHSS 发生率为 20%，重度 OHSS 为 1% ～ 10%。OHSS 的发病机制尚不清楚。HCG 是触发 OHSS 的重要因素。可能与高水平的雌激素、血管内皮生长因子、炎症因子以及卵巢内肾素 - 血管紧张素系活性增加有关。OHSS 的主要病理改变是：①卵巢明显增大；②毛细血管通透性增加，富含蛋白质的体液流向第三间隙，引起血液浓缩。严重者出现腹水、胸腔积液；肾灌注量减少，导致少尿、无尿，电解质紊乱；血液呈高凝状态，血栓形成；甚至出现急性呼吸窘迫综合征以及多器官功能衰竭，危及生命。

OHSS 主要以预防为主。强调采取个体化超促排卵方案，对高危患者应以低剂量启动。尽管 OHSS 是一类自限性疾病，但是中重度患者需住院治疗。

2．多胎妊娠及减胎技术　妊娠 2 胎或以上称多胎妊娠，3 胎或以上称高序多胎妊娠。随着促排卵药物的应用和辅助生殖技术的开展，多胎妊娠发生率逐渐升高，达 16% ~ 39%。多胎妊娠导致母婴并发症明显升高。一旦出现 3 胎及以上的多胎妊娠，应行减胎术。在妊娠早期（妊娠 7 周左右）行经阴道 B 超引导下减胎术；妊娠超过 12 周，需经腹部行减胎术。

3．异位妊娠　发生率高于自然妊娠妇女，因病情危急，需要重视。IVF-ET 后宫内、宫外同时妊娠的发生率增加，是自然状况下［1：（15 000 ~ 30 000）］的 100 倍。因此要警惕其发生的可能，以便早期识别、诊断和及时处理。

4．其他　如感染、卵巢扭转、血栓形成、脏器损伤等。

四、注意事项

1．辅助生殖技术除了有并发症外，可能增加罕见疾病如印记基因相关的疾病，因此要严格掌握适应证。

2．鉴于多胎妊娠有诸多产科并发症，选择性单胚胎移植已成趋势。

（鹿　群）

第十八章　妇科常用诊疗技术

第一节　冷冻治疗

冷冻治疗是使用高度冷却的金属头（低温探头）将异常的宫颈区域进行冷冻，以破坏该区域的病变而达到治疗的效果。冷冻治疗通常在很短的时间内即可完成，治疗会导致腹部出现一些轻微的痉挛性不适。

一、冷冻治疗的适应证和禁忌证

（一）冷冻治疗的适应证

1．组织学确诊的宫颈鳞状上皮癌前病变患者。按照 WHO 的建议，对于部分地区随访依从性差，或不便于再次就诊的患者，对宫颈低级别病变或部分筛查阳性的患者，也可进行冷冻治疗。

2．病变足以被冷冻头所覆盖（对于病变范围较大者，可依次冷冻，最终覆盖全部病变区域）。

3．所有病变均在视野范围内，未见向宫颈管内延伸。

（二）冷冻治疗的禁忌证

1．可疑宫颈浸润癌或宫颈腺性病变。

2．病变超出冷冻探头边缘。

3．妊娠期。

4．未经治疗的盆腔炎性疾病。

5．正值月经期。

二、冷冻治疗需要的设备和用品

消毒窥器、消毒手套、消毒棉签或棉球、生理盐水、3% ~ 5%

的醋酸、复方碘溶液、消毒用聚维酮碘、阴道镜（最好在阴道镜下进行治疗，可以明确指示病变所在部位）、有充足的气体（二氧化碳或一氧化二氮）供应的冷冻手术装置。

三、治疗前准备

1．解释冷冻操作程序，以及为什么进行该治疗。

2．确保患者理解医生的解释并获得知情同意。

3．向患者展示冷冻治疗设备，并解释如何对病变部位进行冷冻治疗。

4．患者取膀胱截石位，缓慢轻轻置入窥器。

5．观察阴道和宫颈情况，如果没有感染的证据，开始进行冷冻治疗。如果有感染迹象，向患者解释，并待感染治愈后再复诊进行冷冻治疗。

四、操作流程

1．使用生理盐水浸泡过的棉签 / 棉球擦拭宫颈，拭去多余的液体。

2．使用醋酸显示宫颈病变区域。

3．告诉患者冷冻治疗时可能会感到腹部下坠、不适或轻微痉挛感。

4．用生理盐水擦拭冷冻探头表面，以确保最佳效果。

5．将冷冻探头顶端置于宫颈口，并确保探头覆盖计划治疗的病变部位。如果冷冻探头不能覆盖整个病灶，可以向患者解释原因，选择其他治疗方法，或者分区域依次进行冷冻治疗（将延长治疗时间）。

6．如果冷冻探头能够覆盖子宫颈病变区域，则要观察并确保阴道壁不与冷冻探头接触，以免造成阴道冻伤。

7. 按照冷冻设备要求程序启动冷冻装置并释放气体来冷却探头。

8．观察在低温探头的顶端和子宫颈上形成的冰球，冷冻区域应超出病变边缘 4 ～ 5 mm。

9．两个周期的冻融，即 3 分钟冷冻，随后解冻 5 分钟，然后再次冷冻 3 分钟。

10．第二次冻结完成，等待冰球融化后，再从宫颈组织上轻轻旋转移开冷冻头。观察冷冻区域呈现白色。检查宫颈是否出血，如果发现出血，进行压迫止血。冷冻治疗后通常不需要阴道填纱。退出阴道窥器。

五、治疗后注意事项

1. 酌情给予抗生素预防感染，并告知术后会出现阴道排液现象，大概持续 2 ～ 4 周，不要使用卫生棉条，以免感染。

2．暂停性生活和剧烈运动 1 个月。

3．告知患者如果出现以下症状请及时就诊：体温高于 38 ℃或有寒战；严重的下腹痛；有恶臭或脓样分泌物；出血超过两天或伴有血块。

4．一个月后复查，了解宫颈修复情况。

（赵　昀）

第二节　宫颈 LEEP 治疗

LEEP 是子宫颈癌前病变切除性治疗的方法之一，即用一个细环状电热线圈，从子宫颈上挖除异常宫颈病变区域的手术操作。宫颈 LEEP 治疗的指征是宫颈癌前病变（妊娠期宫颈癌前病变除外）。对于宫颈筛查结果存在癌前病变的可能，但阴道镜和组织病理学没有找到癌前病变证据者，也可以进行 LEEP 术，这种 LEEP 术通常称为诊断性 LEEP 术，目的主要在于明确诊断。由于 LEEP 的热效应对于切缘存在一定的损伤，可能会影响病理学诊断。因此，对于治疗前高度可疑腺性病变、微小浸润癌的病例，应谨慎选择 LEEP 术，以免对病理诊断造成影响。对 LEEP 的切除标本病理诊断的准确性不仅与妇科临床医师的操作有关，也与病理科的技术能力密切相关，因此应与病理科勤于沟通并提供相关的临床病史。

一、LEEP 需要的设备和器械

可靠的电源供应、电外科手术发生器和电极手柄、阴道镜、不导电的窥器、电极回路、不同尺寸的电极丝和凝结 / 球电极、排烟器、钳子、生理盐水、局麻药（含或不含 1∶10 万肾上腺素的 1% ~ 2% 利多卡因，或者口腔科使用的阿替卡因肾上腺素）、5 ml 或 10 ml 注射器、黏膜注射用针头、3% ~ 5% 的醋酸、复方碘溶液、消毒用聚维酮碘、大棉签、棉球、缝合针、缝合线、含 10% 甲醛（福尔马林）的标本容器等。

二、LEEP 治疗前准备

1．解释操作程序，以及为什么进行该治疗。

2．确保患者理解医生的解释并获得知情同意。

3．向患者展示治疗设备，并解释操作过程。

4. 患者取膀胱截石位，将一个返回电极连接到患者的大腿内侧。

5．轻轻缓慢地置入带有电绝缘涂层的不导电窥器，用乳胶避孕套套在窥器表面可达到同样的效果（一定程度上也可以起到阻挡松弛的阴道壁的作用）。

6．观察阴道和宫颈情况，如果没有感染的证据，开始进行 LEEP 治疗。如果有感染迹象，向患者解释，并待感染治愈后再复诊进行治疗。

三、操作流程

1．使用盐水浸泡过的棉签擦拭宫颈消除分泌物。

2．使用 3% ~ 5% 的醋酸宫颈湿敷，阴道镜检查以确定病变位置和范围。

3．用黏膜注射用针在患者宫颈表面多点注射局麻药（有心脏问题时，使用利多卡因，不加肾上腺素。使用阿替卡因肾上腺素时，遵循药物使用注意事项）。

4．根据病变部位和范围选择合适的电极形状，以保证去除整个异常区域。

5．根据转化区类型并结合患者宫颈大小确定切除的深度，通常 1 型转化区切除 7 ～ 10 mm，2 型转化区切除 10 ～ 15 mm，3 型转化区切除 15 ～ 25 mm。

6．打开吸引器，启动 LEEP 发生器。

7．将电极垂直插入组织至一定深度，根据所选电极的形状不同，横向或纵向切除宫颈病变组织，或以宫颈口为中心旋转切除宫颈组织（在通过 3 点和 9 点时要小心操作，以免损伤子宫动脉分支而引起大出血）。此时注意有些患者可能有血管迷走性反应，可能出现晕厥和血压急剧下降。如果发生这种情况，立即停止治疗并进行抢救。

8．如果还有未切除干净的病变，可进行补充切除，但应尽可能减少组织的破碎，以免影响病理学诊断及切缘状态的报告。

9．电凝切缘出血点，若有部分未切除的鳞状上皮内病变，可电凝破坏以达到治疗作用，请注意在宫颈口处要小心电灼，尤其是对于年轻未生育的女性，以免引起宫颈口粘连。

10．撤出阴道窥器并去除返回电极。夹起所有切除的组织，放入贴有标签的福尔马林保存液中送病理科检查。如果有多块组织，请分别标识清楚，以便于病理科识别标本并进行处理。

四、治疗后注意事项

1．酌情给予抗生素预防感染，并告知术后会有轻到中度的不适疼痛感，类似行经的感觉，如果疼痛难以忍受，可以服用布洛芬等止痛药。

2．阴道排液现象大概持续 2 ～ 4 周，可能夹杂有少量血丝，通常不需要进一步处理。不要使用卫生棉条，以免发生感染。

3．暂停性生活和剧烈运动 1 个月。

4．告知患者如果出现以下症状请及时就诊：体温高于 38 ℃或有寒战；严重的下腹痛；有恶臭或脓样分泌物；出血量较大如月经量。

5．1 ～ 2 周复诊看病理结果并换药。

6．一个月后复查，了解宫颈修复情况。

（赵　昀）

第三节　子宫颈冷刀锥切术

一、概述

（一）定义

指用手术刀锥形切除部分宫颈组织，包括宫颈外口和宫颈内口。

（二）切除类型分类

根据转化区类型，分为 1 型切除、2 型切除及 3 型切除。

1 型切除：对 1 型转化区的切除。切除物长度 7 ～ 10 mm。

2 型切除：对 2 型转化区的切除。切除物长度 10 ～ 15 mm。

3 型切除：对 3 型转化区的切除。切除物长度 15 ～ 25 mm。

二、手术适应证和禁忌证

（一）手术适应证

1．经阴道镜检查明确诊断的子宫颈高级别病变（CIN 2 或 CIN 3）。

2．阴道镜检查不满意，指转化区不能完全暴露，多见于年龄较大的患者。

3．病变位于子宫颈管内，阴道镜难以明确诊断。

4．TCT 结果与阴道镜下的活体组织检查结果不符，如多次 HSIL，而阴道镜活体组织检查结果未予支持。

5．子宫颈管诊刮阳性，提示病变可能位于子宫颈管内。

6．阴道镜病理可疑子宫颈浸润癌，为明确病变深度及广度。

7．病理提示子宫颈微灶浸润癌（ⅠA1 期宫颈癌）或子宫颈原位腺癌。

对于可疑子宫颈浸润癌或腺上皮高级别病变者，为进一步的病理诊断以及评估切缘病理，建议采用冷刀锥切术以减少对切缘的电损伤，便于病理评价的准确性。

（二）手术禁忌证

1．有严重的内科并发症如凝血机制障碍，不宜手术者。

2．生殖道有急性炎症或未治愈的性传播疾病。

3．生殖道畸形。

三、术前常规

1．手术时间　月经干净后3～7天内。

2．手术前准备

（1）进行各项检查，排除手术禁忌证；行阴道分泌物培养，如提示感染，则先行抗感染治疗后再行手术。

（2）手术前行阴道镜评估，决定具体手术方法。

（3）签署知情同意书。

（4）嘱患者排空膀胱。

（5）手术前核对患者姓名、床号、住院号、过敏史、具体手术方式。

（6）手术人员需经过培训，合格后方可操作。

3．麻醉方式　可选择静脉麻醉或腰硬联合麻醉。

4．手术开始前30分钟给予预防性抗感染治疗。

四、手术步骤

1．卢戈液碘染宫颈以确定碘不染色区；

2．于碘不染色区外0.3～0.5 cm处用冷刀片锥形切除宫颈组织，深度应超过鳞柱交界。

3．按宫颈转化区的类型决定切除的类型。切除长度为：1型转化区7～10 mm；2型转化区10～15 mm；3型转化区15～25 mm。

4．可采取于宫颈表面注射血管收缩剂或切除前在宫颈3、9点处用粗丝线缝扎子宫动脉下行支以预防出血。

5．手术中避免电灼破坏切除标本的边缘组织，以免影响病理判断。

6．切除后可采用缝合止血或射频消融凝固创面止血。

五、注意事项

1．术前应行阴道镜下评估，确定切除的类型及范围。

2．所有治疗必须有完整规范的记录，应记录切除性治疗的类型（1 型、2 型、3 型）、切除物长度（length，从最远端 / 外界至近端 / 内界）、厚度（thickness，从间质边缘至切除标本的表面）及周径（circumstance，切除标本的周长）。

3．对切除的标本进行标记以便于病理医师识别，标本应能满足 12 点连续病理切片的要求。

4．对于术后病理证实为浸润癌者，应转诊至妇科肿瘤医师进行进一步管理。

5．术后需预防感染。

6．术后长期随访 25 ～ 30 年。

（赵　超）

第四节　锐扶刀宫颈锥切术

一、锐扶刀的工作原理

（一）宫颈自动冷刀锥切技术

该功能由柯凝卡自动锥切操作手柄和专配的冷刀刀具组合构成，手柄里面装配两个微型电机并设置两个功能按钮：旋切按钮和直切按钮。通过激发按钮，手柄会带动专配冷刀刀具进行自动旋转切割和手动旋转直切，切割过程没有任何热损伤，从而保障了组织病理结果更加精准。

（二）宫颈射频消融技术

利用高频率的交流电，通过治疗电极导入组织，再经弥散电极形成回路，电极针周围组织中的带电荷离子受电流影响而发生振荡，产生生物热，通过此射频能量产生的热量温度为 60 ~ 90 ℃，使细胞内的蛋白发生变性，双层脂膜溶解，细胞膜崩裂，细胞内外水分丧失，导致组织凝固。此外，该技术配备了国内最先进的人体阻抗监测技术，使得消融过程随时得到管理，机器自动识别，到达临界值时自动停机，从而保障操作过程更加安全。

（三）宫颈自动环切技术

该功能由国内首创的专利技术 Autoleep 操作手柄和专配的无烟 LEEP 刀具、六层烟雾净化系统构成。专利技术无烟 LEEP 刀具和六层烟雾净化系统保障了整个手术过程中没有烟雾扩散，从而有效保障了医生和患者免受烟雾的损害。

二、锐扶刀宫颈锥切术

（一）手术适应证和禁忌证

同宫颈锥切术。

（二）麻醉方式

可选择静脉麻醉。

（三）手术步骤

1．患者取膀胱截石位，患者身体不能与金属接触，在臀部上方或左侧大腿外侧中 1/3 处贴负极板。麻醉生效后，固定双下肢。常规消毒、铺巾。

2．用窥器或阴道拉钩暴露宫颈，用复方碘溶液标记病变。

3．于宫颈 2、4、8、10 点处分别注射垂体后叶素和利多卡因的混合液（垂体后叶素 3 U + 利多卡因 5 ml）。

4．在复方碘溶液不着色区外 0.3 ~ 0.5 cm 处锥形切除宫颈组织，按转化区类型决定切除类型。1 型切除长度 7 ~ 10 mm；2 型切除长度 10 ~ 15 mm；3 型切除长度 15 ~ 25 mm。

5．射频消融止血。观察出血情况 5 ~ 10 分钟。

6．在 12 点处缝线标记，标本送病理检查。

三、锐扶刀锥切术后随访

1．如病理切缘阴性，每 6 个月复查 HPV 及 TCT，如连续 3 次阴性，则每年复查 1 次。

2.如切缘阳性,术后 3 ～ 4 个月复查 HPV、TCT 及行阴道镜检查,并行颈管搔刮（ECC），根据检查情况决定后续治疗方法。

四、注意事项

1．术后当天应用抗生素预防感染，如无感染表现，24 小时停止预防性抗感染治疗；如有感染表现，继续行抗感染治疗至感染治愈。

2．术后每日观察阴道出血量，如有活动性出血，给予阴道填塞止血；如出血量大、保守治疗失败，需再次缝合。

3．根据病理结果（病变程度、切缘情况）决定下一步处理。

4．术后一个月复查宫颈创面愈合情况。

5．出院后禁性生活、盆浴 3 个月，如有阴道出血、分泌物异味或发热等不适，随诊。

（赵　超）

第五节　外阴激光技术

一、概述

激光具有消融、迅速封闭血管、切割及凝固作用，广泛应用于医学各领域，与传统手术比较，具有出血少、创伤小、无需切开缝合、恢复快等优点，而且操作简单，可减少术后不适和并发症的发生，因此用于外阴疾病的治疗有明显的优势。点阵激光治疗利用电脑图形生成器使激光光束呈矩阵状排列，激光斑点分布均匀，其周围保留了正常组织，有效减少了热损伤，上皮可迅速再生，使感染、愈合不良，疼痛等并发症减少，而且组织剥脱表浅，术后瘢痕形成少。同时具有促进胶原蛋白及蛋白多糖等细胞外基质增加、血管再生的作用，近年来广泛应用于皮肤黏膜的美容及许多外阴阴道疾病的治疗。

二、点阵激光治疗

（一）适应证和禁忌证

1．适应证　诊断明确，病理或临床诊断明确的外阴硬化性苔藓（vulvar lichen sclerosus，VLS），并除外恶变患者；外阴痛；外阴萎缩；外阴色素沉着；局部糖皮质激素治疗不见好转的外阴慢性单纯性苔藓。

2．禁忌证　① 合并不适于激光治疗的其他皮肤病者；② 不明原因的反复发作的外阴皮肤过敏症；③ 急性生殖道感染或复发性尿路感染；④宫颈、阴道、外阴上皮内病变及恶性病变；⑤ 精神心理疾病影响评估者；⑥ 异常子宫出血；⑦未控制好糖尿病及其他严重内科疾病；⑧ 慢性疾病不能耐受治疗者；⑨ 妊娠期。

（二）治疗前评估

治疗前需要进行病情的评估和必要的治疗前准备，排除禁忌证，选择合适的患者，应诊断明确，并对患者进行外阴局部疾病和全身情况的评估。

1．局部病情评估　对患者的病情进行评估，以决定是否适合激光治疗和治疗参数的选择，包括萎缩程度，是否有瘀斑、脱屑、增厚、过度角化、皲裂、糜烂及溃疡等继发病变，并排除念珠菌、葡萄球菌、链球菌感染及泌尿系感染等。同时，对患者的局部病变的大小、范围及程度等进行评估，以便观察治疗效果。在排除癌前病变和恶变后，根据病变的情况选择治疗时机和治疗参数。

2．全身情况评估　评估全身情况是否可耐受激光治疗的刺激和疼痛，是否有心、脑、肝、肾、肺重要脏器的重度功能不良或衰竭等，是否有急性感染、糖尿病、免疫系统疾病等，是否有局麻药物的过敏等影响激光的治疗和增加并发症的因素。

（三）治疗方法

1．治疗前准备

（1）治疗前检查：治疗前应进行妇科检查和必要的辅助检查，排除外阴生殖道感染及赘生物，与 HPV 感染相关的病变、单纯疱疹病毒感染等；行宫颈癌筛查排除宫颈癌及癌前病变；必要时行血液检查，排除乙肝、丙肝、人类免疫缺陷病毒、梅毒等。

（2）激光治疗前给予一般对症治疗，包括保持外阴清洁，避免过度刺激或搔抓，改变生活方式，治疗合并感染等。在排除有恶变的前提下，局部有过敏、炎症、糜烂、破溃等对症治疗后再给予激光治疗。

（3）签署知情同意书，向患者交代病情及可能的不适及并发症。

（4）治疗时间：有月经者，月经干净 3 天以上至月经前 7 天，非妊娠期。

（5）治疗室要求：门诊手术室治疗，必须具备消毒和基本的抢救条件。

2．治疗方法

（1）仪器：采用经我国 FDA 批准的点阵 CO_2 激光治疗仪或铒激光治疗仪，选择外阴探头。

（2）治疗参数：按照各种点阵激光治疗仪推荐的安全参数范围内进行治疗。初次治疗根据病变的情况，可选择较小参数，之后再次治疗情况和病情可选择较大的参数。

（3）操作方法：根据病变情况选择是否常规备皮。对外阴治疗部位使用各种麻醉软膏或凝胶（如 1% 利多卡因凝胶）进行局部麻醉，一般 10 ~ 15 min 后擦干。操作者常规刷手，戴无菌手套。①患者截石位，常规消毒外阴并擦干，保证治疗区域干燥洁净，无冲洗液、软膏、乳液或其他影响激光发射物质；②选择外阴治疗探头并安装，开机，调节到操作界面并选择合适的治疗参数；③在外阴皮肤和黏膜病变部位进行无重叠的接触式扫描，不留空白，均匀，直至整个病变范围，可治疗至病变外 0.5 ~ 1 cm。根据病变情况，如有需要，可以分次治疗。外阴美白在色素沉着区域进行；④疗程：根据病变的程度和患者的症状改善情况，一般一个疗程激光治疗 3 ～ 5 次，每次间隔 1 个月。

(四) 术后注意事项

治疗后应保持外阴干燥清洁，12 小时内给予冷敷，24 小时内禁止盆浴；治疗后 3 ～ 4 天避免热水浴及剧烈运动；治疗后 7 天内避免性生活，禁穿紧身衣。

(五) 不良反应

一般治疗后 2 小时内可有轻度疼痛、烧灼感，24 ～ 48 小时局部轻度不适，轻微充血或肿胀，一般无需治疗，48 小时内自然恢复，未见严重不良反应发生。少数患者治疗后有外阴局部皮肤轻度干燥，可给予对症治疗。虽然点阵激光技术治疗的并发症和副损伤小，但仍需注意预防副损伤；注意针对不同组织治疗的能量等参数的正确选择，严格掌握适应证和禁忌证，以预防激光损伤、感染、溃疡、粘连及瘢痕等并发症。

(六) 随访

随访时间一般在治疗后 3、6、12 个月，之后 6 ～ 12 个月一次随访，必要时，12 个月后可重复治疗。随访内容包括患者的症状及程度、病变大小及有否复发、恶变等。随访中需要特别关注，对于年龄大，病程时间较长、反复发作，有效治疗不见好转，有继发病变，尤其有过度增生或溃疡者，需要进行活检，进一步明确诊断。

三、激光消融或手术切除治疗

(一) 适应证和禁忌证

1．适应证

(1) 激光消融治疗：① 外阴病变诊断明确，活检已除外恶性肿瘤；②外阴及肛周高级别鳞状上皮内病变（单病灶或多中心、小融合病灶，特别是非毛发区病变)；③ 其他外阴表浅皮肤黏膜病变，如脂溢性角化病、角化棘皮瘤、汗管瘤。

(2) 激光消融或手术切除治疗：① 单个或散发外阴阴道良性肿瘤，外阴阴道中肾管囊肿、前庭大腺囊肿、外阴表皮样囊肿等，特别是有蒂的肿瘤，采用激光切除，具有明显的优势，如外阴软纤维瘤；② 可疑病变，需要活检小的赘生物，可以一次性切除进行病理检查；③激光小阴唇整形等外阴整形手术；④与 HPV 相关的癌前病变，需要手术切除；⑤ 子宫内膜异位症、子宫肌瘤、宫腔粘连、输卵管造口术等妇科盆腔腹腔镜相关手术；⑥外阴或肛门鳞状上皮内病变。

2．禁忌证 ① 手术视野暴露困难者；② 合并不适于激光治疗的其他疾病者；③治疗区域不明原因的反复发作的外阴皮肤过敏症；④ 不能耐受激光治疗；⑤麻醉药物过敏者；⑥ 瘢痕体质；⑦ 心脑肾重要脏器的功能障碍。

（二）治疗前评估

1．局部良性肿瘤或病变的评估

（1）筛查和诊断结果的评估：全面准确的评估细胞学、HPV 检测和阴道镜结果是否一致。如不一致，进一步寻找原因，必要时进一步检查。

（2）良性肿瘤或病变情况的评估：评估良性肿瘤的位置、大小、活动度、表面情况等，外阴病变在阴道镜下检查及定位，对严重部位的多点活检，确定病变的程度、范围、大小、多灶性、部位、类型、是否有生育要求、患者年龄、意愿，以及是否有随访条件等是否适合进行激光消融或手术治疗，选择个体化治疗。

2．全身情况发热评估，尤其是激光手术，按照常规的手术评估重要脏器功能情况，是否胜任手术及麻醉。

3．注意事项

（1）激光汽化可破坏所有的病变组织的整个上皮层，是一个有效的方法，其虽可保留外阴的外观和功能，但不能获得标本进一步诊断，强调应严格掌握适应证，治疗前必须多点活检，排除隐匿癌的存在。

（2）基于不同肿瘤的部位、大小和周围器官情况选择激光手术治疗。但激光切除时注意手术视野的暴露，减少周围正常组织的损伤；其次，激光切除中注意减少手术边缘的热损伤，以避免影响病理的诊断。

（三）治疗方法

1．治疗前准备

（1）术前检查：与常规相应部位的手术相同。常规局部麻醉。

（2）签署知情同意书，并向患者交代病情及可能的不适和并发症。

（3）治疗时间：有月经者，月经干净 3 天以上至月经前 7 天，非妊娠期。

（4）手术室进行，必须具备消毒和抢救条件。

2．治疗方法

（1）仪器：采用经我国 FDA 批准的 CO_2 激光治疗仪或其他能达到上述治疗目的的激光治疗仪，选择消融或手术探头。

（2）治疗参数：严格按照各种激光治疗仪推荐的安全参数范围内进行治疗。

（3）操作方法：在手术室进行。

1）截石位：根据不同部位给予常规消毒铺巾。

2）选择探头：选择合适的治疗探头，调节到操作界面并选择合适的治疗参数。

3）参数选择：根据在不同部位、不同病变选择不同的激光模式和能量，进行激光消融和激光手术。根据不同病变一般推荐 0.1 ~ 12 W，一般常用 4 ~ 8 W，从低能量开始，治疗中可以根据病变的需要随时进行能量调节，同时根据不同病变的选择不同的模式。例如，对于皮肤部位有蒂的良性肿瘤，可从肿瘤的基底部采用高频脉冲模式，能量 1.0 ~ 2.0 W，频率 80 Hz 切除，之后创面局部消融；尖锐湿疣可选择 SP 脉冲模式，能量 0.5 W，频率 10 Hz；脂溢性角化病可选择 HP、SP 模式，能量 0.1 W，频率分别是 5 Hz 和 10 Hz，CW 模式能量 5.0 ~ 7.0 W；汗管瘤可选择 HP 模式，能量 0.1 W，频率 5 Hz。激光切除选择 HP 模式，能量 0.1 ~ 4 W，频率分别是 5 ~ 10 Hz。

4）治疗深度和范围：治疗范围和深度主要取决于病变情况。对于外阴及肛周高级别鳞状上皮内病变，治疗的深度一般在非毛发区为 2 mm。对于毛发区病变，因为病变常累及毛囊，并且可延伸至皮下脂肪，要慎重选择激光消融治疗，如果选择，有毛发区治疗深度应达 2 ～ 4 mm。如果病灶大，可分次治疗。激光治疗的复发率为 11% ～ 40%。

（四）术后注意事项

（1）治疗后应保持外阴干燥清洁，预防感染；消融治疗者 12 小时内给予冷敷，24 小时内禁止盆浴；根据情况每周 1 ～ 2 次换药，局部应用预防感染和促进愈合软膏。以预防感染、促进愈合，减少瘢痕形成等。

（2）激光治疗后患者存在复发及病变进展可能，明显高于普通人群和手术治疗者，因此，治疗后的长期规范随访非常重要。

（李静然）

第六节　盆底康复治疗

一、概述

盆底康复治疗是盆底障碍性疾病的一线治疗方法，其主要原理是通过盆底肌主动和（或）被动的收缩和放松达到增强盆底肌力、提高盆底支持的作用。盆底康复治疗中经常会用到一些物理治疗手段，包括电刺激治疗、磁刺激治疗、激光治疗等。低频电刺激是临床上最常用的物理治疗手段，除提升盆底肌力外，还具有促进局部血液循环、增加胶原纤维等作用。

1．适应证　适用于盆底功能障碍性疾病患者，排除禁忌证以后均可应用。对于年轻、疾病程度较轻的患者，效果较好。老年、重度的压力性尿失禁或盆腔器官脱垂效果欠佳。也推荐作为产后妇女盆底肌力减退的预防性治疗。

2．禁忌证　阴道出血；生殖系统炎性疾病；骨盆区域装有金属假体；妊娠；恶性肿瘤；胸部装有同步心脏起搏器者、不稳定或严重心律失常；其他系统疾病不能配合诊疗者。

二、操作步骤

1．盆底功能评估　利用阴道内压力探头或肌电探头及腹壁电极片进行测量，项目包括盆底Ⅰ类肌纤维、Ⅱ类肌纤维肌力、疲劳度及阴道动态压力。

2．对于盆底肌力大于3级的患者，以生物反馈治疗，让患者正确掌握盆底肌锻炼。每周两次，10次为一个疗程。一般三个疗程以上会有症状的改善。

3．对于盆底肌力小于3级的患者，建议低频电刺激治疗结合生物反馈治疗，提高肌力以后再进行生物反馈。针对患者盆底肌力情况，个体化训练盆底Ⅰ类肌纤维及Ⅱ类肌纤维。两种肌纤维的低频电刺激模式不同，具体参数如下：

（1）Ⅰ类纤维：8 ~ 33 Hz，320 ~ 740 μs，R = T，10 ~ 15 min；常用：20 ~ 30 Hz，500 μs，R = T，10 ~ 15 min。

（2）ⅡA 纤维：20 ~ 50 Hz，160 ~ 320 μs，R = 2T，10 min；常用：50 Hz，200 μs，R=2T，10-15 min。

（3）ⅡB 纤维：40 ~ 80 Hz，20 ~ 160 μs，R = 3T，5 min；常用：75 Hz，50 ~ 90 μs，R = 3T，10 ~ 15 min。

4．盆底康复中，下腹电极片监测腹直肌收缩情况，阴道内压力探头或者肌电探头监测盆底肌收缩情况。阴道内肌电探头也可输出低频电刺激信号。

5．盆腹协同训练　训练腹肌和盆底肌肉的自我控制能力和协调能力，在加腹压时反射性收缩盆底肌，可有效控制压力性尿失禁的漏尿事件。

三、注意事项

1．结果出现误差的原因　阴道内压力探头充气过多或过少，压力探头与阴道壁贴敷程度不同。阴道压力探头打气量为15 ~ 20 ml，打气时注意最低盆底动态压为25 ~ 50 cmH_2O。过低，结果偏差；过高，结果偏好。

2．治疗效果不佳的原因　康复治疗应个体化，针对每个患者的症状、盆底电生理评估结果制订方案，而不是千篇一律。另外，康复治疗需要患者长期坚持，医患的信任、良好的沟通及有效的督促有助于提高疗效。

（安　方）

第七节　尿动力学检查

一、概述

尿动力学检查（urodynamics test，UDS）是依据流体力学和电生理学的原理和方法，检测尿路各部压力、流率及生物电活动，以了解下尿路功能的检查方法。UDS 可提供储尿和排尿信息，直观、量化反映膀胱功能和尿道功能。可以协助发现下尿路功能障碍的影响因素、预测下尿路功能障碍对上尿路功能的影响、评估干预措施的结局并协助发现治疗失败的原因，是盆底重建与泌尿科医生的有利工具。

二、适应证

主要用于疑难复杂的下尿路症状（lower urinary tract symptom，LUTS）的诊断，如膀胱过度活动症（over activity bladder，OAB）药物治疗效果不佳、排尿困难、残余尿量异常、可疑神经源性膀胱、抗尿失禁手术疗效不佳需再次手术者、盆腔器官脱垂伴有明显下尿路症状者。单纯的非复杂性压力性尿失禁患者术前可不行 UDS 检查。

三、禁忌证

泌尿系感染、阴道出血，严重心肺功能异常者。

四、操作流程

包括尿流率测定、膀胱测压（充盈期膀胱测压、完全期膀胱测压）、尿道测压，见表 18.1。

表 18.1 尿动力学检查操作流程

操作流程	要点与说明
1．洗手，戴口罩	
2．核对病人　查看病人门诊病历，核对病人姓名	
3．准备仪器	
（1）连接尿动力学检查仪电源，打开开关，自检通过，打开检查程序	
（2）将输液器插入 0.9% 氯化钠注射液中，排气后连接泵管，再次排气，将泵管固定在尿动力学检查仪的灌注泵上	• 遵循无菌原则
（3）将测压管插入另一袋 0.9% 氯化钠注射液中，将 0.9% 氯化钠注射液放入加压袋中，并将加压力袋压力打到到绿色标志区后打开三通，将测压管内空气排净，连接尿道压感应器	• 管路内有气泡会影响检查结果
（4）将 3 个三通连接管分别接在膀胱压、腹压、尿道压 3 个感应器上，用 20 ml 注射器抽取 0.9% 氯化钠注射液，在三通处排气，将三通开关指向下端，摘下感应器小帽，排感应器内的空气，盖紧小帽；将三通开关指向上端排管道内的空气，排气结束将三通开关指向水平方向	
4．检查尿流率　进入“尿流率”检查程序，将尿流率测量仪及量杯放置在座便架下，避免坐便架漏斗接触量杯，点击“全部置零”，协助病人脱下裤子坐到座便架上，点击“允许排尿”后，嘱病人排尿，待其排尿结束后点击“停止”“保存”。协助病人起身，倒掉尿液	• 坐便架漏斗接触量杯，尿液会顺着量杯壁流下，影响尿量计量
5．完全膀胱测压	• 注意保暖
（1）安置体位：取膀胱截石位，将尿流率测量仪及量杯放在漏斗架上置于检查床尾，调节检查床的高度使病人的耻骨联合高度与尿动力学检查仪的感应器高度一致，卫生手消毒	• 避免尿液流到漏斗外，影响结果

续表

操作流程	要点与说明
（2）消毒会阴：打开导尿包，常规消毒会阴	
（3）置尿管	
① 戴无菌手套，待配合护士打开导尿管包装后，取出导尿管；② 左手分开大小阴唇，配合护士协助消毒尿道口后。将导尿管轻轻插入尿道 8 ～ 10 cm，配合护士用医用胶带将其固定在左侧大腿内侧	• 将尿管插入 8 ～ 10 cm，保证导尿管上测尿道压开口位于病人膀胱内
（4）测残余尿：用 20 ml 注射器抽净残余尿液并倒入量杯中，记录检查仪屏幕显示的尿量，配合护士戴手套将量杯中的尿液倒净放回原处，脱手套，卫生手消毒并记录残余尿量	• 仪器程序不能自动记录尿量
（5）置肛管：配合护士用 20 ml 注射器抽取 0.9% 氯化钠注射液将肛管排气，红色开口盖上帽，关闭肛管的三通。待配合护士戴手套、将肛管前端套上避孕套后，操作护士用卵圆钳持肛管球囊位置插入肛门 10 cm	• 肛管球囊内有气泡会影响检查效果
（6）仪器置零：保持 3 个三通连接管开口与感应器高度一致，在“完全膀胱测压”界面选择“全部置零”，在“尿道压”界面选择“全部置零”，置零后关闭测压管三通，回到“完全膀胱测压”界面	• 膀胱压与尿道压的压力不一致会影响检查结果
（7）改变体位：将床调整呈 90° 角，协助病人变为坐姿	• 坐姿比平卧位更容易引出漏尿压
（8）连接管路：将尿管绿色头连接泵管、红色头连接膀胱压感应器、白色头连接尿道压感应器、肛管红色开口连接腹压感应器	• 连接错误不能做检查
（9）进行完全膀胱测压：将膀胱压与腹压的压力数值调整到 ±4 以内，依次点击“膀胱压等于腹压”及“执行”，点击“咳嗽”嘱病人咳嗽看膀胱压与腹压图标一致，点击“低速灌注”开始向膀胱内灌注 0.9% 氯化钠注射液，灌注过程中观察病人反应	
1）指导病人体会初感、初急迫、强急迫的感觉：①初感：有尿意的感觉；②初急迫：正常情况下需要排尿的感觉；③强急迫：憋不住尿的感觉	

续表

操作流程	要点与说明
2）告知病人出现初感、初急迫、强急迫的感觉时及时告知护士：①初感时：待病人有初感时点击“初感”、“咳嗽”，嘱病人轻咳嗽，看膀胱压与腹压图标是否一致，漏尿严重病人初感时嘱病人加腹压及咳嗽，看是否漏尿；②初急迫时：待病人有初急迫的感觉时点击“初急迫”、“加腹压”，嘱病人加腹压（屏气做排便的动作），看是否漏尿，有漏尿让病人停止加腹压，点击“漏尿压”进行标注；没有漏尿再嘱病人咳嗽，先轻咳再逐渐用力咳嗽，咳嗽的过程中有漏尿即让病人停止咳嗽，点击“漏尿压”进行标注；没有引出漏尿的病人，要求病人咳嗽的压力达到 120 ~ 140 cmH_2O；③强急迫时：待病人有强急迫的感觉时点击“停止灌注”“强急迫”“允许排尿”，嘱病人排尿，排尿过程中防止尿管脱落（灌注到 450 ml 未引出“强急迫”也停止灌注），待排尿结束点击“停止”“保存”	• 在灌注过程中病人也在产尿，灌注量超过 450 ml 易造成膀胱过度充盈
6．检查尿道压	
（1）再次灌注：在“完全膀胱测压”界面下再次灌注 0.9% 氯化钠注射液 80 ml	• 排空的膀胱影响尿道压结果
（2）改变体位：协助病人变成平卧位	
（3）测尿道压：测压过程中嘱病人放松会阴肌肉。点击“尿道压”，配合护士协助将尿管固定在拉杆架上，打开测压管三通开关，点击“膀胱压等于尿道压”，点击“执行”，嘱病人轻咳，观察膀胱压与尿道压图标一致，嘱病人放松，点击“拉杆启动”，待尿管拔出后，点击“停止”“保存”	
（4）配合护士协助将尿管、肛管与连接管分开，轻轻拔出肛管，脱手套，卫生手消毒	
7．安置病人：协助病人下床、穿衣，感谢病人配合，卫生手消毒	• 预防跌倒
8．告知病人注意事项：告知病人三天内多饮水	• 预防泌尿系感染

五、注意事项

UDS是一项有创检查，需要留置尿管，费用较高，因此一定要严格掌握适应证。UDS过程中需要医患的良好配合、舒适的环境，否则会影响检查结果。另外，UDS报告的解读需要结合患者的症状，对报告与症状明显不符合者，应详细了解操作过程，综合分析。

（于晓杰　王世言）

第八节　诊断性刮宫术

一、定义

诊断性刮宫（diagnostic dilatation and curettage of uterine，D&C）简称诊刮，通过刮取子宫内膜和内膜病灶行活组织检查，做出病理学诊断。怀疑同时有宫颈管病变时，应对宫颈管和宫腔分别进行诊刮，简称分段诊刮。建议均采用分段诊刮。

二、适应证和禁忌证

（一）适应证

1．子宫异常出血或阴道排液，疑为子宫内膜癌或宫颈管癌者。

2．不孕症，需了解有无排卵或疑有子宫内膜结核者。

3．子宫异常出血，如功能失调性子宫出血或闭经，需了解子宫内膜变化及其对性激素的反应。

4．因宫腔内有组织残留或功能失调性子宫出血，长期多量出血时，刮宫不仅有助于诊断，同时有止血效果。

（二）禁忌证

1．急性阴道炎、急性宫颈炎、急性或亚急性附件炎。

2．术前体温＞37.5 ℃。

三、器械与物品

阴道窥器，宫颈钳，扩宫棒，刮宫器，吸管。

四、操作方法

一般不需麻醉。对宫颈内口较紧者，酌情给予镇痛剂、局麻或静脉麻醉。

1．排尿后取膀胱截石位。外阴、阴道常规消毒、铺无菌巾。做双合诊了解子宫大小及位置。

2．用阴道窥器暴露宫颈，再次消毒宫颈与宫颈管，钳夹宫颈前唇或后唇。

3．操作时，先不探查宫腔深度，以免将子宫颈管内组织带入宫腔混淆诊断。在探查宫腔前先用小刮匙从宫颈内口至宫颈外口方向遍刮宫颈管，刮取组织送病理。

4．用子宫探针探子宫方向及宫腔深度。若宫颈内口过紧，可用宫颈扩张器扩张至小刮匙能进入为止。

5．以刮匙顺序刮取宫腔各壁的组织，特别注意刮宫底及两侧宫角处。查看无活动性出血，术毕。

6．刮除组织全部送病理检查。交代术后注意事项（禁性生活一个月，抗生素预防感染）。

五、注意事项

1．瘢痕子宫、哺乳期、绝经后及患恶性肿瘤者的子宫，均应查清子宫位置并仔细操作，以防子宫穿孔。刮宫时可能有大出血。应术前输液、配血并做好开腹准备。

2．有阴道出血者，应预防性应用抗生素。术中严格无菌操作。刮宫患者术后 2 周内禁性生活及盆浴，以防感染。

3．出血、子宫穿孔、感染是刮宫的主要并发症。

4．操作时不得反复刮宫，以免伤及宫内膜基底层，甚至刮出肌纤维组织，造成子宫内膜炎或宫腔黏连，导致闭经。

5．如怀疑子宫内膜癌，应做分段诊刮。先不要探查宫腔深度，以免将宫颈管组织带入宫腔混淆诊断。先以小刮匙自宫颈内口至外口顺序刮一周，刮取宫颈管组织后再探宫腔深度并刮取子宫内膜。刮出的宫颈管及宫腔组织分别装瓶、固定，送病理检查。

6．肉眼观察刮出物若高度怀疑为癌，不应继续刮宫，以防出血及癌扩散。

7．如术前可疑子宫内膜结核，刮宫时应注意刮取两侧宫角处的组织。

（王艳槟）

第九节　宫腔镜检查

一、宫腔镜设备

现代宫腔镜系统基本由宫腔镜及其器械、照明系统、膨宫及灌流系统、成像系统和能量系统等部分组成。宫腔镜最常用的膨宫介质包括二氧化碳气体、低黏度液体（如甘氨酸、葡萄糖、甘露醇或山梨醇、生理盐水）。理想灌流液的特征包括等渗性、高清晰度、灌流液吸收引起的血浆及细胞外液的增加是暂时的且尽可能减少。

二、适应证和禁忌证

（一）适应证

可疑宫腔内的病变，均为宫腔镜检查及手术的适应证。包括异常子宫出血、宫腔内占位性病变、影响宫腔形态的子宫肌瘤、宫内节育器异常及宫内异物、不孕不育、宫腔黏连、子宫畸形、宫腔影像学检查异常、宫腔镜术后相关评估、宫腔内异物、与妊娠相关的宫腔病变、子宫内膜异常增生、子宫内膜癌和宫颈管癌手术前病变范围观察及镜下取活检。幼女阴道异物、阴道排液也可借助宫腔镜检查。

（二）禁忌证

体温＞37.5 ℃、子宫活跃性大量出血、重度贫血、急性子宫内膜炎、急性或亚急性生殖道或盆腔炎症、妊娠期、近期发生子宫穿孔、宫腔过度狭小或宫颈管狭窄坚硬难以扩张、浸润性宫颈癌、生殖道结核未经抗结核治疗、严重的内外科合并症不能耐受手术操作。

三、术前准备

1．宫腔镜检查术　需完善血尿常规、HbsAg、丙型肝炎（丙肝）抗体、HIV 及梅毒螺旋体抗体、阴道分泌物常规和心电图检查。根据病情酌情增加相关辅助检查。

2．宫腔镜操作手术　完成上述宫腔镜检查项目。辅加项目：血型、Rh 因子、凝血功能、肝肾功能、血糖、乙型肝炎（乙肝）五项、胸片。有心肺疾病的患者必要时检查肺功能、超声心动图及血气分析。有血液病史及抗凝治疗的患者必须做凝血功能检查。

3．宫腔镜手术时间选择　除特殊情况外，一般手术应选择在早卵泡期实施（月经干净后 1 周内），此时子宫内膜为增生早期，内膜薄、黏液少，不易出血。若在子宫出血时进行检查或操作，可酌情给予抗生素预防感染。若术前已进行药物预处理，完成预处理后即可进行手术。

4．术前预处理及宫颈准备

（1）子宫内膜预处理：促性腺激素释放激素激动剂（Gonadotropin releasing hormone agonist，GnRH-a）或孕三烯酮等，使用 2 ～ 3 个月，以抑制内膜增生，薄化子宫内膜。也可采用机械性预处理：术中负压吸宫，薄化子宫内膜（不孕症及宫腔黏连者慎用）。

（2）子宫肌瘤预处理：对于肌瘤直径≥ 4 cm 的Ⅰ型和Ⅱ型黏膜下肌瘤及肌壁间内突肌瘤，或黏膜下肌瘤合并严重贫血者，应用 GnRH-a 治疗 2 ～ 3 个月，使肌瘤和子宫体积缩小，纠正贫血。

（3）宫颈准备：手术前晚酌情放置宫颈扩张棒扩张宫颈，或术前 30 分钟于阴道后穹隆放置卡孕栓 0.5 ～ 1 mg，以软化宫颈，便于术中扩张宫颈。

四、麻醉及体位

1．表面麻醉　适用于宫腔镜检查或对宫腔内病变进行活检等小型宫腔镜手术，但不能较好地缓解宫内操作时的神经反射症状。

2．硬膜外麻醉　适用于各类宫腔镜手术，特别是子宫腔内病变复杂，需要较好松弛宫颈，如直径＞ 4 cm 的Ⅰ型和Ⅱ型黏膜下肌瘤等。

3．全身麻醉　静脉麻醉适用于较简单的宫腔镜手术。静吸复合麻醉主要适用于宫腔镜联合腹腔镜手术。一般选用静脉全身麻醉。宫腔镜体位应为非头低位的膀胱截石位。

五、宫腔镜手术操作步骤

1. 麻醉成功，患者取膀胱截石位，常规消毒铺巾，导尿排空膀胱，双合诊确定子宫的位置及大小。再次消毒阴道、穹隆及宫颈。宫颈钳钳夹宫颈前唇，小刮勺搔刮宫颈管。探针自宫颈缓慢置入宫腔，探及子宫位置及大小，根据所选宫腔镜镜鞘直径依次扩张宫口。

2．置镜前排空注水管及管鞘内空气，设置液体膨宫压力 80 ～ 120 mmHg，流速为 200 ～ 300 ml/min。

3．膨宫液冲注引导，直视下从子宫颈外口置入宫腔镜尖端，全面观察宫颈管。继续将宫腔镜置入宫腔，转动镜体或操纵杆，调整尖端方向，按顺序观察宫腔的前壁、左侧子宫角、左侧输卵管开口、后壁、右侧子宫角、右侧输卵管开口，最后是子宫底部。检查完毕后，在退出宫腔镜时再次仔细观察宫颈管。

六、宫腔镜手术并发症的预防及处理

（一）子宫穿孔

1．临床表现　宫腔塌陷，视线不清。B 超声像图见子宫周围游离液体，或大量灌流液进入腹腔。宫腔镜可见腹膜、肠管或大网膜。如有腹腔镜监护，则可见子宫浆膜面透亮、起水泡、出血、血肿或穿孔的创面。若作用电极进入并损伤盆腔、腹腔脏器，引起相应并发症的症状等。

2．高危因素　引起子宫穿孔的高危因素包括宫颈狭窄、宫颈手术史、子宫过度屈曲、宫腔过小以及施术者经验不足等。

3．处理　首先查找穿孔部位，确定邻近脏器有无损伤，决定处理方案。穿孔范围小、无活动性出血及脏器损伤时，可静脉给予缩宫素及抗生素，并严密观察。穿孔范围大、可能伤及血管或有脏器损伤时，应立即行腹腔镜下或开腹探查并进行相应处理。

4．预防　加强宫颈预处理，避免暴力扩宫。酌情联合 B 超或腹腔镜手术。培训与提高术者的手术技巧。酌情使用 GnRH-a 类药物缩小肌瘤或子宫体积，薄化子宫内膜。

（二）术中及术后出血

1．临床表现　术中及术后子宫出血量明显超过正常出血量，需要采取必要措施控制出血。

2．高危因素　主要原因是对子宫内膜下方肌层组织破坏过深。出血的高危因素包括子宫穿孔、动静脉瘘、胎盘植入、宫颈妊娠、剖宫产瘢痕妊娠、特殊部位子宫肌瘤和凝血功能障碍等。

3．处理　处理方案应依据出血量、出血部位、范围和手术种类确定。包括应用止血药物、促宫缩药物、Foley 尿管或宫腔球囊压迫、子宫动脉栓塞等。若各种止血措施皆无效时，应行腹腔镜下及开腹子宫切除术。

4．预防　减少出血的对策包括术前药物预处理（口服避孕药或应用 GnRH-a）、术中提高膨宫压力、充分电凝止血、联合腹腔镜监护以及预防性子宫动脉阻断等。

（三）体液超负荷

1．临床表现　宫腔镜手术中，膨宫压力与使用非电解质灌流介质可使液体介质进入患者体内，当液体超过人体吸收阈值时，可引起体液超负荷及稀释性低钠血症，并引起心、脑、肺等重要脏器的相应改变，出现一系列临床表现，包括心率缓慢、血压升高或降低、恶心、呕吐、头痛、视物模糊、焦躁不安、精神紊乱和昏睡等，如诊治不及时，将出现抽搐、心肺功能衰竭，甚至死亡。

2．高危因素　非电解质性膨宫液、子宫肌层切割过深（达 3 ~ 4 mm）及血管损伤、膨宫压力过高（>平均动脉压）、手术时间过长（> 1 小时）、出水管道梗阻等。

3．处理　吸氧、利尿、治疗低钠血症、纠正电解质紊乱和水中毒、处理急性左心功能衰竭、防治肺和脑水肿。特别注意稀释性低钠血症的纠正，应按照补钠量计算公式计算并补充：所需补钠量 =（正常血钠值 − 测得血钠值）52% × 体质量（kg）。开始补给量按照计算总量的 1/3 或 1/2 补给，根据患者神志、血压、心率、心律、肺部体征及血清 Na^+、K^+、Cl^- 水平的变化决定后续补给量。切忌快速、高浓度静脉补钠，以免造成暂时性颅内低渗透压状态，使脑组织间的液体转移到血管内，引起脑组织脱水，导致大脑损伤。

4．预防　宫颈和子宫内膜预处理有助于减少灌流液的吸收。保持宫腔压力 ≤ 100 mmHg 或 < 平均动脉压。控制灌流液差值在 1000 ~ 2000 ml。避免对子宫肌壁破坏过深。宫腔镜双极电系统以生理盐水作为宫腔内灌流介质，发生低钠血症的风险明显降低。

（四）空气栓塞

1．临床表现　手术操作中的组织气化和室内空气可能经过创面开放的血管进入静脉循环，导致气体栓塞。临床表现与栓塞的气体量有关。早期表现为呼气末 PCO_2 突然下降、心动过缓、PO_2 下降、心前区闻及大水轮音等空气进入心脏的典型征象。伴随进入气体的增多，血流阻力的增加，表现为心输出量减少、低氧、发绀、低血压、呼吸急促、心肺功能衰竭、心搏骤停而死亡。

2．高危因素　头低脚高的膀胱截石位、扩张宫颈及宫腔内操作破坏血管系统、膨宫液体衔接管或镜管与膨宫装置间有残存气体、电操作引起的组织气化等。

3．处理　立即停止操作，转为左侧卧位，正压吸氧，低氧血症时积极气管插管，纠正心肺功能衰竭。同时，可大量输入生理盐水促进血液循环，放置中心静脉导管，监测心肺动脉压及必要时抽吸气泡。

4．预防　避免头低臀高体位；手术前排空注水管内气体；进行宫颈预处理，避免粗暴扩宫致宫颈裂伤；加强术中监护与急救处理。

七、宫腔镜检查操作注意事项

1. 根据宫腔镜操作系统选择不同的膨宫液体。单极凝切系统时，选择 5% 甘露醇、5% 葡萄糖溶液作为膨宫液体；而双极凝切系统时，需选择 0.9% 氯化钠作为膨宫液体。

2. 若术前考虑宫腔内占位为恶性肿瘤时，需降低膨宫压力及流速，可选择膨宫压力为 80 ~ 100 mmHg，流速降为 120 ~ 150 ml/min。

3. 若镜体置入宫腔时遇到阻力，切勿用力前推宫腔镜，避免用力过大导致子宫穿孔，可用宫颈扩张棒再次扩张。

4. 操作过程中注意膨宫液体用量，同时避免气泡进入宫腔。

（邓　浩　左　鹏　祝洪澜）

第十节　加速康复外科在妇科常见病围术期中的应用

一、定义

加速康复外科（enhanced recovery after surgery，ERAS）是指通过采取围术期一系列有循证依据的管理及护理措施，以减少围术期应激并加快手术患者术后康复的理念。其目的是在不增加术后并发症、再次住院率、医疗成本的原则下，加速患者术后康复，增加满意度，缩短住院日及降低医疗费用[1]。现将加速康复外科在妇科常见疾病围术期中的应用措施进行介绍[2-5]。

二、ERAS 具体措施

（一）术前评估

1. 妇科手术医师及麻醉医师应在术前仔细询问患者病史。

2. 全面筛查患者的营养状态及术前合并症，评估手术指征以及麻醉、手术的风险。

3．初步确定患者是否具备进入 ERAS 相关路径的基础和条件，必要时请相关科室会诊并予以针对性治疗。

（二）术前优化措施

1．建议患者术前 4 周开始戒烟、戒酒。

2．术前应充分识别贫血及其原因，并予以纠正。

3．对于择期手术的患者，推荐静脉或口服铁剂作为贫血的一线治疗方案。

4．术前输血及应用促红细胞生成素并不能改善手术结局，应尽量避免。

5．对于妇科恶性肿瘤患者，需审慎评估术前优化措施导致手术延后带来的风险。

（三）术前宣教

1．术前对患者实施个体化宣教和患者自身积极配合是 ERAS 成功与否的关键因素。

2．告知患者麻醉和手术相关内容，以减轻患者对麻醉和手术的恐惧和焦虑，保障良好的睡眠。

3．告知患者 ERAS 方案的目的和主要项目，鼓励患者术后早期进食、早期活动，宣传疼痛控制等相关知识，增加方案施行的依从性。

4．告知患者预设的出院标准。

5．告知患者随访安排和再入院途径及有关注意要点等。

6．对患者的宣传教育应贯穿围术期的整个过程，并延续至出院随访。

（四）术前肠道准备

1．不推荐常规应用机械性肠道准备。

2．预计有可能的肠损伤，如深部浸润型子宫内膜异位症、晚期卵巢恶性肿瘤，病变可能侵及肠管，或患者存在长期便秘时，可给予肠道准备，并建议同时口服能覆盖肠道菌群的抗生素，不推荐单独使用机械性肠道准备。

（五）术前禁食与碳水化合物的摄入

1．术前6小时禁食固体食物，术前2小时禁食清流质食物。

2．对于常规妇科腹部手术，提倡术前2～3小时摄入碳水化合物。

3．对无糖尿病史的患者，推荐术前2小时饮用400 ml 12.5%的碳水化合物饮料。

（六）静脉血栓的预防

1．术前4周停止激素替代治疗，停止口服避孕药。

2．妇科恶性肿瘤患者实施手术时间大于30分钟者，均需要低分子肝素（low molecular weight heparin，LMWH）或肝素治疗以预防深静脉血栓（vein thromboembolism，VTE）发生，可延续至术后28天。

3.对于VTE的预防,应在术前术后采用抗凝药物结合机械方法,如弹力袜、下肢气压治疗等。

（七）控制手术部位感染的系列措施

1．预防性使用抗生素　预防性抗生素使用应在皮肤切开30～60分钟内；对于手术时间长、严重失血及肥胖患者等特殊情况，需追加抗生素剂量。

2．皮肤准备　建议患者在术前用氯己定抗菌肥皂淋浴，术前在手术室用氯己定-乙醇消毒手术区域皮肤。

3．预防低体温　可应用的措施包括保温毯、加温床垫和加温静脉输液等。

4．避免放置引流/管　腹部手术后避免常规放置腹腔引流、皮下引流和鼻胃管，其他情况应根据具体手术过程决定。

5．围术期血糖控制　推荐对糖尿病和非糖尿病患者均监测血糖水平，并使血糖保持在200 mg/dl以下。

（八）麻醉方案的标准化

1．全麻诱导阶段应使用异丙酚。

2．可用短效吸入剂，如七氟醚或地氟醚进行吸入麻醉维持。

3．持续靶控输注丙泊酚的全静脉麻醉在减少术后恶心、呕吐

（postoperative nausea and vomiting，PONV）方面具有优势。

4．可使用脑电双频谱指数来监测麻醉深度以减少麻醉药物的剂量，从而促进患者快速苏醒。

5．条件合适的情况下，可采取区域麻醉技术，包括硬膜外麻醉、周围神经阻滞和伤口浸润麻醉等，可减少患者应激反应，减少麻醉和阿片类药物的使用量。

（九）微创手术

建议对合适的患者采用微创手术，包括腹腔镜手术、机器人手术以及阴式手术。

（十）术中补液

1．补液首选平衡盐溶液，可减少高氯性代谢酸中毒的发生；对于妇科中、大型手术可以配合适量胶体溶液，但需警惕其潜在的出血及肾功能损伤的风险。

2．对于妇科中、小型手术，可给予 1 ～ 2 L 平衡盐溶液，并根据患者的血压、呼吸频率、心率和血氧饱和度调整补液量及补液速度。

3．对于妇科大型手术，如肿瘤细胞减灭术，推荐采用“目标导向液体治疗”策略，即建立连续血流动力学监测，以 1 ～ 2 ml/（kg · h）平衡盐晶体液为基础，动态监测和调整补液量，维持血压下降幅度≤正常的 20%，心率加快幅度≤正常的 20%，尿量＞ 0.5 ml/（kg · h），血乳酸≤ 2 mmol/L，中心静脉血氧饱和度＞ 65%，每搏输出量变异度≤ 13%。

4．对于硬膜外阻滞麻醉引起血管扩张导致的低血压，可以使用血管活性药物进行纠正，避免盲目补液。

5．腹腔镜手术中的头高足低位以及气腹压力可干扰血流动力学监测结果的判断，在该类手术中补液量常少于开腹手术。

（十一）围术期多模式镇痛

1．多种镇痛方式、多种非阿片类药物联合使用，在减少阿片类药物用量的同时，达到理想的镇痛效果，即疼痛视觉模拟评分法（visual analogue scale，VAS）≤ 3 分。

2．可通过转移注意力、使用音乐疗法等非药物阵痛的方法缓解疼痛，降低患者的应激反应。

3．对乙酰氨基酚和非甾体抗炎药（nonsteriodal antiinflammatory drugs，NSAIDs）是围术期镇痛的基础用药。

4．推荐术前 1 ~ 2 小时联合口服对乙酰氨基酚、塞来昔布、加巴喷丁或普瑞巴林，起到预防性镇痛的作用。

5．建议术后继续联合使用对乙酰氨基酚、NSAID［如氟比洛芬注射液（商品名：凯纷）］、加巴喷丁或普瑞巴林作为基础镇痛方案，如镇痛效果欠佳，可加用阿片类药物（如吗啡、羟考酮）。

6．当患者 24 小时内阿片类药物静脉给药超过 2 次时，可考虑使用自控式镇痛泵（patient control analgesia，PCA）。

（十二）术后早期进食与活动

1．术后 4 小时即可鼓励患者进食，并根据患者自身耐受情况逐步增加摄入量，由清流食、流食逐渐过渡到半流食至普通饮食；进食后应密切观察患者有无恶心、呕吐、腹痛、腹泻等胃肠道不耐受情况，密切关注肠鸣音恢复情况。

2．患者安返病房后即刻可枕枕头，每 15 分钟进行 1 次下肢收缩运动，术后 2 小时可开始翻身活动，可抬高床头，术后 6 小时在护理人员的帮助下可床边坐起活动，鼓励患者术后 1 天下床活动。

（十三）术后早期拔除尿管

结合患者病情，术后对患者导管留置的必要性进行评估，在条件允许的情况下尽早拔除导尿管。

（十四）心理护理

1．除了对患者进行手术相关知识宣教、引导患者正确处理应激反应外，还应及时建立全面的心理支持系统。

2．亲友的支持、病友的鼓励均可有效降低患者生理及心理的应激反应，有利于患者术后的恢复。

3．在对患者进行心理护理时，应综合考虑患者的病情严重程度、文化水平、心理健康水平、社会支持程度等。

（李晓丹　梁　熠）

参考文献

1．刘朝晖．国内 7 所医院妇科住院患者急性盆腔炎诊治情况调查[J]．中国实用妇科与产科．2009，2（2）：121-123．

2．子宫内膜异位症的诊治指南．中华妇产科杂志，2015，50（3）．

3．子宫内膜异位症长期管理中国专家共识．中华妇产科杂志，2018，53（12）．

4．Hildesheim A，Wacholder S，Catteau G，*et al*．Efficacy of the HPV-16/18 vaccine：final according to protocol results fromthe blinded phase of the randomized Costa Rica HPV-16/18vaccine trial [J]．Vaccine，2014，32（39）：5087-5097．DOI：10.1016/j.vaccine.2014.06.038.

5．Joura EA，Giuliano AR，Iversen OE，et al．A 9-valent HPV vaccine against infection and intraepithelial neoplasia inwomen [J]．N Engl J Med，2015，372（8）：711-723．DOI：10.1056/NEJMoa1405044.

6．Artemchuk H，Eriksson T，Poljak M，*et al*．Long-term antibody response to human papillomavirus vaccines：up to 12 years of follow-up in the Finnish Maternity Cohort [J]．JID，2019，219：582-589．

7．Kjaer SK，Nygard M，Dillner J，et al．A 12-year follow-up on the long-term effectiveness of the quadrivalent human papillomavirus vaccine in 4 Nordic countries [J]．Clin Infect Dis，2018，66（3）：339-345.

8．Joura EA，Giuliano AR，Iversen OE，et al．A 9-Valent HPV

Vaccine against Infection and Intraepithelial Neoplasia in Women [J]. N Engl J Med, 2015, 372 : 711-723.
9. Hu YM, Guo M, Li CG, et al. Immunogenicity noninferiority study of 2 doses and 3 doses of an Escherichia coli-produced HPV bivalent vaccine in girls vs. 3 doses in young women . Science China Life Sciences. https//doi.org/10.1007/s 11427-019-9547-7.
10. 魏丽惠，赵昀，主译. 现代阴道镜学（第3版）. 北京：北京大学医学出版社，2016 : 113-169.
11. 魏丽惠，沈丹华，赵方辉，等. 中国子宫颈癌筛查及异常管理相关问题专家共识（二）. 中国妇产科临床杂志，2017，18（3）：286-288.
12. Waxman AG, Conageski C, Silver MI, et al. ASCCP colposcopy standards: How do we perform colposcopy? Implications for establishing standards. J Low Genit Tract Dis, 2017, 21 (4): 235-241.
13. 曹泽毅. 中华妇产科学 [M]. 3版. 北京：人民卫生出版社，2014.
14. 袁航，李霞，张师前. 2017 SOGC《儿童、青少年和成年人附件扭转的诊治临床实践指南》解读 [J]. 中国实用妇科与产科杂志，2017，33（5）：494-496.
15. Kives S, Gascon S, Dubuc É, et al. No. 341-Diagnosis and Management of Adnexal Torsion in Children, Adolescents, and Adults. J Obstet Gynaecol Can, 2017 Feb; 39 (2): 82-90.
16. 夏恩兰，于丹. 宫腔镜手术操作及精选实例. 沈阳：辽宁科学技术出版社，2018.
17. 夏恩兰，徐大宝，冯力民. 宫腔镜手术技巧及并发症防治. 北京：人民卫生出版社，2019.
18. 陈凛，陈亚进，董海龙，等. 加速康复外科中国专家共识及路径管理指南（2018版）[J]. 中国实用外科杂志，2018，38

（1）：1-20.

19. Nelson G，Altman A D，Nick A，*et al*. Guidelines for pre- and intra-operative care in gynecologic/oncology surgery：Enhanced Recovery After Surgery（ERAS®）Society recommendations-Part I [J]. Gynecologic Oncology，2016，140（2）：313-322.

20. Nelson G，Altman A D，Nick A，*et al*. Guidelines for postoperative care in gynecologic/oncology surgery：Enhanced Recovery After Surgery（ERAS®）Society recommendations-Part II [J]. Gynecologic Oncology，2016，140（2）：323-332.

21. Nelson G，Bakkum-Gamez J，Kalogera E，*et al*. Guidelines for perioperative care in gynecologic/oncology：Enhanced Recovery After Surgery（ERAS®）Society recommendations-2019 update [J]. International Journal of Gynecologic Cancer，2019，29（4）：651-668.

22. 中华医学会妇产科学分会加速康复外科协作组. 妇科手术加速康复的中国专家共识 [J]. 中华妇产科杂志，2019，54（2）：73-79.